智慧时代医院建设新思维

黄远湖 著

江苏凤凰科学技术出版社·南京

图书在版编目（CIP）数据

智慧时代医院建设新思维 / 黄远湖著 . -- 南京 ：
江苏凤凰科学技术出版社 ，2022.4
　ISBN 978-7-5713-2831-3

　Ⅰ . ①智… Ⅱ . ①黄… Ⅲ. ①医院－管理－信息化建
设 Ⅳ . ① R197.324

中国版本图书馆 CIP 数据核字 (2022) 第 039764 号

智慧时代医院建设新思维

著　　　　者	黄远湖
项 目 策 划	凤凰空间/杨 琦
责 任 编 辑	赵 研 刘屹立
特 约 编 辑	杨 琦

出 版 发 行	江苏凤凰科学技术出版社
出 版 社 地 址	南京市湖南路1号A楼，邮编：210009
出 版 社 网 址	http://www.pspress.cn
总 经 销	天津凤凰空间文化传媒有限公司
总 经 销 网 址	http://www.ifengspace.cn
印　　　刷	河北京平诚乾印刷有限公司

开　　　本	889mm×1194mm 1／16
印　　　张	18
字　　　数	300 000
版　　　次	2022年4月第1版
印　　　次	2022年4月第1次印刷

| 标 准 书 号 | ISBN:978-7-5713-2831-3 |
| 定　　　价 | 98.00元 |

图书如有印装质量问题，可随时向销售部调换（电话：022-87893668）。

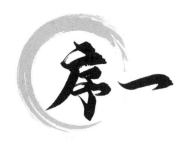

序一

改革开放潮涌珠江，科技创新闪耀深圳！习近平总书记在《在深圳经济特区建立40周年庆祝大会上的讲话》中指出："深圳是改革开放后党和人民一手缔造的崭新城市，是中国特色社会主义在一张白纸上的精彩演绎。"在党中央的正确领导和全国人民的支持下，40年来，深圳坚持以人民为中心，广大干部群众披荆斩棘、埋头苦干，大力推进科技创新，实现了由一座落后的小镇到具有全球影响力的国际化大都市的历史性跨越，人民生活水平大幅提高，教育、医疗、住房条件等实现了翻天覆地的变化，这是中国人民创造的世界发展史上的一个奇迹。新时代党中央赋予了深圳新的历史使命，要建设好中国特色社会主义先行示范区，创建社会主义现代化强国的城市范例，提高、贯彻、落实新发展理念能力和水平，形成全面深化改革、全面扩大开放新格局，推进粤港澳大湾区建设，丰富"一国两制"事业发展实践，率先实现社会主义现代化。

40年来，虽然深圳医疗卫生领域实现了翻天覆地的变化，但与世界顶尖城市甚至于北上广等其他一线城市还有较大的差距，在新时代加快、加强卫生健康事业建设发展是深圳率先实现社会主义现代化必然的需求。深圳已经掀起了医疗卫生建设发展的热潮，一大批的新建、改扩建医疗项目正在建设中。深圳要做好这么大规模的医疗基础设施建设，更要做好医院的高质量运营和医教研高水平发展，真正实现"病有良医"。这不仅需要政府的政策引领和资源投入，还需要不断从人民群众中汲取经济特区发展的创新、创造活力，充分调动所有卫生健康事业建设发展参与者的开拓创新精神，拿出更多改革创新举措，碰撞出更多创新理念，研究出更多新技术和新装备，群策群力实现深圳医疗跨越式的发展。

深圳市医院管理者协会正是在国家实施"健康中国"战略和深圳医疗卫生建设发展热潮的大背景下应运而生，2017年11月18日在深圳市卫健委和深圳市民政局的大力支持下正式成立，是全国首个且目前唯一一个医院管理者的协会。协会至今已成立有政策研究专业委员会、质量安全专业委员会、风险与保险专业委员会、建筑与装备专业委员会等18个专业委员会，3个中心和1个研究院，拥有个人会员近3000人（会员必须是医院或企业的中层以上管理者）、单位会员160多个。协会的主要工作分为三个方面：一是发挥学校作用，为医院培养管理人才，开展医院管理者的职业化培训及学术交流。二是发挥智库、智囊团作用，参与医院建设规划、设计和建设，参与医疗服务规则、标准制定和评价，参与医院安全质量检查及等级评审等。三是发挥团队健康管理的促进作用，跨界联动相关健康企业对新材料、新技术、新产品的联合研发攻关和应用推荐。协会成立以来，各方面的创新工作都取得了良好的成效，很多会员在协会平台的支持和培养下不断成长，脱颖而出，如深圳市医院管理者协会医院建筑与装备专业委员会副秘书长黄远湖医生就是其中的优秀代表。

黄远湖医生先后从事临床医疗、信息化建设、医院筹建和后勤运营管理等工作20余年，在医院发展规划、医疗工艺设计、防疫感控评审、智慧医院建设、医疗装备配置、医院开业筹备和后勤运营管理等多方面都具备深厚的专业知识、丰富的实战经验和独到的创新理念。近年来他将工作经验进行总结写成文章与同道们分享，得到了多方面的肯定。他于2018年被《中国医院建筑与装备》杂志社评为中国医院建设匠心奖之"2017年中国医院建设创新管理年度人物"称号，2019年被第二十届中国医院建设大会评为"第六届中国优秀医院基建管理者"，2020年获第二十一届中国医院建设大会优秀学术论文一等奖。此次臻选其部分文章汇集成为《智慧时代医院建设新思维》一书。书中内容从医院发展战略、运营管理、医疗规范、智慧医院建设、后勤运维、使用体验和前瞻需求等多角度、多方位、整体上系统审视医院建设运行全过程，思考问题痛点所在并提出一些创新对策方案，力求减少医院建设缺陷和反复拆改问题，以更加契合医院未来运营发展的需求，希望可以给参与医院建设的同道们一些有益的参考。当然，每一个人的思维和知识都不可避免地存在局限性，书中一些内容存在缺陷也在所难免，尤其是一些创新观点，也不可能让所有人都认同。深圳之所以能够成为创新之都，在一定程度上得益于其包容性，我们要鼓励敢于创新，要包容创新的不完美，可以探讨使创新更加完美，这样才能不断产生更多的创新，助力推动卫生健康事业不断向前快速发展。

广东省深圳市医院管理者协会会长　庄俊汉

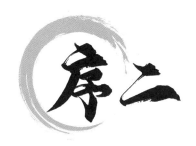

燎原星火

得黄远湖医生信任，为他即将付梓的新书《智慧时代医院建设新思维》作序，深感荣幸的同时也有一些惶恐，若干年后回看，这一高速巨变的时代可能任何文字都不足以描述，但我仍满怀热诚，希望能在拜读黄远湖医生作品之后分享一些个人的观点，请读到本书的同道们不吝赐教。

站在 2021 年这样一个特殊的时间点，高质量发展、后疫情时代和 5G 智慧等关键词成了现代医院建设的热词，这些热词背后折射的是整个中国，甚至世界现代化医院建设发展已进入新里程，开启了现代医院建设变革的新时代。发达国家的经验和我们过去积累的宝贵方法、知识体系不足以支撑医院现代化建设的需要，这对于我们是巨大的挑战，同时也蕴藏着巨大的机会。在追求以健康服务为中心、推动医院高质量发展的时代背景下，全国医院建设需求爆发，我们需要一批敢于直面变革的真正的勇者。他们敢于改变、敢于创新，能以更新的视角和方法建设更加美好的医院；他们也勤于思考、善于总结，能够把思想和实践上升为方法体系，并且乐于与同行共享，共同驱动行业变革。黄远湖医生正是这其中的佼佼者。

本书直面医院建设的痛点，以问题为导向，认真分析医院发展面临的新形势和新挑战，在实践中提出一系列针对性很强的智慧时代医院建设新观点和新思维，形成了比较完整的知识体系，覆盖了现代医院建设的多个领域，在"十四五"这一特殊历史时期，对于助力现代医院高水平建设，提升医院运营效率和服务品质，推动医院高质量发展，具有极高的参考学习价值，我本人拜读后受益匪浅。

黄远湖医生在深圳这一方改革热土上先后从事临床医疗、信息化建设管理、医院新址筹建和后勤运营管理等工作 20 余年，具备丰富的实践经验，同时又具有相当深厚的理论研究能力。在这样一个高速发展且全球竞争激烈的时代，他提出的方法体系也许不能够全面地满足全国各地不同情况的医院建设者多样化的知识需求，但这是我国面向未来创建领先全球医院建设知识体系的燎原星火，希望引发更多的学者和更多的实践者以更加多元的视角来参与这一场知识创造的盛宴，为中国美好医院建设，甚至为全球美好医院建设提供宝贵的知识财富，成为架构我们自己独特的领先的现代医院建设方法论的内容之一。

未来可期，同道共同努力！

中国医学装备协会医院建筑与装备分会副会长兼秘书长

筑医台总编辑　李宝山

《中国医学装备》杂志社常务副社长

前　言

医院高质量发展需要建设高质量的医院建筑。

随着"健康中国"战略的不断推进，近年来各地不断新建、改扩建医院，医疗卫生设施得到了较大的改善，2020年新型冠状病毒肺炎（简称"新冠肺炎"）疫情发生后，国家发布《关于印发公共卫生防控救治能力建设方案的通知》，要求加强公立医疗卫生机构建设，这必将推动新一轮公立医院新建、改扩建的热潮。但是医院建设却面临一个普遍而严重的"顽疾"———诸多新建医院建筑在装修过程中和竣工使用后都需要反复局部拆除重新改造，甚至获得国家级荣誉"鲁班奖"等一些优秀的样板工程也不例外，以至于近年来医院建设界流行一句戏言称"医院建筑永远是缺陷建筑"。

十余年前，当我从临床医生跨界进入医院建设管理领域，也同样遇到了这个"顽疾"。在医生天生的探究并希望破解疾病的职业习惯支配下，我开始了对医院建设管理方面的学习探索。曾先后到新加坡等国家和中国台北、台中、香港、澳门等城市医院进行短期进修和访问交流，先后去过国内外百余所医院参访学习，得到了众多医院建设领域的前辈们的悉心指导，获益良多。期间我用临床一边视触叩听、一边思考循证并学以致用的方法，不断在工作实践中尝试新思维，逐渐有了一些体会。

医院建筑通常被称为最复杂的特殊民用建筑，它的复杂性和特殊性来源于其所承载的医院功能的复杂性和特殊性。人最看重的就是生命和健康，这也是人类最为渴望探索的领域，并且人类最新的最先进的科学技术，往往都优先应用于医学领域，例如人工智能、物理技术、化学技术、生物技术、通信技术、电子技术等，推动了医疗技术和医疗装备的迅猛发展。而医院作为维护生命和健康的重要场所，是医学及相关各种最先进的科学技术和装备应用、研究最为聚集的场所，推动着现代医学朝向医教研多功能融合的方向快速发展，因此医院建筑具有专业性、多样性、复杂性等特征，还有医院功能不断快速发展变化的特殊性。

当我们从更宏观的视角去审视医院建筑，也仅仅是需要满足医院所承载功能需求的普通建筑而已。医院建筑反复局部拆改甚至需要改扩建的主要原因（除了有一些是不合理决策等原因），就是因为其不能满足所承载功能的需求。因此医院建设最重要也是最困难之处在于如何让医院建筑能够最大限度地契合其所承载功能的专业性、多样性、复杂性的需求，尤其是其所承载功能快速发展变化的特殊需求。

由于医院功能需求的快速发展和医院建筑建设周期漫长性之间存在矛盾，我们不能依赖"本本主义""教条主义""经验主义"来策划、设计和建设医院，需要不断地学习、跟踪当今涉及运用在医院的最新技术、材料和装备的发展动态，医疗专家、建筑师、工程管理者、医院管理者、医学和相关科学技术及装备研究专家和医院使用者需要不断地沟通、交流，从整体上系统地了解医院所承载功能的专业性、多样性、复杂性的需求，并对其发展动态变化作出有前瞻性的科学研判，研究运用医院建设新理念、新技术和新装备，建设满足医院运营需求功能的，并具备尽可能满足其未来一段时间内功能发展动态需求的弹性和韧性的医院。

本书仅是个人学习和实践过程中的一些体会，不是指南和标准，其中的一些观点可能不乏缺陷和错误。之所以将个人体会记录并与诸位分享，就是希望大家能不吝批评指正，以便不断地修正与提升，在此深表谢意。

黄远湖

2021年5月

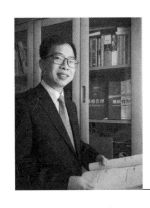

作者简介
Author Profile

黄远湖，副主任医师，中山医科大学临床医学本科毕业，获医学学士学位，北京大学 EMBA 结业，获工商管理硕士学位。先后从事临床医疗、信息化建设管理、医院新址筹建和后勤运营管理等工作 20 余年。目前任职香港中文大学（深圳）医学院副处长，从事香港中文大学（深圳）医学院（建筑面积约 55 万平方米）和香港中文大学（深圳）医院（建筑面积约 59 万平方米，3000 张床位）等项目的筹建工作。

曾参加过"非典"等疫情防控工作，主持完成医院信息化建设项目和区域卫生信息化建设项目。主持完成医院迁址建设项目，他从前期策划论证、设计施工装修、医疗专项工程、医疗设备安装、验收筹备开业到维保优化改造，参与了全过程管理工作。主持完成医院后勤运营一体化、社会化、改革工作。曾先后到新加坡等国家和中国台北、台中、香港、澳门等城市医院进行短期进修和访问交流，先后参访过国内外百余所医院，为 10 余个医院建设改造项目提供咨询评审服务。参与多个医院建设相关地方标准和团体标准的编制工作，在医院发展规划、医疗工艺设计、防疫感控评审、智慧医院建设、医疗装备配置、医院开业筹备和后勤运营管理等多方面都具备深厚的专业知识、丰富的实战经验和独到的创新理念。近年来致力于现代化智慧医院医疗工艺流程设计和环境优化改造研究探索，从医院发展战略、运营管理、医疗规范、智慧医院建设、后勤运维、使用体验和前瞻需求等多角度、全方位、整体上系统审视医院建设运行全过程，洞悉问题痛点所在并提出创新方案，力求减少医院建设缺陷和反复拆改问题，更加契合医院未来运营发展的需求。在医院建设学术期刊及媒体发表文章 40 多篇，2018 年被《中国医院建筑与装备》杂志社评为中国医院建设匠心奖之"2017 年中国医院建设创新管理年度人物"，2019 年被第二十届中国医院建设大会评为"第六届中国优秀医院基建管理者"称号，2020 年获第二十一届中国医院建设大会优秀学术论文一等奖。

部分学术组织及社会团体兼职：

香港中文大学（深圳）红十字会秘书长；

深圳市医院管理者协会医院建筑与装备专委会副主委；

中国医学装备协会医院建筑与装备分会常委；

中国医学装备协会医用洁净装备与工程分会常委；

中国医疗保健国际交流促进会医院规划建设与后勤保障分会常委；

深圳市医学会医疗工艺专业委员会常委；

全国卫生产业企业管理协会医院建筑工程装备分会委员；

全国卫生产业企业管理协会医院建设咨询专家委员会专家；

中国医学装备协会医院建筑与装备分会公共卫生设施建设公益咨询专家委员会专家；

筑医台医院建设咨询评审专家库专家；

《HCD 医养设计》融媒体内容委员会专家；

筑医台融媒体《医家之言》专栏作者。

目 录 Contents

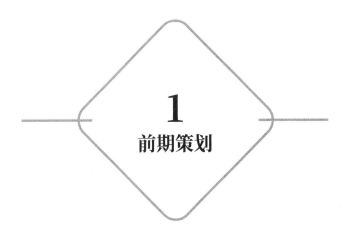

1 前期策划

　　医院建设项目前期策划被认为是医院建设中非常重要的环节，在新时代国家实施"健康中国"战略、不断加强公共卫生防控救治能力建设和智慧医院建设加速推进的情况下，如何科学地处理好医院建设前期策划问题以建设更好的医院是医院建设者们不断努力探索的问题。

　　2017年10月18日，习近平总书记在党的十九大报告中指出，中国特色社会主义进入新时代，要完善国民健康政策，为人民群众提供全方位全周期健康服务，实施"健康中国"战略。2019年底出现的新冠肺炎疫情暴露出了我国医疗卫生系统公共卫生防控救治能力不足等一系列问题，更加突显实施"健康中国"战略的重要意义和必要性、紧迫性，引起了政府的高度重视，2020年5月9日国家发改委、国家卫健委、国家中医药局发布《关于印发公共卫生防控救治能力建设方案的通知》，提出"全面做好公共卫生特别是重大疫情防控救治的补短板、堵漏洞、强弱项工作，加强公立医疗卫生机构建设，已经成为当前保障人民群众生命安全和身体健康、促进经济社会平稳发展、维护国家公共卫生安全的一项紧迫任务。"这必将推动新一轮的公立医院新建、改扩建项目的建设热潮。公立医院建设项目属于政府投资项目，要启动医院建设首先需要做好项目前期策划工作。2019年7月1日起施行的《政府投资条例》规定："政府采取直接投资方式、资本金注入方式投资的项目（以下统称政府投资项目），项目单位应当编制项目建议书、可行性研究报告、初步设计，按照政府投资管理权限和规定的程序，报投资主管部门或者其他有关部门审批。项目单位应当加强政府投资项目的前期工作，保证前期工作的深度达到规定的要求，并对项目建议书、可行性研究报告、初步设计以及依法应当附具的其他文件的真实性负责。"

　　医院建设项目前期策划的核心内容包括编制项目建议书、可行性研究报告和方案设计任务书的编制等，被认为是医院建设中非常重要的环节，是项目系统性战略决策，应该成为整个医院建设项目的总纲领。前期策划直接为设计阶段提供指导，在项目的建设实施、开办运营等阶段也占有极其重要的地位，甚至对项目整个生命期都有决定性的影响。但现实中真正完全按照一个科学详细的策划方案实施的医院并不多，而由于前期策划不完善导致投资估算不足、概算超估算、需要修编可行性研究报告，甚至导致医院建筑有缺陷以至于竣工投入使用后又要多处拆改的现象却比比皆是。而且，新时代国家实施"健康中国"战略、疫情后不断加强公共卫生防控救治能力建设和智慧医院建设加速推进带来了更多的问题和挑战，十分有必要对这些问题与对策进行深入探讨。本章将围绕医院建设项目前期策划的核心内容进行深入探讨，并提出创新对策。

1.1 《综合医院建设标准》（建标110—2021）与 2018 年修订版征求意见稿内容对比

随着我国社会经济的快速发展，人民群众对医疗健康服务的需求不断提升，《综合医院建设标准》（建标110—2008）已经明显不能满足现代医院建设发展的需求，由国家卫生健康委组织编制了《综合医院建设标准（修订版征求意见稿）》，并于 2018 年 10 月 9 日由国家卫生健康委员会规划发展与信息化司发布公开征求意见。

2021 年 4 月 20 日，住房和城乡建设部　国家发展改革委发布《住房和城乡建设部　国家发展改革委关于批准发布综合医院建设标准的通知》（建标〔2021〕36 号），正式宣布由国家卫生健康委组织编制的《综合医院建设标准》（建标110—2021）已经由有关部门会审，批准发布，自 2021 年 7 月 1 日起施行。

两年半过去了，医院建设相关单位和人员期盼多时的《综合医院建设标准》（建标110—2021）终于尘埃落定。在这么长的时间里，有关单位对《综合医院建设标准》做了哪些修改？尤其是在这期间，发生了新冠肺炎疫情，并由此带来"互联网＋诊疗"模式快速推进等医疗服务模式的深刻变化和要求医院建设加强公共卫生救治能力建设等新形势，《综合医院建设标准》（建标110—2021）又做了哪些修改以满足新形势下对医院建设的要求？经详细对比《综合医院建设标准》（建标110—2021）与 2018 年修订版征求意见稿，发现征求意见后修改的内容包括以下几个方面：

① 全面贯彻落实疫情后加强推进综合医院公共卫生防控救治服务能力建设等政策要求，增强应对突发事件的能力，着力提升疫情防控和医院内感染控制能力水平。

② 综合医院建设标准需要保障综合医院医疗、教学、科研、预防综合发展的需要，完善教学培训的场地和设施，增加医院建设用地指标。

③ 强调综合医院的建设应以人为本，注重环境保护和绿色建筑，改善患者的就医环境和医护人员的工作环境。

④ 要求医院建设加强与相关规划协调发展，均衡布局，满足居民就近看病需求。

⑤ 综合医院建设需要注重生物安全、供电安全、运营安全和生产安全的需求。

⑥ 要求医院建设应考虑智慧医院建设、信息互联互通及构建整合型医疗服务体系的需求。

具体修改内容详见表 1-1。

表 1-1 《综合医院建设标准》（建标 110—2021）与 2018 年修订版征求意见稿内容对比

目录位置	2018 年修订版征求意见稿内容	正式发布版内容	解读
第一章 总则	第一条 为推进健康中国建设，规范综合医院建设，提高综合医院建设管理水平，合理确定建设规模，满足医疗服务功能需要，充分发挥投资效益，提高医疗服务能力，制定本建设标准	第一条 为规范综合医院建设，提高综合医院建设管理水平，合理确定建设规模，提升医疗服务能力，满足综合医疗、科研、教学，增强应对突发事件需要，充分发挥投资效益，制定本建设标准	本建设标准的编制目的增加"满足综合医疗，科研，教学，增强应对突发事件的能力"，这是疫情后国家加强推进医院高质量发展和公共卫生救治能力建设等政策的体现
	第二条 本建设标准是综合医院建设项目科学决策，是合理确定建设水平的全国统一标准，核准综合医院建设项目工程的项目建议书，以及审批，可行性研究报告的重要依据，是审查项目工程项目申请报告和初步设计及监督检查工程建设全过程的重要尺度	第二条 本建设标准是综合医院建设项目科学决策，合理确定建设水平的全国统一标准，是编制、评估及审批、核准综合医院建设项目的项目建议书，可行性研究报告的主要依据，是审查项目工程和项目申请报告和初步设计及监督检查工程建设全过程的重要尺度	建设标准的作用范围增加"项目申请报告"，由"重要依据"改为"主要依据"，进一步明确标准的作用和权威
	第三条 本建设标准适用于综合医院新建、改建、扩建工程项目	第三条 本建设标准适用于综合医院新建、改建和扩建工程项目，其他医院类工程项目可参照执行	建设标准适用范围增加，其他医院类工程项目可参照执行
	第五条 综合医院的建设应坚持以人民为中心的原则，在满足各项功能需要的同时，注重改善患者就医环境和医护人员的工作条件。充分考虑使用人群的生理特点及心理需求，打造适宜空间环境，做到功能完善，布局合理，流程科学，环境温馨，管理智慧	第五条 综合医院的建设应坚持以人为本，在满足各项功能需要的同时，注重改善患者和医护人员的工作环境。做到功能完善，流程合理，环境舒适，绿色智慧	建设原则和总体要求更加务实简洁，强调"绿色"环境和智慧医院建设
	第六条 综合医院的建设，应符合所在地区城镇总体规划，区域卫生规划和医疗机构设置规划的要求，充分利用现有卫生资源和基础设施条件，避免重复建设	第六条 综合医院的建设应符合所在地区公共服务设施、区域卫生规划和医疗机构设置规划等相关规划的要求，统筹考虑现有卫生资源和基础设施条件，合理布点，布局均衡，确保综合医院在城市组团间均衡布局，满足居民就近看病需求	进一步明确综合医院建设规划布局要求，强调与相关规划协调发展，均衡布局，满足居民就近看病需求
	第七条 新建综合医院，应结合当地卫生事业发展规划和实际需求，从项目全生命周期论证等前期工作出发，切实做好项目的运行和前期投资效益论证等前期工作	删除	与第六条内容有重复，做好整体统筹规划

目录位置	2018年修订版征求意见稿内容	正式发布版内容	解读
	第十条 新建综合医院的建设规模，应根据当地城市总体规划，区域卫生规划，医疗机构设置规划，服务人口数量，经济发展水平，疾病谱水平，卫生资源和医疗保健服务的需求状况进行综合平衡后确定	第九条 综合医院的建设规模应根据区域卫生规划、医疗机构设置规划，服务人口数量，发病率和区域经济发展水平进行综合平衡后确定	除了新建综合医院，改扩建等综合医院的建设规模也同样需要进行综合平衡后确定；综合医院的建设规模不能仅考虑当地城市而需要考虑区域规划平衡
	第十一条 综合医院的建设规模，按病床数量分为200张床以下，200~399张床，400~599张床，600~899张床，900~1199张床，1200~1500张床及以上6个级别	第十条 综合医院的建设规模按病床数量应分为5个级别：200张床以下，200~499张床，500~799张床，800~1199张床和1200~1500张床	考虑与医院分级评审标准相契合，不支持1500张床以上超大规模医院建设
	第十二条 综合医院的日门（急）诊量与编制床位数的比值宜为3：1，也可按本地统计的前三年医院日门（急）诊量统计的平均数确定	删除	适应分级诊疗不同功能，定位医院不同诊量比的发展趋势
第二章 建设规模与项目构成	第十三条 综合医院建设项目，由场地，房屋建筑，建筑设备和医疗设备组成。场地包括建设用地，道路，绿地，室外活动场和停车场等。房屋建筑主要包括急诊，住院，门诊，医技科室，行政管理和院内生活用房等。建筑设备包括电梯，物流，通信设备，智能化设备，动力设备，燃气设备等。承担医学科研和教学任务的综合医院，还应包括相应预防保健，医学科研和教学设施	第十一条 综合医疗和医疗设备建设项目由场地，房屋建筑，建筑设备和医疗设备组成： 一、场地包括建筑占地、道路、绿地、室外活动场地和停车场等。 二、房屋建筑主要包括急诊部、门诊部、住院部、医技科室、保障系统、业务管理和院内生活用房等。 三、建筑设备包括电梯、电气设备、暖通空调设备、通信设备、智能化设备、医用气体设备和大型医用燃气设备等。 四、医疗设备包括一般医疗设备和大型医用设备。 五、承担科研和教学培训任务的综合医院，还应包括相应预防保健，医学科研和教学培训设施	医用气体设备归类为建筑设备。医疗设备包括一般医疗设备和大型医用设备。增加培训设施表述
	第十四条 正电子发射型磁共振成像系统，直线加速器等大型医疗设备等设施，应按照地区卫生事业发展规划，根据医院技术水平和实际需要合理布置，用房面积单独计算	删除	大型医用设备用房内容已经包括在第十一条

目录位置	2018 年修订版征求意见稿内容	正式发布版内容	解读
	第十六条 综合医院的选址应满足医院功能与医疗环境的特殊要求、建设基地应满足下列要求: 一、地形规整,工程地质和水文地质条件较好,宜临两条以上城市道路。 二、市政基础设施完善,交通便利,远离污染源。 三、环境安静,远离污染源。 四、应远离易燃,易爆物品的生产和储存区,高压线路及其设施	第十三条 综合医院的选址应符合下列规定: 一、地形规整,工程地质和水文地质条件较好,远离地震断裂带。 二、市政基础设施完善,交通便利。 三、环境安静,应远离污染源。 四、远离易燃,易爆物品的生产和储存区,高压线路及其设施,震动源和电磁场等区域	要求选址更加注重考虑周边环境危险因素,强调远离地震断裂带
第三章 选址与规划 布局	第十七条 综合医院的规划布局与平面布置,应符合下列规定: 一、建筑布局科学,功能分区合理。 二、应急救援路线合理,洁污,医患,人车等流线组织清晰,避免交叉感染。 三、应充分利用地形地貌,合理组织院区建筑空间,建筑宜相对集中布置,并适当考虑未来发展。 四、根据当地气候条件,合理确定建筑物的朝向,充分利用自然通风与自然采光,病房和医务人员工作用房宜获得良好朝向。 五、污水处理站及垃圾收集暂存用房宜远离功能用房,并宜布置在院区夏季主导风下风向。 六、设置传染病门诊的综合医院,应合理布置,避免交叉感染。 七、新建医院应配套建设患者,医护人员的康复,活动场地。 八、新建院应配套建设机动车和非机动车停车设施	第十四条 综合医院的规划布局应符合下列规定: 一、建筑布局科学,功能分区合理。综合医院中的传染病区与院内其他建筑或院外周边建筑间距离不得大于或等于 20 m 绿化隔离用地。 二、应急救援路线组织合理,洁污,医患和人车等流线组织清晰,避免交叉感染。 三、应充分利用地形地貌,合理组织院区建筑空间,建筑宜相对集中布置,并适当考虑未来发展。 四、根据当地气候条件合理确定建筑物的朝向,病房以医务人员工作用房宜获得良好朝向。 五、污水处理站,医疗废物及生活垃圾收集暂存用房,宜远离功能用房,宜布置在院区夏季主导风下风向。 六、设有传染病门诊(急)诊,应宜远离院区主导风下风向。 七、应配套建设机动车和非机动车停车设施	增加综合医院中的传染病院的绿化隔离要求,避免交叉感染。除了新建综合医院外,改扩建等综合医院的建设也需要考虑院区绿化规划,患者康复活动场地,配套建设机动车和非机动车停车设施
	无	第十五条 综合医院的用地包括急诊部,门诊部,住院部,医技科室,保障系统,业务管理和院内生活用房等七项设施和教学科研等的建设用地,道路用地,室外活动场地和绿化用地等。综合医院建设用地指标可参照综合医院建设用地指标的规定:	增加医院建设用地指标

目录位置	2018年修订版征求意见稿内容	正式发布版内容	解读
		综合医院建设用地指标如下: 1. 建设规模为200张床位以下,建设用地指标为117 m²/床; 2. 建设规模为200~499张床位,建设用地指标为115 m²/床; 3. 建设规模为500~799张床位,建设用地指标为113 m²/床; 4. 建设规模为800~1199张床位,建设用地指标为111 m²/床; 5. 建设规模为1200~1500张床位,建设用地指标为109 m²/床	
第三章 选址与规划布局	第十八条 综合医院的出入口不宜少于两处	第十六条 综合医院应设置两处及以上出入口宜少于两处,污物出口宜单独设置	增加提出污物出口宜单独设置
	第十九条 新建综合医院建筑密度不宜超过35%,容积率宜为1.0~1.5。改建、扩建项目可根据实际情况及当地规划要求调整,但容积率不宜超过2.5。 第二十条 新建综合医院绿地率应符合当地规划的有关规定,新建综合医院绿地应有较完整的绿化布置方案,设置相应的室外活动场地,绿地率不宜低于35%;改建、扩建综合医院绿地率不宜低于30%	第十七条 新建综合医院建筑密度不宜超过35%,容积率不宜超过2.0。改建、扩建项目容积率可根据实际情况及当地规划要求调整。综合综合医院绿地率应符合当地规划的有关规定,新建综合医院绿地应有较完整的绿化布置方案,设置相应的室外活动场地,绿地率不宜低于35%	容积率限制由1.5提高到2.0,符合节约用地的原则。新建综合医院绿地率要求不宜低于35%
第四章 建筑面积指标	第二十一条 综合医院中急诊部、门诊部、住院部、医技科室、保障系统、行政管理和院内生活用房七项设施的床均建筑面积指标,应符合如下规定	第十八条 综合医院中急诊部、门诊部、住院部、医技科室、保障系统、业务管理和院内生活用房七项设施的床位均建筑面积指标,应符合如下规定	七项设施的床均建筑面积指标调整为5档

目录位置	2018 年修订版征求意见稿内容	正式发布版内容	解读
	综合医院建设用地指标如下： 1. 建设规模为 200 张床以下，建筑面积指标为 110 m²/床； 2. 建设规模为 200~399 张床，建筑面积指标为 110 m²/床； 3. 建设规模为 400~599 张床，建筑面积指标为 115 m²/床； 4. 建设规模为 600~899 张床，建筑面积指标为 114 m²/床； 5. 建设规模为 900~1199 张床，建筑面积指标为 113 m²/床； 6. 建设规模为 1200~1500 张床及以上，建筑面积指标为 112 m²/床	1. 床位规模为 200 张以下，床均建筑面积指标为 110 m²； 2. 床位规模为 200~499 张床，床均建筑面积指标为 113 m²； 3. 床位规模为 500~799 张床，床均建筑面积指标为 116 m²； 4. 床位规模为 800~1199 张床，床均建筑面积指标为 114 m²； 5. 床位规模为 1200~1500 张床，床均建筑面积指标为 112 m²； 注：1500 张床位以上的医院，参照 1200~1500 张床位规模的建筑面积标准执行	
第四章 建筑面积指标	第二十二条 综合医院各组成部分用房在七项用房建筑面积中所占的比例宜用房床均建筑面积指标	第十九条 综合医院七项用房规定：急诊用房占比为 3%~6%，门诊部占比为 12%~15%，住院部占比为 37%~41%，医技科室占比为 25%~27%，保障系统占比为 8%~12%，业务管理占比为 3%~4%，院内生活占比为 3%~5%	急诊部占比由 1：2 调整为 3：5。或为考虑分级诊疗、预约诊疗和互联网医疗对综合医院门诊量的影响
	无	第二十一条 开展中医特色诊疗服务的综合医院，其中医特色诊疗用房、中药制剂室等用房可参照现行建设标准《中医医院建设标准》（建标 106）另行增加相应建筑面积	支持综合医院发展中医药诊疗服务
	无	第二十二条 设置感染疾病科病房的综合医院应按感染疾病科每床 30 m²增加相应的建筑面积。承担重大疫情等突发事件救治任务的综合医院可根据实际业务需求单独报批	支持综合医院规范感染疾病科病房按三区两同道等规定建设需要增加的面积，支持加强公共卫生救治能力建设

目录位置	2018 年修订版征求意见稿内容	正式发布版内容	解读
第四章 建筑面积指标	第二十五条 承担医学科研任务的综合医院，应以副高及以上专业技术人员总数的 70% 为基数，按每人 50 m² 的标准增加科研用房；开展动物实验研究的综合医院，应按配套有关规定适度规模的动物实验室。开展国家级重点学科研任务的综合医院，按照国家级重点实验室每个 3000 m² 增加相应的实验用房；承担国家、国际重大研究项目的综合医院，应根据实际业务需求单独报批	第二十四条 承担医学科研任务的综合医院，科研用房面积按照每人 50 m² 的标准增加科研用房。开展动物实验规模的动物实验用房，应根据适度规模研设。开展国家级重点实验室任务的综合医院，国家级重点实验室按照 3000 m² / 个标准增加相应用房。承担国家、国际重大科研项目的综合医院可根据实际业务需求单独报批	删除"应以副高及以上专业技术人员总数的 70% 为基数"的计算方式，更符合不同科研医院对科研用房实际需求。明确增加的面积为科研用房需求
	第二十六条 承担教学和实习任务的综合医院教学用房配置，应符合综合医院教学用房建筑面积指标的规定综合医院教学用房建筑面积指标如下：1. 教学医院教学用房建筑面积指标为 10 m² / 人。2. 实习医院建筑面积指标为 2.5 m² / 人。学生的数量按主管部门核定的临床教学班或实习班的人数确定	第二十五条 承担教学和实习任务的综合医院教学用房配置，应符合综合医院教学用房建筑面积指标如下：1. 附属医院、教学医院教学用房建筑面积指标为 15 m² / 学员。2. 实习医院建筑面积指标为 5 m² / 学员。学生的数量按主管部门核定的临床教学班或实习班的人数确定	附属医院、教学医院每个学生由 10 m² 增加到 15 m²，实习医院每个学生由 2.5 m² 增加到 5 m²，更加契合教学功能的要求
	第二十七条 承担全科医师规范化培训或住院医师规范化培训等规定的综合医院，根据主管部门核定的培训人数，按照 1000 m² / 个的标准增加培训用房面积，按照 10 m² / 人的标准增加教学用房面积，并按照 12 m² / 人的标准增加学员宿舍面积	第二十六条 承担住院医师规范化培训，助理全科医生培训的综合医院应增加 1000 m² 的培训用房建筑面积，并根据主管部门核定的培训规模，按照 10 m² / 学员增加教学用房建筑面积，按照 12 m² / 学员增加学员宿舍建筑面积	助理全科医生培训的综合医院也可增加符合医院去编制培训用房建筑面积
	第二十八条 综合医院图书馆按照编制内职工 2 m² / 人的标准增加建筑面积，室内文化活动用房按照编制内职工 1 m² / 人的标准增加建筑面积，院内生活保障用房按照 0.4 m² / 床的标准增加建筑面积	第二十七条 综合医院可结合实际情况建设图书馆等文化活动用房，并按照 0.6~1 m² / 人的标准增加建筑面积	更加符合医院去编制化改革等实际需求

目录位置	2018年修订版征求意见稿内容	正式发布版内容	解读
第四章 建筑面积指标	无	第二十八条 综合医院宜设置便民服务用房，满足就医群众实际需求，并按照0.2~0.4 m²/床的标准增加建筑面积	支持医院进一步改善医疗服务，提升群众就医服务获得感和满意度水平
	第二十九条 综合医院停车的数量和停车设施的面积指标，按建设项目所在地区的有关规定执行	第二十九条 综合医院停车的数量，停车设施和电动充电桩的配建指标应按建设项目所在地区的有关规定配建，并增加相应的建筑面积	加强电动充电桩的配建
	第三十条 根据建设项目所在地区的实际情况，卫生应急储备建设工程，应按有关规定增加相应的建筑面积	第三十条 需要配套建设人防工程的综合医院应按照平战结合和当地有关要求配设，并增加相应的建筑面积	卫生应急储备设施应另外规划建设
	无	第三十一条 根据建设项目实际需要，需设置风雨廊、连廊和地下通道等交通空间的综合医院，建筑面积应根据实际需要增加	满足现代医院内交通建设的实际需要
第五章 建筑与建筑设备	第三十一条 综合医院的建设应贯彻安全、适用、经济、绿色、美观的原则，建筑装修和环境设计应充分考虑使用人群的生理和心理特点，构建舒适、怡人的诊疗环境。建筑标准应根据不同地区的经济条件合理确定	第三十二条 综合医院的建设应贯彻安全、适用、经济、绿色、美观的方针，建筑装修和环境设计应充分考虑使用人群的生理和心理特点，构建舒适、怡人的环境。建筑标准应根据不同地区的经济条件合理确定，并宜为应急医疗服务预留必要的机电站房空间及接口	增加要求宜为应急医疗服务预留必要的机电站房空间及接口
	第三十二条 综合医院的各类用房及配套设施应按现行国家标准《建筑工程抗震设防分类标准》（GB 50023）中重点设防类（乙类）进行抗震设防，并根据相关国家规范进行抗震设计，合理采用减震隔震技术	第三十三条 综合医院的用房应按现行国家标准行规定，并根据相关国家规范进行抗震设计，合理采用减震隔震技术	与相关规范衔接

目录位置	2018年修订版征求意见稿内容	正式发布版内容	解读
	第三十三条 综合医院建筑宜以多层、多层及高层组合形式为主。门急诊楼、住院楼、医技楼等主要建筑的结构形式应考虑使用的灵活性和改造的可能性。住院楼不宜设置阳台，因功能需要而设置阳台的，应设有相应的防护设施	第三十四条 综合医院建筑宜以多层、多层及高层组合形式为主。门（急）诊部、医技部和住院部等主要建筑的结构形式应考虑使用的灵活性和改造的可能性。住院部宜设置独立的洗衣区和晾晒区；不宜设置阳台，因功能需要而设置阳台的，应设有相应的防护设施	更加符合改善医疗服务环境的要求。南方地区患者对阳台的功能需求更加强烈，可以在设置防护设施的情况下设置阳台
	第三十四条 综合医院二层医疗用房应设电梯。三层及三层以上的医疗用房应设置无障碍电梯，其中一台为无障碍电梯。病房楼应单设污物电梯	第三十五条 综合医院三层及三层以上的医疗用房应设置电梯，且不得少于两台，其中一台为无障碍电梯。污物梯和供患者使用的电梯应采用病床梯	更加契合医院对电梯的需求
第五章 建筑与建筑设备	第三十六条 综合医院的建筑物应符合国家及地方建筑节能、绿色建筑的相关标准，符合医院感染防控与控制的基本原则，并根据国家及当地的有关要求进行环境影响评价	删除	与相关规范重复
	第三十七条 候诊区等公共空间应充分考虑老弱病残孕等特殊患者的需要，设置无性别卫生间，哺乳室和婴儿整理台等	第三十七条 候诊区等公共空间应充分考虑特殊患者的需要，采用吸声材料或采用降噪措施，并宜设置无性别卫生间等相关设施	重视改善医院环境噪声
	第三十八条 门急诊、病房、手术室等，病护人员休息区等，注重人文关怀，为医务人员提供必须保障	第三十八条 病房、病房、手术室等，医务人员休息室，医患交流室等区域应设置医患交流室、医务人员工作区宜设置医务人员专用卫生间等必要保障设施，有条件的情况下，门诊诊区可设置医务人员专用通道	重视改善医务人员的工作环境

目录位置	2018年修订版征求意见稿内容	正式发布版内容	解读
第五章 建筑与设备	第三十九条 综合医院的室内装修和设施，应符合下列规定： 一、应选用坚固、环保、安全的材料，不应使用易产生粉尘、微粒、纤维性物质的材料和有尖锐棱角的家具，室内空气质量应达到相关标准。 二、室内顶棚应便于清扫、防积尘，易维修，易吸潮，易腐蚀，不耐碰撞，不易吊挂重、不耐墙面，应采取防碰撞措施。 三、内墙墙体不应使用易裂、易燃、易腐蚀、不耐碰撞、不易吊挂重、不耐墙面，应采取防碰撞措施。通过的门窗、地面应选用防滑、易清洗的材料；检验科、血库、病理科等用房的地面用材还应采用耐腐蚀、便于清洁消毒。部分医疗设备用房应采用防尘、防静电，易清洁的建筑配件。 四、化验台、操作台等台面均应采用易洁净、耐腐蚀，可冲洗、耐燃烧的材料。 五、厕所卫生洁具、洗涤池应采用耐腐蚀、难积污，易清洁的建筑配件，洗手池和便器宜采用非手动开关。男女卫生间的便器设置儿童卫生人员比例应小于等于 1：2。儿科等区域应设置儿童专用洁具等。 六、儿童专用卫生间。 七、儿童安全保护区域应满足使用人群的隐私要求，家具和楼地面等应采取必要的安全保护措施。 八、治疗用房应满足使用人群的隐私要求，房间内宜设置门窗。注意开门方向，宜设置隔帘或隔断	第三十九条 综合医院的室内装修和设施，应符合下列规定： 一、应选用耐用、环保、安全、易清洁和具有抗菌性的材料。 二、有推床（车）通过的门和墙面宜采取防碰撞措施。 三、化验台、操作台等台面均应采用易洁净、耐腐蚀可冲洗和耐燃烧的材料。 四、厕所卫生洁具、洗涤池应采用耐腐蚀、难积垢和易清洁的节水型建筑配件。相关的洗涤池应采用耐腐蚀的面层，相关的洗涤池和排水管应采用耐腐蚀的材料。 五、儿童安全保护区域采取必要的安全保护措施。 六、治疗用房应充分考虑使用人群的隐私保护。 七、药品的储存、配制以及医学实验室的有毒物质、危险化学品等物品应采取安全的储存及管理设施。 八、放射诊断治疗等用房应采用相应的射线屏蔽防护设施，满足射线防护和职业病安全评价要求。	综合医院的室内装修和设施，强调医院内感染控制安全和儿童安全，毒危化品安全和防辐射安全等生产安全，以及节水环保和保护隐私科等需求
	第四十条 综合医院的院区管网，宜供应、宜采用管廊形式。主要采用综合管廊线供应应设置管井并根据主要需要设置设备层及主要设置管沟应考虑设备系统及干管通风，并采取防水水措施	第四十条 综合医院的院区管网应合理规划，宜采用综合管廊	简化以适应发展不平衡和不同规模医院的不同需求，例如小规模医院不一定要设置设备层

目录位置	2018 年修订版征求意见稿内容	正式发布版内容	解读
	无	第四十一条 综合医院应根据气候条件和功能定位，按照国家相关规范的规定，采用适宜的采暖、通风和空调系统	考虑进一步改善医疗服务环境的需要
	第四十一条 综合医院的供配电系统和设施应安全可靠，应采用双重电源供电并配备应急电源，保证不间断供电，应符合《供配电系统设计规范》(GB 50052) 及有关医疗建筑电气设计规范要求	第四十二条 综合医院的供配电系统和设施应安全可靠，应采用双重电源供电并配备应急电源，保证不间断供电	《供配电系统设计规范》(GB 50052) 及有关医疗建筑电气设计规范要求已经落后于智慧医院对不间断供电的需求。需提高智慧医院不间断供电的安全可靠性
第五章 建筑与建筑设备	第四十二条 综合医院应配置与其建设规模，医疗业务和医院管理相适应的智能化、信息化系统，并确保医院数据和网络信息安全	第四十三条 综合医院建设应符合国家、地方医疗卫生服务体系规划相关要求，配置与其建设规模、医疗业务和医院管理相适应的智能化、信息化系统，并宜预留扩展接口与空间	医院建设应考虑智慧医院建设信息互联互通及支撑构建整合型医疗服务体系的需求
	第四十四条 综合医院绿化植物配置应避免选用种子飞扬、有异味、有毒、有刺及带有尖状突出物的品种，不应使用带有尖状突出物的围栏	删除	作为标准，不宜规定设计细节要求
	无	第四十五条 综合医院应建设污水、污物处理设施，污水的排放与医疗废物和生活垃圾的分类、归集、存放与处置应遵守国家有关医疗废物管理和环境保护方面的规定	医院建设要重视污水污物的处理，满足环保相关规范的同时，更要保障疫情防控，医院内感染控制和生物安全的多方面要求
第六章 医疗设备	第四十六条 大型医用设备的配置，应按国家相关规定执行。配置大型医用设备要充分兼顾技术的先进性，适宜性和可及性，经济性和区域卫生资源共享	第四十七条 综合医院 大型医用设备的配置应按国家相关规定执行。配置大型医用设备要充分兼顾技术的安全性、有效性、经济性和适宜性，促进区域卫生资源共享	强调大型设备的安全性，有效性和经济性

1.2 医院建设项目建议书常见问题与创新对策

医院建设是一个复杂的、长期的过程，其中包括前期立项咨询研究论证过程、规划设计过程、施工和设备安装过程、筹备开张和试运营过程等，但要启动一个医院建设项目，项目建设单位首先需要开展项目建议书编制工作，向政府有关部门申请立项。

1.2.1 项目建议书的概念与作用

项目建议书是项目构想的书面表达，从宏观上论述项目建设的必要性和可能性，并申请政府投资项目立项的重要文件，又称立项报告。公立医院建设项目建议书是建设单位向上级主管部门陈述建设该项目的理由、政策依据、项目内容、性质任务、实施方法、预期目标及实施条件等内容，申请政府批准立项的上行专用文件。重点是论述项目建设的必要性，目标是取得政府审批项目立项，是下一步项目可行性论证的前提和基础。

但是并不是所有建设项目立项都需要编制项目建议书。一方面，《政府投资条例》仅对政府采取直接投资方式、资本金注入方式投资的项目（即政府投资项目）提出要求项目单位应当编制项目建议书，对非政府投资项目没有提出具体要求，建设单位可以自行决定是否要编制项目建议书。另一方面，为了提升政府投资项目的审批效率，各地政府可能会制定政府投资项目立项审批便利化的规定，有的地方规定一定限度投资估算金额以下的小微型政府投资项目可以省略编制项目建议书环节，有的地方规定政府常务会议审议同意建设的项目可以视为同意立项，不需要编制地方项目建议书等。

因此，建设单位需要跟政府主管部门沟通，了解清楚本建设项目是否需要编制项目建议书，避免造成资金浪费和时间耽误。

1.2.2 医院建设项目建议书的主要内容

医院建设项目建议书一般包括以下内容：

① 总论。包括：项目名称、拟建地点、项目建设单位等概况以及项目主要技术经济指标，如医院建设规模、建设年限、概算投资、效益分析、主要结论等。

② 项目建设背景。包括：项目建设背景、当地及周边社会经济人口情况及发展趋势、医疗卫生政策等。

③ 项目建设必要性分析。包括：医疗卫生服务资源供应不足现状、供应预测、需求预测，国家和地区相关政策和卫生事业发展规划的要求，满足地方经济社会持续发展日益增长的医疗服务需求等方面。

④ 项目选址与建设条件。包括：项目选址地点与地理位置、土地类别及占地面积和项目选址周边基本情况如场址地质、气候、交通、公用设施和政策、资源、法律法规、征地拆迁工作、施工等建设条件。

⑤ 建设规模分析。包括：项目建设规模及设施规划、建设内容与布局、建设规模布局合理性分析、推荐建设规模及理由。

⑥ 技术方案、设备方案和工程方案。包括：技术方案选择、主要工艺流程图、主要技术经济

指标表、主要设备方案、工程建设方案比选等。

⑦ 项目实施工期计划、施工环境保护与劳动安全措施等。

⑧ 投资估算与资金筹措、财务评价、效益分析等。

⑨ 建设项目建议书结论。

其中最重要的是项目建设必要性分析、规模指标和投资估算，这些内容将会影响项目是否能够通过政府审批取得项目立项批复，并且是下一步项目可行性论证的前提和基础，因此需要进行认真、科学的调查和研究分析，力求尽量接近实际需求和发展需求。

1.2.3　医院建设项目建议书对编制机构资质的要求

项目建议书编制一般委托工程咨询或设计单位承担。在《政府投资条例》中没有明确要求项目建议书必须要委托有资质的第三方投资咨询机构编制，关于项目建议书的审批仅仅规定"对经济社会发展、社会公众利益有重大影响或者投资规模较大的政府投资项目，投资主管部门或者其他有关部门应当在中介服务机构评估、公众参与、专家评议、风险评估的基础上作出是否批准的决定"。但有的地方政府有更详细的规定，可能会要求必须要委托有资质的第三方投资咨询机构编制。这主要看各地项目审批的具体要求，有的地方规定小型建设项目或投资估算减少的项目，建设单位可以自己编制项目建议书，有的可能会强制要求有资格的咨询单位编制。

因此建设单位应当和上级主管部门沟通，了解清楚本建设项目是否需要委托有资质的第三方投资咨询机构编制项目建议书，以及对资质等级的要求。然后根据相关要求招标委托符合当地规定的投资咨询机构编制项目建议书。

1.2.4　医院建设项目建议书编制咨询机构招标要点

医院建设项目建议书涉及项目建设背景及必要性、医疗卫生服务现状与预测、项目选址与建设条件、建设规模与建设方案、项目实施条件及措施投资估算、效益分析及资金筹措等方面。医院建筑被业界视为是最为复杂并且专业性较强的公共建筑之一，医院建设项目除了涉及建筑设计知识和医疗专业知识以外，还涉及医院信息化、物联网等其他专业知识，项目建议书编写团队需要把医院建设的设想变为简要建设方案，并能够对项目建设的必要性进行比较全面的论述，让建议的项目能得到政府主管部门如期批复，并为可行性研究报告等后续程序打下坚实的基础。这就要求编制人员熟练掌握项目建议书编制的内容、方法、要求、规律，认真调查研究并掌握建设项目所在地及周边医疗卫生服务供给现状与发展趋势，对建设项目有全面、系统、透彻的了解，方能编好项目建议书。

因此，医院建设项目建议书编制服务招标工作最重要的是如何挑选到能够胜任本项目建议书编制服务重任的投资咨询机构进行招标文件的编制工作，要注意的问题包括：

① 保证中标的投资咨询机构有符合相关要求的资质。

② 直接负责本项目建议书编制服务的编写团队人员具备相关资质，并具有同类型项目建议书的丰富编制经验。

③ 编写团队熟悉建设项目所在地及周边医疗卫生服务供给现状与发展趋势。

④ 防止出现转包、卖标、更换编写团队人员等情况。

⑤ 编写团队熟悉建设项目所在地政府主管部门的立项审批沟通程序和渠道。

⑥ 明确项目建设单位所能提供的材料清单。

⑦ 明确编写团队必须针对本项目具体情况认真深入调查研究，保障建议的建设规模、建设方案和投资估算等尽量符合实际需求及未来发展趋势。

⑧ 最重要的是保证能按时完成编制任务并让项目如期批复立项。

1.2.5 医院建设项目建议书编制服务收费标准

1999 年 9 月 10 日，国家计委印发《建设项目前期工作咨询收费暂行规定》（计价格〔1999〕1283 号），对建设项目前期工作咨询收费标准做了规范（表 1-2）。

表 1-2　工程前期及其他费用收费标准摘录　　　　　　　单位：万元

估算投资额 咨询评估项目	3000 万元~1 亿元	1 亿元~5 亿元	5 亿元~10 亿元	10 亿元~50 亿元	50 亿元 以上
编制项目建议书	6~14	14~37	37~55	55~100	100~125
编制可行性研究报告	12~28	28~75	75~110	110~200	200~250
评估项目建议书	4~8	8~12	12~15	15~17	17~20
评估可行性研究报告	5~10	10~15	15~20	20~25	25~35

注：① 建设项目估算投资额是指建议书或者可行性研究报告的估算投资额。

　　② 建设项目的具体收费标准，根据估算投资额在相对应的区间内用插入法计算。

　　③ 根据行业特点和各行业内部不同类别工程的复杂程度，计算咨询费用时可分别乘以行业调整系数和工程复杂程度调整系数。

自 2014 年 8 月 1 日起执行的国家发改委发布的《关于放开部分建设项目服务收费标准有关问题的通知》（发改价格〔2014〕1573 号）中规定，放开除政府投资项目及政府委托服务以外的建设项目前期工作咨询、工程勘察设计、招标代理、工程监理等 4 项服务收费标准，实行市场调节价。采用直接投资和资本金注入的政府投资项目，以及政府委托的上述服务收费，继续实行政府指导价管理，执行规定的收费标准。自 2015 年 3 月 1 日起执行的国家发改委《关于进一步放开建设项目专业服务价格的通知》（发改价格〔2015〕299 号）中规定，在已放开非政府投资及非政府委托的建设项目专业服务价格的基础上，全面放开建设项目前期工作咨询费等实行政府指导价管理的建设项目专业服务价格，实行市场调节价。建设项目前期工作咨询费，指工程咨询机构接受委托，提供建设项目专题研究、编制和评估项目建议书或者可行性研究报告，以及其他与建设项目前期工作有关的咨询等服务收取的费用。

因此，项目建议书编制服务等建设项目前期工作咨询费收费实行市场调节价。在实践中一般需要经过招标或价格谈判流程确定收费标准，并且招标文件通常要求投标报价不能超过计价格〔1999〕1283 号文规定的收费标准，特殊情况或者可能需要提前征询当地发改部门的意见。

1.2.6 编制医院建设项目建议书的调研要求

为了取得政府审批立项，并且为项目可行性论证打下良好的基础，医院建设项目建议书各部分内容尤其是建设必要性分析、规模指标和投资估算等核心内容应做到规模经济指标明确、参数尽量准确来源可靠、依据充实理由充分、论证科学逻辑条理清楚、项目建议方案先进并具有前瞻性、投资估算合理不漏项并考虑实施周期变动因素。因此编制项目建议书的调研分析应做到以下要求：

1）认真调查研究，广泛收集资料

当前医疗卫生机构建设项目筹建过程中的难点痛点之一就是前期咨询研究阶段不进行认真的调查研究去收集资料，往往是从项目建设单位了解需求后套用其他的模板，这样编制出来的项目建议书往往错漏百出，为下一阶段的工作埋下很多隐患。要写好项目建议书，编制项目建议书之前必须结合项目实际，围绕拟建设项目深入展开调查研究，尽可能地多了解、掌握项目相关的基本情况，收集拟建设项目涉及的各方面资料、信息、数据，包括国家及地方政府的卫生相关政策、社会经济和人口发展规划及趋势等；区域及周边医疗卫生服务资源现状、在建和已经规划的类似项目情况等；国家、地方及行业标准、规范；国内外同类建设项目的最新方案、技术水平、经济技术指标及工艺流程等；选址地区的自然情况、建设条件、政府土地规划政策等；最重要的项目建设单位、运行合作单位等的基本情况、经营实力等。对收集到的资料必须认真求证真实性和准确性，做到资料翔实、数据准确、全面系统、融会贯通，用完整翔实的资料数据为编写项目建议书作充分准备。

2）实事求是，科学分析

对应不同的项目，不同的资料数据，需要选择不同的分析评价方法。各种分析评价方法各有侧重，难免有片面性，而现实情况又千差万别，如果分析方法不当或计算出现偏差，得出的结论可能不符合实际。目前有些投资咨询机构编写人员往往对数据资料分析不求甚解、生搬硬套，得出的结论就会和实际有出入，甚至出现错误。只有对完整翔实的资料数据进行实事求是地科学分析，才能获得正确的结论。这就要求在编制实际操作过程中，一定要从实际出发，具体问题具体分析，认真研究，反复比较，灵活选择，多种方法综合运用，不能盲目套用，确定最符合实际、最科学合理的分析方法，以资料数据所表现出的规律性为依据，对未来的发展趋势进行科学、严密的推断分析，以获得真实、最有价值的结论，为科学决策提供正确依据。

1.2.7 建设规模方案和投资估算应注意的问题

投资估算是医院建设项目建议书的重要组成部分，是有关部门审批该项目立项并进行下一步可行性工作的依据之一。虽然理论上项目建议书主要论证项目建设的必要性，建设规模方案和投资估算也比较粗略，投资误差不超过30%，但是在实际操作过程中，政府部门往往有可能严格控制变动范围，不允许可行性研究报告的建设规模及投资估算超过项目建议书的内容，有可能导致项目建议书的投资估算成为建设实施过程控制工程造价的目标限额。因此，一定要重视项目建议书阶段的投资估算，尽量考虑周全，避免漏项，避免出现概算超估算、预算超概算、结算超预算现象的发生。应注意的问题：

1）项目假定需实事求是

任何一个项目建议书，都是在一些假定的基础上提出的，如果提出项目的假定脱离实际，尤其是有些项目甚至是先拍脑袋提出建设规模方案和投资估算，得出的建设规模建议方案和投资估算将出现较大偏差。当项目启动后，若实际情况与假定情况出入很大，则会使项目陷入非常不利的局面。例如，在进行门诊和住院的病种及需求数量分析时，假设项目建成后能达到一定的数量，在这个假设下，该项目符合需求。但当项目建成后门诊和住院的需求数量远远不能到达假设的数据，或当地及周边同时建设多个类似的项目，有可能导致投资浪费。

2）项目的内外影响因素

任何一个项目都有涉及投资估算的诸多内外因素，这些因素的变动势必影响项目的投资估算。例如一个项目选址内有山头，需要开挖的土方量较大，但是随着城市的发展建设，附近没有足够的弃土、堆土场地，有可能需要运送到较远距离的地方堆放，这就可能会对投资估算和建设工期都造成较大的影响。如果项目建议书编写的时候忽略了诸如此类的内外影响因素，就有可能造成投资估算不符合实际需求。

3）项目风险因素

凡是建设项目都会有风险因素，医院建设项目建议书编制中应结合实际充分分析研究项目实施过程中可能遇到的风险因素，并将这些风险因素可能对建设规模方案、建设工期的影响进而对投资估算的影响纳入投资估算考虑的范围。

4）制约和限制条件

在编制医院建设项目建议书的建设规模方案和投资估算时，要充分考虑项目在实施时是否会受到限制、什么样的限制、是否能够解决及解决的成本等。

5）物价上涨因素

大部分医院建设项目往往建设周期很长，经常出现编制投资估算时涨价预备费考虑不足的情况。涨价预备费的基数是建筑安装工程费、其他费用与基本预备费之和，采用复利的方法计算。涨价预备费考虑不足就会导致概算超估算、预算超概算、结算超预算现象的发生。

1.2.8 医院建设项目建议书的论证

医院建设项目建议书初稿编制完成后，一般投资估算规模比较大的项目建议书需要进行论证。论证的重点是项目建议书的结论是否正确即是否应该立项建设，其次是建议的建设规模方案和投资估算等重要指标是否恰当。为了确保能够真正取得论证的效果，收集到全面中肯的论证意见，邀请参加论证的专家应该来自不同行业。医疗卫生机构建设项目建议书的论证专家应该包括医院管理者、医疗专家、卫生管理专家、医疗建筑与工艺流程设计专家和其他有关行业的专家等。

此外，医院建设项目建议书在提交政府部门评审前，要对文本行文进行梳理，力求语言表达清楚，陈述事实准确。编写项目建议书主要用叙述和说明的方法，通过叙述与说明把项目构思表达清楚，把建议方案陈述完整。行文需要反映客观事实，专业描述尽量使用专业术语，并使用图表、计算与叙述说明相互补充，项目编排条理清楚，内容翔实，切记不可浮泛描写，文字说明中不能掺杂主观因素。规模和投资等各项经济指标计算方法选用正确，数据、引用的内容核实无误，计算过程清晰，结果准确；论证逻辑推理分析要有高度的科学性和严谨性；论述的部分要理由充分，论述严密，语言文字简洁凝练、准确明了，结论明确。

1.2.9 医院建设项目建议书评审与立项登记

较大建设项目的项目建议书需要上报上级主管部门进行评审。《政府投资条例》规定"投资主管部门或者其他有关部门应当根据国民经济和社会发展规划、相关领域专项规划、产业政策等，从项目建议书提出的项目建设的必要性等方面对政府投资项目进行审查，作出是否批准的决定。

投资主管部门或者其他有关部门对政府投资项目不予批准的,应当书面通知项目单位并说明理由。对经济社会发展、社会公众利益有重大影响或者投资规模较大的政府投资项目,投资主管部门或者其他有关部门应当在中介服务机构评估、公众参与、专家评议、风险评估的基础上作出是否批准的决定。"对于上级主管部门进行评审过程中提出的问题意见要及时反馈、提交补充说明材料等。

按照《政府投资条例》规定,除涉及国家机密的项目外,投资主管部门和其他有关部门应当通过投资项目在线审批监管平台(以下简称在线平台),使用在线平台生成的项目代码办理政府投资项目审批手续。投资主管部门和其他有关部门应当通过在线平台列明与政府投资有关的规划、产业政策等,公开政府投资项目审批的办理流程、办理时限等,并为项目单位提供相关咨询服务。项目建议书通过政府发改投资主管部门审批,取得批准立项批复后,即可通过投资项目在线审批监管平台进行立项登记,按照批复的意见申请前期费用,开展项目可行性研究等下一步的工作。

1.2.10 小结

一个医院建设项目的基本建设,从提出设想到竣工运营要经过许多程序和步骤,编制项目建议书是全部程序中的首要工作,政府对编制项目建议书的立项批复是项目的出生证明。项目建议书是投资决策前对拟建项目的轮廓设想,把项目投资的设想变为概略的建设方案和投资估算,是项目可行性论证的前提和基础,影响着项目全过程和各个方面。万事开头难,编写好医院建设项目建议书对整个项目的作用是非常关键的,解决的是上什么项目、为什么上、依据是什么、怎么上的问题,所以应该要认真对待,迈出项目建设成功的第一步。建设单位需要挑选有丰富经验并熟悉相关情况的投资咨询机构承担医院建设项目建议书的编写工作,实事求是做好调研,尤其要科学严谨地做好建设规模方案和投资估算的分析研究,全面分析各种影响因素,并开展涉及不同专业的专家的广泛论证,使得医院建设项目建议书规模指标和投资估算等核心指标明确、依据充分、论证科学、逻辑清楚,并具有合理发展前瞻性。

1.3 医院建设项目可行性研究报告常见问题与创新对策

公立医院建设项目可行性研究报告的编制是在项目建设书通过政府审批、取得立项批复后，项目建设前期工作的一个重要阶段，是医院建设项目前期策划中非常重要的环节。

1.3.1 可行性研究报告与项目建议书的联系与区别

1）可行性研究报告与项目建议书的联系

项目建议书和可行性研究报告是建设项目前期立项申报与决策阶段的两项咨询研究工作。项目建议书在前，因此也叫作预可行性研究；可行性研究报告在后，项目建议书得到批复后，才转入可行性研究阶段，可行性研究是在已获批复的项目建议书的基础上进行的。

2）可行性研究报告与项目建议书的编制目的不同

项目建议书的目的是取得立项批复，解决的是上什么项目、为什么上、依据是什么、怎么上的问题。可行性研究报告的目的是取得建设内容规模和投资估算规模的批复，是对拟上项目从规划政策、市场需求、工程技术、经济条件、外部协作、实施条件等方面进行全面调查分析和综合论证，从深层次上研究分析建设项目的建设内容、建设规模、投资估算、资金来源和实施规划等是否可行、是否合理的问题，为项目建设决策提供依据。

3）可行性研究报告与项目建议书的内容要求不同

项目建议书是建设单位向上级主管部门陈述建设该项目的理由、政策依据、项目内容、性质任务、实施方法、预期目标及实施条件等内容的文件，因此编写项目建议书主要用叙述和说明的方法。医疗卫生机构建设项目建议书一般包括以下内容：项目建设背景、项目建设必要性分析、项目选址与建设条件、建设规模分析、技术方案、项目实施工期计划、施工环境保护与劳动安全措施、投资估算与资金筹措、财务评价、效益分析和结论等。可行性研究报告是在已获批复的项目建议书的基础上，进一步向上级主管部门提供对拟建设项目的建设内容规模、投资估算和实施方案等合理性、可行性等进行全面技术经济分析的科学论证，因此可行性研究报告以分析论证为主。可行性研究报告应包括项目总论、项目背景及必要性可行性分析、需求预测分析、建设内容及规模、技术工艺方案、主要材料及设备标准、选址与建设工程方案、节能节水绿色建筑方案、环境影响分析、招标与实施进度、估算总投资、社会效益评价、综合结论等内容。全面综合论证项目建设的必要性、经济上的合理性、技术上的先进性和建设条件的可行性，从而为政府投资审批决策提供科学依据。可行性研究报告的内容比项目建议书更详细、更具体、分析更深入透彻。例如，项目建议书的投资估算是比较粗略的，与项目投资概算相差不超过30%，但可行性研究报告的投资估算要求更精准，一般与项目投资概算相差不超过10%。

1.3.2 编制可行性研究报告的重要意义

可行性研究报告是拟建项目的最终决策文件。可行性研究报告的研究编制是在项目建议书通过政府审批取得立项批复后项目建设前期工作的一个重要阶段，是做出投资决策之前，通过多种渠道和手段对该建设项目实施技术、经济论证的过程。可行性研究报告是上级主管部门对建设项目进行审批立项决策的主要依据，也是进行设计文件的编制及工程项目后续工作有序开展的纲领性文件。

大型公立医院建设项目的可行性研究报告的研究、编制是政府投资建设项目正常审批程序中不可或缺的关键环节。《政府投资条例》规定政府投资项目的项目单位应当编制项目建议书、可行性研究报告、初步设计，按照政府投资管理权限和规定的程序，报投资主管部门或者其他有关部门审批。

对于医院建设项目来说，可行性研究报告编制的质量和水平将直接关系到整个建设项目的建设过程和结果，并可能影响项目工程质量和投产后的运营经济效益及社会效益。诸多医院建设项目建设过程出现概算超过投资可行性研究报告批复估算、概算不足造成项目减少配套设施和质量标准、建设面积不满足功能需求、建成后需要不停改造等缺陷，往往都可能与可行性研究报告编制质量太差有关，有的项目甚至需要重新修编可行性研究报告导致影响项目建设工期和开业运营时间。

1.3.3 免于编制可行性研究报告的情况

《政府投资条例》第十三条规定"对下列政府投资项目，可以按照国家有关规定简化需要报批的文件和审批程序：

① 相关规划中已经明确的项目。

② 部分扩建、改建项目。

③ 建设内容单一、投资规模较小、技术方案简单的项目。

④ 为应对自然灾害、事故灾难、公共卫生事件、社会安全事件等突发事件需要紧急建设的项目。

其中第③项所列项目的具体范围，由国务院投资主管部门会同国务院其他有关部门规定。"

此外，为了在建设项目审批工作上增速提效，各级政府也会根据《政府投资条例》制定相关的实施细则或管理办法，对建设项目需要报批的文件和审批程序做出更详细的规定。例如深圳市某区政府文件规定"建设单位取得项目前期计划文件后开展可行性研究报告编制。对于总投资不满 5000 万元的项目或单纯装修装饰、设备购置、维修改造、绿化提升、公交停靠站、交通安全设施、城市照明等项目，建设单位免于可行性研究报告编制，但须在初步设计方案中增加项目可行性论证。教育、卫生健康、文化、体育、市政道路、市政园林等项目可采用可研、设计一体化编制模式。"

因此，建设单位需要跟主管部门沟通，了解清楚本建设项目是否需要编制项目可行性研究报告，避免造成资金浪费和时间耽误。

1.3.4 可行性研究报告编制单位的资质要求

医院建设项目可行性研究报告编制工作属于工程咨询范畴。在《政府投资条例》中对政府投资项目的可行性研究报告编制单位没有明确的资质要求，根据国务院 2017 年 9 月 29 日发布的《国务院关于取消一批行政许可事项的决定》（国发〔2017〕46 号），工程咨询单位资格认定行政许可事项取消，工程咨询市场准入放开，国家发改委和各省级发改委以及其他有关单位不再开展工程咨询单位资格认定工作，不再受理资格认定申请材料。与此同时，为加强工程咨询单位管理，国家发展改革委印发了《工程咨询行业管理办法》（中华人民共和国国家发展与改革委员会令第 9 号），对工程咨询单位建立了告知性备案、资信评价、监督检查等管理制度。要求工程咨询单位应当通过全国投资项目在线审批监管平台备案企业基本情况、从事的工程咨询专业和服务范围、备案专业领域的专业技术人员配备情况、非涉密的咨询成果简介等信息。工程咨询单位应当保证所备案信息真实、准确、完整，备案信息有变化的，工程咨询单位应及时通过在线平台告知。工程咨询单位基本信息由国家发展改革委通过在线平台向社会公布。

医院建设项目可行性研究报告编制工作具有较强的专业性，不仅要求编制单位具有较强的专业能力和丰富经验，还要求可研报告的编制人员有较强的政策水平和专业技术水平，要熟悉有关标准、规范、政策法规，要有全局观和开阔的视野，分析问题要有独立性、独到性。建设单位需要了解项目拟选编制单位医疗卫生建设项目咨询领域的专业性；还需要了解编制单位的人员配置情况，会不会存在转包、分包等导致技术把关不严等情况，这些都影响可研报告编制质量、水平及工作进度。因此，医疗卫生建设项目可行性研究报告编制工作一般通过招标程序选择，委托在全国投资项目在线审批监管平台备案的，具有较强的专业领域知识的专业技术人员并且有编制医疗卫生建设项目可行性研究报告丰富经验的工程咨询单位承担。

由于各地政府的投资审批政策有不同的具体要求，医院建设项目可行性研究报告编制单位的选择需要与当地政府投资审批部门沟通，选择符合当地规定及当地政府投资审批部门认可的工程咨询单位承担编制工作。

1.3.5 医院建设项目可行性研究报告的内容框架和重点

不同行业不同类别的建设项目可行性研究报告的内容框架可能略有不同。医院建设项目相较于一般工业民用建筑项目，往往具有建设规模较大、涉及医疗工艺布局复杂、医疗专项较多、专业要求高、设备系统配置复杂、信息化及其他专业设计标准要求高等特殊性及复杂性，这对项目可行性研究提出了更高的要求。医院建设项目可行性研究报告的内容框架主要包括 5 个部分：一是项目概况及必要性分析，包括总论、项目基本情况、项目背景、项目必要性分析等；二是需求预测分析及建设内容及规模论证；三是项目建设实施相关方案，包括选址与建设工程方案、各项系统技术工艺方案、主要材料及设备标准、节能节水绿色建筑方案、环境影响分析、招标与实施进度、安全方案和人力资源配置方案等项目可行性分析；四是投资估算论证分析，包括估算总投资、资金筹措方式、财务效益评价及社会效益评价；最后是综合结论等内容。

1.3.6 医院建设项目可行性研究报告需求研究的要点

后疫情时代，实施"健康中国"战略的意义更加突显，必将推动新一轮的医疗卫生保健机构建设，随之而来的是一些医疗卫生建设项目纷纷立项。但对于要建设一个什么样的项目，建设多大规模的项目，有的项目往往是先提出一个规模方案，然后接着要求咨询单位按照这个拍脑袋制定出来的规模方案去做可行性研究报告，为这个拍脑袋的决策背书，缺少深入详细的需求调研和分析，这样做出来的项目可行性研究报告显然是不可靠的。认真做好需求研究分析是合理确定医疗卫生建设项目建设内容及规模的必要条件，要对拟建项目需要解决的问题进行详细的分析，通过发展规划分析及市场调研结果，预测项目具体建设需求，并明确项目建设目标及功能定位。医疗卫生建设项目需求研究分析要注意以下几个方面：

1）充分研究各级政府卫生健康发展相关政策的需求

随着"健康中国"战略实施，国家及地方政府陆续出台了很多的医药卫生体制深化改革和促进卫生健康事业发展的政策文件，推动医疗卫生领域持续快速发展。公立医疗卫生建设项目可行性研究报告编制的需求研究需要充分考虑符合国家及地方医疗卫生事业改革政策及规划文件的要求，符合国家医疗卫生事业总体发展的目标，符合地区医疗卫生事业发展规划和医疗体系每千名常住人口对应医疗卫生机构床位数量指标的发展需求。

2）对市场需求及供给情况进行全面的调研

对项目服务范围内医疗服务市场需求及供给情况进行深入全面的调查研究。需要全面研究分析拟建项目所在地区的现有卫生资源分布情况和医疗保健服务的需求情况，有的项目仅仅对城市行政区的卫生资源及需求情况进行研究分析是不够的，还需要对项目直接服务小范围区域内和周边城市更大范围的区域卫生资源及需求情况研究分析。由于医院建设项目往往需要多年才能投入使用，因此还要对地区经济发展规划、城市总体规划和人口发展规划等所带来的未来医疗保健服务的数量和质量的增长需求进行充分的研究，以满足人民群众对医疗保健服务日益增长的需求。同时还要对区域内及邻近地区在建医疗卫生建设项目的相关情况以及区域医疗卫生事业发展规划、医疗机构设置规划未来新增的医疗卫生建设项目的情况进行详细的调查研究，避免重复或过于集中建设造成资源的浪费。

3）对项目运营单位自身发展需求的充分研究

大型医疗卫生建设项目的运营需要有良好的技术积累作为基础，并需要招聘培养大量的医疗技术人才，需要充分研究运营单位现有开放床位资源实际使用情况及合理发展需求，避免建设规模超过运营单位的拓展能力。

4）需求研究力求全面、细致

很多医院建设项目可行性研究报告需求研究往往仅限于医疗服务，如住院、门诊量等需求，但是现代化的医院建设项目不可能仅限于纯粹的医疗功能，必须医疗、教学、科研等多方面均衡发展，因此需求研究力求更加全面，还需要进行教学需求、人才培训需求、科研需求和承担区域突发事件紧急医疗救援、公共卫生救治、健康体检和健康教育等多方面的需求研究。此外，不能仅限于住院、门诊量总量等粗略的需求研究分析，还应该根据服务区域疾病谱等进行各个专科疾病需求的细致研究分析。

1.3.7　建设规模研究分析的要点

医院建设项目可行性研究报告一般通过全面严谨的需求研究分析，结合功能规划，得出科学合理的床位、门诊量等建设规模指标，然后一般通过参考《综合医院建设标准》或专科医院及其他医疗卫生项目建设相关标准规定的建筑面积指标计算分析建筑面积规模。但医疗卫生建设项目可行性研究报告的建设规模研究分析还需要注意以下几点：

1）不能机械套用建设标准里的最低建筑面积指标

以综合医院建设项目为例，《综合医院建设标准》（建标110—2021）规定综合医院中急诊部、门诊部、住院部、医技科室、保障系统、行政管理和院内生活用房七项设施的床均建筑面积指标根据床位数的不同为110~116 ㎡/床，这个数据指标是通过全国大部分综合医院调查的平均数以及门诊量按诊床比3：1平均数推测产生的。但是每个项目所面临的需求都不一样，比如有些医院门诊量较大，但住院床位需求偏少，当实际需要大于或小于这一比例时，这些医院门诊用房的面积则应按百分比相应地增加或减少。另外，每个项目所面临的建设条件都是不一样的，比如深圳地区的建设项目，由于土地资源稀缺，医院建设不可能满足容积率宜为 1.0 ~1.5 的标准，有的甚至能达到 5.0 左右。由于高层建筑垂直交通及配套的面积需求更大，导致建筑面积的实用率明显下降，如果机械套用这个数据指标，往往导致建筑面积无法满足实际业务功能的需求。还有，随着社会经济的发展，人民对健康服务的要求越来越高，对医疗卫生服务环境改善的需求越来越高，满意度评价已经被国家列为三级公立医院绩效考核方案的指标体系四个方面之一，因此建设规划时需要适当考虑增加大厅、等候区、自助服务区等公共服务空间的面积和母婴室、单人病房、一人一诊室、二次候诊等保护隐私的面积，营造更好的服务环境。此外，一些新诊疗模式也需要考虑增加建筑面积，日间医疗、内窥镜中心等的设置都可能需要增加床均建筑面积指标。

2）加强公共卫生防控救治能力建设用房的研究分析

新冠肺炎疫情发生后，国家和各地方政府及卫生环保等部门针对医疗卫生机构发出了很多提升公共卫生防控救治能力和医院内感染防控能力的文件和新规范标准，要求加强发热门诊（感染门诊）、负压病房、隔离待产和隔离产房以及医疗垃圾处理、污水处理等的规范化建设。为了聚焦新冠肺炎疫情暴露的公共卫生特别是重大疫情防控救治能力短板，调整优化医疗资源布局，提高平战结合能力，强化中西医结合，集中力量加强能力建设，补齐短板弱项，国家发展改革委、国家卫生健康委、国家中医药局制定了《公共卫生防控救治能力建设方案》（发改社会〔2020〕735 号），其中明确提出："改善县级医院发热门诊、急诊部、住院部、医技科室等业务用房条件，更新换代医疗装备，完善停车、医疗废弃物和污水处理等后勤保障设施"和"在《综合医院建设标准》《中医医院建设标准》基础上，有针对性地合理提高标准，做好流线设计，具备应对突发公共卫生事件一级响应所需的救治能力"等要求。因此，新建、改扩建医疗卫生建设项目需要按照国家和各地政府的新要求，加强公共卫生防控救治能力建设所需增加用房面积的研究分析，满足公共卫生防控救治能力和突发灾难事件救治能力的要求。

3）加强教学、科研用房规模的研究分析

现代化医院的持续健康发展需要医、教、研融合均衡发展已经是医院管理者的共识，《国务院办公厅关于加强三级公立医院绩效考核工作的意见》（国办发〔2019〕4 号）明确提出："人才队伍建设与教学科研能力体现医院的持续发展能力，是反映三级公立医院创新发展和持续健康运行的重要指标。"业界普遍认为《综合医院建设标准》（建标 110—2008）中，医院教学科研的用房指标偏低，因此《综合医院建设标准》（建标 110—2021）对此进行了修订提高。除承担教学任务的医学院校教学医院（含附属医院）和实习医院需按照标准规定配置教学用房外，根据国家发改委、原卫生部"关于编制全科医生临床培养基地项目建设方案的通知"要求，承担全科医生、住院医师及其他培训任务的医院，也要求适度配置教学用房。除承担着国家重点实验室任务的医院外，其他医院也应该加强临床科学研究中心及试点研究平台建设，为医院人才承担科研课题创造更多的有利条件。

4）加强医院其他配套设施用房的研究分析

医疗卫生建设项目其他配套设施用房包括大型医用设备用房建筑面积、预防保健用房建筑面积、图书馆建筑面积、室内活动用房建筑面积、院内生活保障用房建筑面积、停车场设施建筑面积、人防工程、卫生应急储备设施建筑面积等，这些配套用房的建设面积规模需要实事求是的、有前瞻性的深入研究，满足医疗卫生机构可持续健康发展的需要。例如医疗卫生机构普遍存在停车位不足的情况，就有可能是对此方面建设面积规模的研究分析没有前瞻性所致。此外，还要考虑随着信息技术等的快速发展，智慧物流、远程医疗等新技术在医院的推广使用，需要配套相应用房面积。随着一二线城市商品住房价格快速的提升，远远超过了医护人员工资提升的速度，导致医护人才的招聘越来越困难，因此有必要在政策允许的条件下，研究配套建设部分职工人才公寓或宿舍。深圳市《关于完善人才住房制度的若干措施》（深发〔2016〕13号）明确提出"在规划建设教育、医疗等大型公共设施时，可配建一定比例的人才公寓或宿舍"。

1.3.8 建设内容研究分析的要点

医院建设项目可行性研究报告中的建设内容研究分析包括两方面，一方面是根据严谨科学的需求分析结果，结合功能规划分析，综合考虑项目的实际使用需求确定医疗卫生建设项目的功能定位、医疗专科和教学科研发展及所需配套医疗装备等建设内容。另一方面根据医疗卫生建设项目的规模分析需要配套建设的各个专项建设内容，包括但不限于建筑、装修、水、电、气、暖通、信息化、导视、消防、交通物流和医疗配套设施等。医疗卫生建设项目可行性研究报告建设内容研究分析的要点在于：

1）内容要全

可行性研究报告建设内容研究分析是投资估算研究的基础，因此建设内容不能出现项目缺漏，否则会影响投资估算的准确性，还会对概算编制等后续工作造成影响。但医疗卫生建设项目是结构较为复杂、功能性较强的建筑，涉及较多的医用专项系统，需要有经验的咨询公司认真开展研究分析，避免漏项。

2）内容要新

大型医院建设项目的建设周期较长，从立项到建成往往超过5年甚至更长。但医疗相关科技和信息技术快速发展，技术更新换代非常快。如果医疗卫生建设项目可行性研究报告的建设内容研究分析按常规参考当前已经运营的医院进行研究分析，照搬其建设内容，而已经运营的医院其建设内容设计往往是5年前的技术，拟建的项目至少5年后才能建成，前后就相差10年以上，就会造成项目建成就落后的情况。因此，医疗卫生建设项目可行性研究报告的建设内容研究分析需要关注医疗相关科技和信息技术的最新发展成果，并且尽可能适当进行前瞻性的研究分析，必须根据经济发展和医学科学以及相关的科技发展的态势和趋势，做出一个比较长远的研判，尽可能采用最新的技术方案，以便于做出来的项目可行性研究报告符合未来的实际情况。

3）内容要实

当前国内的工程咨询服务市场良莠不齐，存在低价中标等不良现象，导致有些项目的咨询研究由于费用低等原因不能如实根据拟建项目的具体情况有针对性地开展研究分析，其结果比较虚化，泛泛而谈，甚至存在抄袭、复制其他项目的情况。因为每一个建设项目的建设条件和建设需求是不一样的，只有扎扎实实地进行实事求是的研究分析，建设内容的研究结果才能符合建设项目的真实需求，保障项目后续工作的顺利实施。

1.3.9 投资估算研究分析的特点

公立医院建设项目大都为政府投资项目，项目可行性研究报告投资估算深度要求较高，投资估算与投资概算一般要求相差在10%以内。与一般项目相比，医院建设项目具有建筑功能较为复杂、结构抗震等级较高、配套系统较多且复杂、人防工程较为特殊等特点，工程造价比普通公共建筑偏高，因此投资估算研究分析要求更高更精细。很多医院建设项目往往方案设计效果图非常炫目，但建成使用时却令人大失所望，其中一部分原因就是项目可行性研究报告投资估算研究分析缺陷，投资估算偏低，工程概算不足，为了控制投资成本不超过概算导致施工过程中不得不降低设施参数和装修材料等级。因此投资估算研究分析要注意以下几点：

1）投资估算避免漏项

医院建设项目建筑功能、流线较为复杂，一般包含急诊、门诊、医技检查、住院病房、科研教学、后勤保障、行政管理等不同功能，需要合理布局人流、车流、物流等流线，每层的平面布置差异较大，不同的专科病房要求往往都不一样，一般没有标准层。医疗卫生建设项目功能复杂，需要设置较多特殊系统。比如空调暖通工程，在手术室、重症监护室（ICU）、中心供应室等均需要设置洁净空调，特殊医疗设备机房、中心机房等还需要设置恒温恒湿空调。为了防止医院内感染，部分房间需要维持正压，部分房间需要维持负压，不同的区域需要控制气压阶梯差等。智慧医院弱电系统和信息化系统更为复杂，包括排队叫号系统、呼叫系统、物联网系统、智慧物流、手术室示教系统等医院专用系统。电梯系统种类多，功能要求不同，除了普通客梯、扶手梯、消防梯以外，专用病床梯要求为大厢电梯、载重大、梯速慢。还需要单独设立污物电梯、洁净电梯等。医院还需要设置医疗气体系统，以满足医疗服务需求。出于采暖、蒸汽供应的需要设置锅炉房、蒸汽管道等。医疗废水需要进行处理后才能外排，因此一般都有污水处理站。上述系统投资水平显著高于一般项目。针对系统较多的特点，估算阶段需要对不同系统分别进行估算，尤其是对比较特殊的专业系统，比如洁净空调、恒温恒湿空调等要根据实际面积单独估算。这导致项目投资估算工作复杂、工作量大，需要注意不能因此导致漏项。

2）充分研究分析需要增加工程投资的因素

医院建设项目装修需求复杂，医技放射科、手术室、ICU 等房间装修功能复杂、防护材料要求特殊；医院建设项目各种不同功能房间较多、房间较小、分割比较多、装修工程量大；医疗卫生建设项目各种配套设施如安全扶手栏杆、无障碍设施、导视标识设施、护士站设施、洗手设施、污水污物处理设施较多，功能要求较高，工程造价较高。较为复杂的区域，如放射科、手术室、ICU 病房等造价远远高于普通病房，投资估算要求对不同区域分别进行估算。医疗卫生建设项目抗震设防类别应划为重点设防类，抗震措施的设防等级应该提高一度，而结构设防等级更高，会导致造价水平也进一步提高。此外，新型装配式建筑、绿色节能建筑等的推进，也会增加造价，应考虑增加投资。上述因素都应充分考虑，避免投资估算漏项、估算价格偏低。

3）充分研究分析工程造价变动的因素

近年来深圳市等一部分城市的工程造价指数随着国家物价指数的上涨而不断提升。根据深圳市住房和建设局发布的公共建筑工程造价指数，某项目可行性研究报告 2017 年 4 月获得批复的造价指数为 162.38（以 2006 年 5 月为基数 100），截至 2019 年 11 月为 188.97，已经同比上升 16.38%，并且呈现持续上升的趋势，导致项目的投资估算已经不能满足目前工程造价的需求。一些新技术的不断应用，也有可能造成工程造价变动，例如新型装配式建筑、节能技术等。还有一些新的规范要求的发布也有可能造成工程造价变动，比如要求加强公共卫生防控救治能力建设等。

1.3.10　项目财务评价、社会评价和风险分析等可行性研究分析

可行性研究是在投资决策之前具有决定性意义的工作，对拟建项目有关的自然、社会、经济、技术等进行调研、分析比较以及预测建成后的社会经济效益，并综合论证项目建设的必要性、财务经济的合理性、技术上的先进性和适应性、建设条件的可行性和项目存在的风险因素等，从而为投资决策提供科学依据。因此交通评价、环保评价、财务评价、社会评价和风险分析等应该是医疗卫生建设项目可行性研究报告的重要部分，这些应该与可研报告其他部分同等对待，要保证上述评价成果的质量和科学性，这是可研报告达到相应深度的重要条件。但目前一些项目的可行性研究报告往往没有对这些内容进行深入的研究分析，经常套用模板或参考其他项目编写，造成报告内容只能泛泛而谈，没有针对性，不符合项目的实际情况，为项目后期埋下许多隐患。大型医疗卫生建设项目投资建设要耗费大量资金、物资和人力等宝贵资源，且一旦建成，难于更改，为了提高项目投资决策及项目管理水平，在可行性研究阶段必须重视项目相关重要方面的评价和风险分析，做好项目的风险防范和控制措施的分析论证，避免导致决策失误，造成不可挽回的损失。

1.3.11　可行性研究报告的审核论证与评审

可行性研究报告是对拟建项目最终决策研究的文件，是主管部门对建设项目进行审批立项决策的主要依据，也是进行设计文件的编制及工程项目后续工作有序开展的纲领性文件。因此，建设单位需要对项目可行性研究报告的稿件进行审核并组织开展全面的专家论证，以提高可行性研究报告的质量。审核和论证一般包括两方面：

1）分析文本架构、组成内容是否有缺漏

要对照前面介绍的可行性研究报告内容框架和重点，检查内容板块是否全面。完善的可行性研究报告应该包括对以下内容的充分论证分析：项目投资建设的必要性、技术方案可行性并进行比选和评价、财务可行性、组织方案可行性（合理的实施进度计划、合理的组织机构、人员队伍建设、制定合适的培训计划等）、经济可行性、社会可行性、风险因素（含市场风险、技术风险、财务风险、组织风险、法律风险、安全风险、环保风险、经济及社会风险等）及对策。此外要注意一些编写单位和人员不认真开展项目的研究分析，深入现场调查研究不够充分，基础工作不扎实，甚至存在抄袭、复制其他项目可行性研究报告的情况，导致可行性研究报告内容错误缺漏、不全面，如缺少节能、安全、卫生、项目实施计划、风险分析、附图、附表及与外部协作的意向性意见附件等问题。

2）分析论证内容的科学性、详备性及逻辑合理性

可行性研究报告要符合科学、实事求是的原则，必须站在客观公正的立场进行调查研究分析，使用正确的理论和依据来研究问题，报告的分析、评判应该是建立在客观基础上的科学结论，可行性研究的整个过程的每一步力求客观全面。可行性研究报告的详备性，要求高度重视对项目相关情况进行全面的调查研究，做好基础资料的收集工作，真正掌握项目第一手切实可靠的资料，要将调查研究贯彻始终，应尽可能多地搜集数据资料，以保证资料选取的全面性、重要性、客观性和连续性，全面了解项目内外部依托条件和衔接关系，落实好有关用地、用水、用电、消防、交通、通信等建设条件，从项目各方面进行必要性、适应性、可靠性、先进性等多角度的研究、分析预测，特别要强化技术经济多方案的定性与定量相结合比选工作，用翔实的数据论证可研报告推荐的建设规模、技术方案和投资估算方案的科学性、可信性、可靠性、合理性。可行性研究报告的内容深度必须达到国家规定的标准，基本内容要完整，避免粗制滥造搞形式主义，真正成为决策科学依据

和项目初步设计的指导性文件，并经得起时间和生产管理的检验。可研报告内容逻辑的合理性，要求报告各方面内容论证分析逻辑严谨，建设内容和建设规模要建立在翔实的需求分析基础上，投资估算要由建设内容和建设规模进行精细计算，不能出现建设内容与投资估算内容脱节或不符的情况，研究分析和计算引用参考的文件、规范、标准依据必须是现行有效的最新版本。

对重大项目可研报告内容的科学性、详备性及逻辑合理性，要有计划地组织专家研讨、论证，包括全面的论证及各个专项方案分别单独论证，特别是对建设内容、建设规模、投资估算和风险因素等重点难点应召开专题研讨会进行论证。邀请参加论证的专家应该具有权威性和专业性，尽量避免咨询机构业界同行小圈子论证，以提升项目论证的质量水平和工作深度，保障可研报告内容具备足够的深度，使项目建设的必要性、建设条件的可能性、工程方案的可行性、经济效益的合理性这项目"四性"结论性意见明确。

1.3.12　可行性研究报告批复、批复有效期与变更修编

公立医院建设项目可行性研究报告经过论证修改完善后，按照有关规定取得相关许可、审查意见，附上项目建议书批复、规划部门出具的选址意见书、国土部门出具的用地预审意见、节能审查意见、环评意见、配套资金承诺证明等材料文件，按照申请政府投资的流程，报送政府主管部门审批，编制单位积极配合主管部门开展项目评审工作，直到取得批复文件。

政府主管部门对可行性研究报告的批复内容一般包括项目建设的内容及规模、投资估算及资金来源、下一阶段的工作安排及要求和批复有效期等内容。一般批复的有效期为2年。项目予以批复决定或者同意变更决定之日起2年内未开工建设（或申请概算），需要延期开工建设的，项目法人需要在2年期限届满前，向批复的政府主管部门申请延期开工建设。在2年有效期限内未开工建设也未按照规定申请延期的，批复文件或同意项目变更决定自动失效。

在取得政府主管部门对可行性研究报告的批复后，项目实施过程中，发现项目批复文件所规定的有关内容需要进行调整，例如项目建设的内容及规模需要变动、投资估算不能满足项目建设的需要，并且变动范围超过10%的，或者资金来源出现变化等，需要对向政府主管部门及时提出变更、修编申请，取得同意修编后可以开展可行性研究报告的修编，重新进行论证和报送政府发展改革委员会审批。

1.3.13　小结

医院建设项目可行性研究报告是在批复项目建议书的基础上进一步对拟建设项目的建设规模、投资估算和实施方案等合理性、可行性进行全面技术经济分析的科学论证，为政府投资审批决策提供科学依据，也是下一步的设计方案和概算方案的基础。可行性研究报告编制的质量和水平将直接关系到整个项目的建设过程及建设结果，并可能影响项目工程质量和投产后的运营经济效益及社会效益。因此需要选择有丰富同类案例编写经验的专业咨询团队承担编写工作，并且需要医院建设运营单位的深度参与。需要对项目需求、建设内容及规模和投资估算、项目财务评价、社会评价和风险分析等进行科学深入的分析研究，开展广泛专业的专家论证，使项目建设的必要性、建设条件的可能性、工程方案的可行性、经济效益的合理性这项目"四性"结论性意见明确，保障医院建设项目可行性研究报告成为项目决策的科学依据和项目实施的指导性文件，并经得起时间和运营管理的检验。

1.4　新时代医院建设项目前期策划创新对策

医院建筑被视为功能最复杂、发展变化最快、服务对象最广泛的民用建筑类型，医院建设往往是一个比较复杂和需要花费较长时间的过程，要做好医院建设项目前期策划的难度很大。而随着新时代"健康中国"战略的实施，疫情后加强公共卫生防控救治能力建设的要求和"互联网＋医疗"等智慧医院建设带来就医模式的巨大变化，给医院建设项目在建筑规模、医疗工艺流程和功能布局等方面不断提出更多新需求和新挑战，更加凸显新时代医院建设项目前期策划的重要性和艰巨性，要做好新时代医院建设项目前期策划，需要有创新性对策。

1.4.1　建设单位要高度重视和深度参与

建设单位要深刻认识到医院建设项目前期策划的重要性，高度重视及支持前期策划工作，要与专业咨询团队紧密配合，全程深度参与前期策划工作，不缺位、不越位，充分提出医院建设的思路和对科学决策的需求。

1.4.2　选择专业咨询团队

医院建设项目前期策划需要通过招标挑选具备跨越医学、建筑和信息化等多领域专业知识及丰富经验的专业咨询团队来承担策划工作。要尽量避免的情况是有的咨询公司很强大，成功案例很多，但派出负责项目的团队却是缺少专业知识和经验的，甚至是挂靠的小机构团队。这种情况将难以保障策划成果的质量。

1.4.3　要实事求是地开展调查研究分析

每个医院建设项目的情况都是不一样的，因此每个医院建设项目都要实事求是地开展有针对性的前期策划，没有可以照搬的模板，也不可以机械地生搬硬套引用规范和标准。要认真全面地进行项目调研、科学分析、科学策划、科学决策，以取得科学的成果。

1.4.4　要特别重视未来医院运营实际需求的前瞻性研究

医院建设项目的建设周期比较长，前期策划不能仅仅基于过去及当前的情况进行分析研究，还要特别重视对未来医院运营实际需求的前瞻性研究。医院前期策划方案要有适当的超前性，使得项目竣工投入运营后能够尽量符合未来医院运营的实际需求。

1.4.5　要重视疫情防控救治能力建设的要求

新冠肺炎疫情防控过程中暴露出了诸多医院公共卫生防控救治能力的缺陷和医院内感染控制能力缺陷的问题，导致部分医护人员和群众在医院内发生感染。因此，疫情后医院建设项目前期策划要按国家要求做好公共卫生疫情防控救治能力建设的策划，加强平战结合，要从医院布局、工艺流程设计等各方面提升医院内的感染控制能力。

1.4.6 要重视智慧医院建设带来的影响和改变

当前人工智能、物联网和 5G 等信息技术的爆发性快速发展，推动智慧医院建设日新月异，新冠肺炎疫情暴发后进一步加快了"互联网＋医疗"等手段的使用。未来智慧医院建设将会给医院的服务模式、服务流程和服务需求带来巨大的影响和改变。因此医院前期策划要重视智慧医院建设带来的影响和改变，要让医院能适应未来的变化需求。

1.4.7 要全面研究各种影响因素

由于医院建设项目的建设周期比较长，前期策划要全面研究建设过程和日后运营可能出现的影响因素，包括医院周边的居住人口、交通、环境、水电气配套设施、其他医疗建设项目等方面的发展规划，特别是有可能需要增加建筑面积、工程造价和工程投资等方面的因素。

1.4.8 广泛论证、科学决策

医院建筑被视为功能最复杂、发展变化最快、服务对象最广泛的民用建筑类型，其建设涉及医学、建筑、电气、交通物流、信息化、环保等诸多专业，因此医院建设项目的前期策划要有计划地组织各专业的专家研讨、论证，特别是对建设内容、建设规模、投资估算和风险因素等重点难点应召开专题研讨会进行论证，广泛收集涉及医院建设的各行各业专家的意见建议，尽量避免同行内小圈子论证。此外，要建立科学的决策机制，对各方意见进行理性调研、科学分析、专题研究，实事求是地决策，提高策划成果的科学性、可靠性、合理性。

综上所述，为了建设更好的医院，需要采取创新对策做好前期策划，使之真正能够成为整个医院建设项目的总纲领，使指导设计、促进设计、施工建造与使用运营能够顺利衔接，以便项目竣工投入运营后能够符合未来各方使用者的实际需求，减少医院建筑的缺陷。

1.5　医院方案设计任务书编制的常见问题与创新对策

医院建设项目在项目建议书获得政府主管部门的审批批复或通过其他方式获得立项后，往往需要与项目可行性研究工作同步开展方案设计工作。医院建设项目方案设计的招标工作通常需要医院建设方或运营方提供设计任务书。设计任务书的研究和编制是医院建设项目策划研究过程的重要部分，其研究编制过程就是对医院功能布局、医疗工艺流程规划等进行科学论证的过程，编制好方案设计任务书对于医院建设项目具有非常重要的意义。本节将就智慧时代医院建设项目方案设计任务书的研究和编制的一些重点问题和对策进行讨论。

1.5.1　医院建设项目方案设计任务书的研究和编制的时机

医院建设项目方案设计任务书是作为方案设计招标的技术需求文件，是进行方案设计的重要依据，也是评判设计方案的重要依据。对于一般工程建设项目来说，设计任务书是将工程项目方案设计的具体要求提交给建筑设计单位的技术文件，其编制的主要依据是获得批准的建设项目可行性研究报告，将可行性研究报告中的相关要求加以细化。因此一般工程建设项目设计任务书的编制时机是在建设项目可行性研究报告获得批复之后。

但是，由于政府投资相关规定要求公立医院建设项目可行性研究报告中的投资估算相对比较准确，一般与项目投资概算相差要控制在 10% 以内，是项目投资总额控制的一个关键环节。医院建筑是业界普遍认为属于民用建筑类型中功能最复杂、发展变化最快、配套设施最多、服务对象最广泛的公共建筑，同样的床位规模、不同的设计方案，有可能需要的建筑面积和造价是不一样的。为了使医院建设项目可行性研究报告中的建设内容和投资估算更加符合项目建设的实际需求，最好是方案设计任务书的研究和编制与项目可行性研究报告的研究和编制同步开展，使得可行性研究报告和概念设计方案可以基本同步完成，可行性研究报告的建设方案和投资估算能够与已经基本稳定的概念设计方案相互匹配，尽可能提升可行性研究报告中的建设内容和投资估算的相对准确性。

1.5.2　医院建设项目方案设计任务书的研究和编制主体

既往由于对设计任务书的研究和编制工作不太重视，有的医院的设计任务书是由医院基建部门在项目建议书或可行性研究报告的基础上自行编写的，或者随便委托一个咨询机构承担所有的编写工作，由于咨询机构对医院相关需求不甚了解，会直接套用其他类似的项目设计任务书作为模板修修补补，这样的设计任务书是不可能符合实际需求的。因为，大型医院建筑的规模、政府投资总额、工程施工建设周期、各种功能复杂性等方面越来越显著，即使是规模相同布局相似的医院，其功能、流线也因运营管理的不同而差别巨大，因此医院建设项目设计任务书并没有标准化的模板。医院建设过程需要科学的建筑策划来正确决策，促进设计方案和施工建造符合医院使用功能和运营的需求。因此，医院建筑方案设计任务书的研究和编制应该作为医院建设中非常重要的环节，委托具有丰富医院建筑策划经验和较高专业技术水平的咨询公司，按照科学详细的策划程序实施医院建筑方案设计任务书的研究和编制。

但是，作为业主单位的医院方，不能认为将医院建筑方案设计任务书的研究和编制任务委托给咨询机构就万事大吉了。由于医院建筑的复杂性，其功能需求的研究与提炼并不能在策划开始之前就能梳理得无比清晰准确，它通常是一个由粗到细、由模糊到具体的过程，业主单位经常会随着策划的不断深化而提出新的功能需求，因此需要医院业主方主动密切配合咨询机构开展深入认真的功能需求调研和分析提炼工作，并且需要开展反复多方的论证工作，使医院建筑方案设计任务书既能够明确功能及工艺流程需求，又能够留给设计方创作设计方案的充分空间。

1.5.3 医院建设项目方案设计任务书的主要内容

医院建设项目方案设计任务书的主要内容一般包括项目概况、设计要求及技术指标、设计成果要求和相关附件材料四部分。

1）项目概况

医院建设项目方案设计任务书的项目概况主要是在获得批复项目建议书的基础上概括性的介绍拟建医院项目的目标定位、建设背景及条件、建设基本原则方案、运营管理模式及功能配置需求、建设规模及整体技术指标等概要内容。

2）设计要求及技术指标

设计要求及技术指标是医院建设项目方案设计任务书的主体内容，也是研究编制过程中需要深入开展调研分析和策划提炼的核心内容。需要在获得批复项目建议书的建设技术指标的基础上，从定性内容和定量内容两方面进一步对医院项目外部及内部条件进行分析研究，梳理分析外部及内部建设需求和医院未来发展建设思路，研究策划医院的目标定位、运营管理模式及医疗指标要求、建设基本原则及基本方案、建设规模内容及功能配置需求、各功能部门关系定位及面积分配清单、大型设备及房间空间与技术指标要求等内容，形成对拟建项目方案设计的框架性设计需求和设计技术指标要求。通常包括：设计原则要求、场地规划、建筑设计、结构设计、配套设施设计、建筑智能化设计、大型医疗装备设计、医疗专项设计、景观及标识设计、装饰装修设计等建设内容方面的设计要求，以及建筑信息模型（BIM）、海绵城市、绿色节能建筑和市政水电气通信对接等建筑功能设计技术需求。

3）设计成果要求

医院建设项目方案设计任务书的设计成果要求主要包括对设计机构的设计成果横向范围和纵向深度需求、设计图纸的版式和数量要求、设计数据信息模型的要求、设计进度要求、设计评审要求等。

4）相关附件材料

医院建设项目方案设计任务书的相关附件材料主要包括拟建项目立项及选址用地相关政府批文、建设单位相关文件材料、相关文献数据资料以及项目建设其他相关文件资料等。

1.5.4 新时代医院建设项目方案设计任务书编制的要点

1）重视医改新政策和医疗服务新模式的前瞻性研究

医改新政策和医疗服务新模式往往对医院建设项目的定性内容和定量内容指标产生决定性的影响。随着新时代"健康中国"战略的实施，尤其是2019年底暴发新冠肺炎疫情后，以及在人工智能、物联网和通信等信息技术的快速发展及不断应用于医院系统的前提下，国家不断出台新的医改政策，推进分时段预约挂号、互联网诊疗、日间手术、日间病床、家庭病床、分级诊疗及双向转诊、医联体等新的医疗服务模式,对医院建设规模定位、功能布局和医疗工艺流程等带来了剧烈的变化。而大型医院建设项目的建设周期往往比较漫长,从立项到开业往往需要 5 年甚至更长的时间,造成了诸多医院建设项目建成后就已经不符合需求而需要升级改造的奇怪现象。因此,新时代医院建设项目方案设计任务书的编制,除了要认真研究当下的医改政策,还要扎实开展基于未来医疗健康服务需求的医改政策和医疗服务新模式变化趋势,及由此对医院设计带来的需求变化作出前瞻性的研究,指引医院建设项目的设计机构作出适当超前的设计方案,以期医院建设项目竣工投入使用后能够更符合未来国家新医改政策条件下的新医疗服务模式和医疗工艺流程的实际需求。

2)重视公共卫生防控救治能力建设的研究

2019 年底出现的新冠肺炎疫情暴露出了我国部分医院在突发公共卫生防控救治能力和医院内感染控制能力等方面存在不足,一些医院出现了疫情在医院内传播,医护人员、患者在医院内感染。因此,医院建设项目需要按照国家《关于印发公共卫生防控救治能力建设方案的通知》的要求全面做好公共卫生特别是重大疫情防控救治的补短板、堵漏洞、强弱项工作,加强"平战结合"疫情防控救治能力的建设规划,加强发热门诊、负压隔离病房、呼吸与重症医学科等的规范化建设,在医疗工艺流程布局上重视可以提升院内感染控制能力的规划,可以考虑不同感染风险等级、门诊与住院病人医技检查方面流线的合理分流,包括电梯与通道分流,模拟计算人流最集中的区域,重点规划这些区域的病人、医护、污物流线,减少不同人群在医院内流线的交叉和聚集,尽量保证污物和人流分开等。

3)做好智慧医院建设顶层规划

如上所述,随着人工智能、大数据、物联网和通信等信息技术的快速发展及不断在医院应用的前提下,智慧医院建设会给医院医疗服务模式和医疗工艺流程带来颠覆性的剧烈变化,对医院建设项目的方案设计会提出非常多的新需求。例如,随着预约挂号和无现金支付技术在医院的推广应用,新建医院将可以不再需要大面积的挂号收费大厅。因此,做好智慧医院建设顶层规划方案,指引医院建设项目的设计机构开展医院方案设计,才能真正满足未来智慧医院新医疗服务模式和医疗工艺流程的实际需求,减少新医院建筑的拆改量和缺陷等问题。

4)加强周边环境和交通的分析研究

医院建筑是复杂的公共建筑,其建筑策划受到周边城市环境多方面、多层面的影响和制约。医院方案设计任务书编制需要分析研究选址地块的地形、地貌、地质及外围街区道路、广场、建筑、景观绿化、水系等地理环境情况和气候、噪声、光照、污染排放等物理环境,以及市政规划、交通路网、城市管网、供电供水网规划环境对医院建设设计方案的制约性影响;还要分析医院建设项目可能给城市地理、物理和规划环境带来的各种正面或负面的影响并做出充分的预计和论证,引领设计机构思考如何让医院设计方案和周边环境能够更好地融合在一起,减少相互影响,最好能够相得益彰。例如,很多医院建设项目投入使用后都出现的周边交通拥堵问题,这可能是由于在医院建设策划时对医院建成后所形成的复杂车流、人流,医院门口及周边交通设施包括周边道路的承载能力、公共交通设施的配置、出入口以及医院内部车流的规模和动线等情况分析研究不到位,不能提出合理的规划设计要求有关。

5)尤其要注重运营发展与绩效考核需求的分析研究

随着国家对公立医院开展绩效考核政策的落实推广和不断完善,将深刻影响医院建设和运营发展。医院建设项目策划需要更加注重医院运营管理、专科发展和绩效指标对医院建筑设计需求的研究，指引设计机构创作的设计方案更好地契合医院运营发展和提高绩效考核指标的需求。例如传统的摊大饼式拉开各建筑物距离的医院建筑布局可能不利于提高土地使用效率，不利于智慧物流系统的建设，也不利于提高医院运行效率，适当紧凑型的布局可以更好地提升医院的运行效率；绩效考核指标需考核医院员工和患者的满意度，因此医院建筑设计方案需要考虑医院员工和患者的需求。另外，医疗安全、感控安全、生产安全是医院正常运营发展的核心要求，需要指引设计机构更加注重保障医院安全运营的相关设计。

6）不能机械引用规范

医院建设项目方案设计任务书需要在项目建议书的基础上进一步明确医院的医疗指标、建设内容、面积分配、设备及房间清单、各种空间要求、技术指标等量化内容。很多咨询机构往往是直接按照《综合医院建设标准》等相关标准及规范进行测算和分配面积，评审机构部门往往也是机械引用这些标准规范进行审核，甚至是严格按这些标准规范的最低配置线进行测算和评审，例如门诊部、住院部等面积严格按照七项医疗用房比例进行测算和评审，不敢也不准越雷池一步。这种医院建设策划研究中的教条主义现象普遍存在，并造成了诸多医院建设项目的缺陷。需要指出的是，各种医院建设设计标准及规范的量化指标的制定，往往是依据对过去一段时间一定范围之内的医院进行调研统计得到的数据而确定的。但是医改新政策和信息技术快速发展却对医院建设规模定位、功能布局和医疗工艺流程等带来了快速而剧烈的变化，这些标准及规范的修订往往是滞后的，不符合当下及未来变化的需求。因此，在医疗服务需求和信息技术发展日新月异的新时代，医院建设项目方案设计任务书的编制需要勇于打破传统的医院设计思维，方案设计任务书各种量化指标的测算不能机械引用规范，而是需要认真研究，按照新政策、新技术、新设备的应用和新医疗服务模式的需求，根据项目实际情况实事求是地分析计算并调整，作为方案设计和审核的重要依据，使设计方案更符合医院建成后的使用需求。

7）注意把握内容深度问题

普通工程项目设计任务书一般是作为一份指导设计的依据，内容越详尽越有利于设计，设计成果越符合需求，施工变更越少，各个建设环节越省时间，建成后也就越好用。但是，国内医院建设项目的设计任务书往往是分阶段制定，大多数医院建筑的设计任务书只出现在最初的总体规划和方案设计阶段，是医院方案设计的设计任务书。在医院建设项目的初步设计阶段和施工图设计阶段是没有设计任务书的，取而代之的往往是医疗工艺流程设计方案，设计机构需要根据专业医疗工艺流程设计咨询机构与医院管理者及医疗专家团队共同制定的一二三级医疗工艺流程设计方案开展初步设计和施工图设计。所以，医院方案设计的设计任务书一般不需要像普通工程项目设计任务书那么详尽，留有足够的可能性供医院建筑设计师创造性地发挥。但是也不能无限度地让建筑设计师自由发挥，因为这会造成先确定概念方案再往概念方案里规划医院功能布局的"削足适履"的情况，可能导致设计方案和实际需求相差太远，造成医院功能流程的缺陷。

因此，医院方案设计的设计任务书需要把握深度。一方面不需要像普通工程项目设计任务书那么详尽，另一方面也不能局限于方案设计的要求，需要提出包括建设条件、医院定位、管理模式、部门构成等定性内容，以及总体规模、设备数量和面积分配等定量内容，甚至需要明确一些特殊功能用房的楼栋位置、科室位置、医疗流程的具体要求，包括确定房间构成、房间数量、房间尺寸面积、房间位置等内容，充分体现出医院管理者建设思路和科学决策需求，成为建筑方案设计的直接依据，真正起到指导设计的作用，使得设计方案符合实际需求。

8）力保设计任务书内容的科学性

现代医院建筑具有功能流程复杂、专业要求高、设备设施多等特点，其方案设计任务书是医院功能需求与建筑设计之间的对接媒介，需将医学需求指标转化成为工程语言，让设计师充分理解业主意图和要求，是指引设计方向的重要依据，其内容的科学性在很大程度上决定着项目的科学性和整体高度。医院方案设计任务书的科学合理性需要策划团队、医院管理者、各科室部门医护专家等多方人员共同参与努力，通过讨论、沟通、整合提炼形成共识，并需要开展多方反复论证决策。

首先，需要对来自医护人员的需求意见进行凝练。医护人员是医院最直接的使用者，他们的实际需求是定制设计任务书的重要依据。但是一方面各个部门科室的医护人员往往注重考虑自身问题，对于医院整体建设有其片面性；另一方面医护人员并非专业工程人士，对于具体需求比较感性，没有面积的概念和空间立体感，提出的需求可能缺乏理性依据，因此他们的意见需要建筑策划团队进行整理归纳，并由医院管理者来权衡判断，提炼出科学合理的需求。

其次，由专业建筑策划团队提供专业的服务。高质量的设计任务书有赖于专业的手段和科学的方式进行内容整合，这需要具备专业知识和丰富经验的医疗建筑策划者团体来完成。建筑策划人员是设计任务书的拟定者而不是设计者，侧重于对医院需求的提炼、梳理，不能单纯记录医护人员的需求，需要用各种专业知识、规范标准引导临床人员及时纠正某些脱离工程实际的想法，通过调查分析和科学的测算方法，提出合理化的建议，合理消化医疗需求与建筑规范限制的各种冲突，最终加以汇总、分析、提炼，将医院的需求变成工程设计人员能够精确理解的专业性工程语言。

最后，医院管理层要科学决策。医院方案设计任务书的编制是个科学策划过程，如果不听取具体使用者的意见而武断决策，会使医院建设不切实际；而完全采纳各方意见，往往会无法实现宏观上的有效控制造成决策失误。医院管理层需要对各方意见进行理性调研、科学分析、专题研究，依法依规进行需求决策，对于重大决策问题组织专家进行专题研究，以取得科学的结论，提高决策的科学准确性。医疗建筑策划决策机制越理性科学，医院建设方案也将更加完善。

9）对设计方提出得房率指标要求

在房地产行业有得房率的概念，得房率是套内可供住户支配、使用的建筑面积（不包括墙体、管道井等部分面积）与销售面积（建筑面积）的比率，一般多层的建筑物得房率要求为88%以上，高层的建筑物得房率为72%以上，而办公楼为55%以上。由于各地政府部门对医院建筑面积规模审核要求比较严格，往往都是套用《综合医院建设标准》或各专科医院建设标准及地方医院建设标准的面积指标，因此医院建设项目的建筑面积往往都是比较紧凑的。近年来笔者评审过多个医院项目，有的医院建筑面积指标达到 200 ㎡/床，但经功能布局和工艺流程设计，诸多方面业务功能用房却无法满足基本要求，有的医院建筑面积指标仅 110 ㎡/床，各种业务用房却比较宽松，各种房间面积也够宽敞。通过对比发现，差异主要出现在实际可使用业务用房室内面积的比率不一样，尤其是有些设计方为了外观标新立异，设计异形或设计大量弧形的建筑，但由于医院所有的医疗业务用房均要求比较方正才能符合三级医疗工艺流程的要求，例如诊室、病房、医技设备用房等，否则需要占用更大的面积空间，才能满足房间内最短宽度和长度的要求，异形设计导致实际可使用业务用房室内面积的比率较低。因此医院方案设计任务书有必要引入房地产行业得房率的概念，即医院所有实际可使用业务用房室内面积总和（含候诊厅面积，但不包括墙体、管道井和走廊、连廊等部分面积）与建筑面积的比率。需要求设计方提供的设计方案要确保一定的得房率，以便提升医院建筑面积的使用效率，保障充足的业务用房面积。

医院建筑需要方方正正，才能更好地提高得房率，才能更好地满足采光、通风的要求，更好地提升医院环境。有些医院建筑奇形异状，导致医院内走道弯弯曲曲、错综复杂，容易导致心情着急的患者迷路，影响使用体验和医疗安全。因此需要注意在方案设计任务书和设计招标中加入得房率指标要求。

1.5.5 小结

医院建设项目方案设计任务书的研究和编制是对医院功能布局、医疗工艺流程规划等进行科学论证的过程，是项目前期咨询研究阶段与设计阶段承前启后的重要环节，方案设计任务书将是医院建设方案设计的纲领和指导文件。对于功能复杂的大型医院建筑来讲，科学合理的方案设计任务书是医院建设项目良好的开端，建设单位一定要充分认识到它的重要性，委托具有丰富医院建筑策划经验和较高专业技术水平的咨询公司，在项目立项后尽可能早地启动编制工作。业主单位需要在项目伊始就投入大量精力，认真梳理、尽早谋划，提前谋篇布局，与咨询公司紧密配合，重点做好未来医疗健康服务需求和智慧医院建设等方面的前瞻性研究，避免机械引用规范，应根据未来医院运营发展与绩效考核等方面的实际需求，科学策划、科学决策，为方案设计工作提供需求依据和理念支持，引导设计机构创作出适当超前且符合未来运营需求的优秀设计方案。

1.6 策划案例一：某三级综合医院迁建新址项目规模策划

2021 年 4 月 20 日住房和城乡建设部、国家发展改革委员会《住房和城乡建设部、国家发展改革委关于批准发布综合医院建设标准的通知》（建标〔2021〕36 号）正式宣布，由国家卫生健康委员会组织编制的《综合医院建设标准》（建标 110—2021）已经由有关部门会审，批准发布，自 2021 年 7 月 1 日起施行。近日笔者参与了按照《综合医院建设标准》（建标 110—2021）为某县人民医院迁建新址项目进行医院建设方案策划。

1.6.1 项目概况

该县人口约 120 万，目前共有医疗卫生机构 31 个，床位数 5100 张，每千人口床位数 4.25 张，卫生技术人员 4100 人，其中执业（助理）医师 1700 人。2019 年 8 月，入选为紧密型县域医共体建设试点县。根据国务院办公厅 2015 年印发的《全国医疗卫生服务体系规划纲要（2015－2020 年）》，要求到 2020 年每千人口床位数达到 6 张，该县的医疗机构床位数需要达到 7200 张，现有床位与之差距为 2100 张。因此该县政府根据区域经济社会发展规划和区域卫生发展规划，并按照《关于印发全面提升县级医院综合能力工作方案（2018－2020 年）的通知》（国卫医发〔2018〕37 号），拟为该县新城区及经济开发区配套规划建设一所 1300 张床位的县级综合医院，成为该县人民医院的新院区与县域医共体的核心医院。

1.6.2 用地指标测算

该医院建设用地与县医疗应急物资储备中心、县 120 急救指挥中心、县康养中心、县爱婴月子中心等共享一块面积约 12 万㎡的地块，统一进行规划。实际可以用于综合医院建设的用地面积约 10 万㎡，如果按照新标准，综合医院床均用地指标参考表中 1200~1500 张床规模对应指标为 109 ㎡/床，计算用地面积应为 14.17 万㎡，与实际可用地面积差距约 4.17 万㎡，但由于该县地少人多，可用建设用地较少，政府要求集约用地，没有其他用地可提供。

1.6.3 医院建筑面积规模测算

按照《综合医院建设标准》（建标 110—2021）（以下称"新标准"）对本医院建设项目的建筑面积规模进行测算，对照新标准各项指标逐一进行分析。

1）七项设施建筑面积指标

根据新标准，1300 张床位的综合医院中急诊部、门诊部、住院部、医技科室、保障系统、行政管理和院内生活用房七项设施的床均建筑面积指标为 112 ㎡/床，小计 14.56 万㎡。

2）大型医用设备房屋建筑面积指标

根据新标准，综合医院正电子发射型磁共振成像系统等大型医用设备的房屋建筑面积，可参照表 1-3 增加相应建筑面积，参照表 1-3 未包括的大型医疗设备，按实际需要确定面积。根据《关于印发全面提升县级医院综合能力工作方案（2018—2020 年）的通知》（国卫医发〔2018〕37 号）关于"落实县级医院功能定位，提升综合服务能力，有效承担县域居民常见病、多发病诊疗，危急重症抢救与疑难病转诊任务，力争实现县域内就诊率达到 90% 左右，推动构建分级诊疗制度。"

的相关要求，县级综合医院应配备可基本满足县域人民常见病诊断治疗所需的大型设备，尤其是常见肿瘤的诊断治疗设备和康复治疗设备，满足人民群众就近看病治疗的需求，实现大部分病人不需要出县治疗的目标。随着国家社会经济和科技的发展，国产大型医疗设备的质量不断提升，价格不断下降，国家对大型医疗设备配置许可管理政策不断放松，根据2018年4月9日国家卫生健康委员会发布的《大型医用设备配置许可管理目录》，1.5 T以下的核磁共振设备已经不需要办理配置许可。此外，随着人类科技的快速发展，未来新的医用设备会不断地出现，包括诸多康复训练设施等。为了满足人民群众未来就近看病治疗的需求，需考虑未来新增大型医疗设备用房和康复训练设施用房，应做好10年引进设备的规划，预留相应的医疗设备和康复设备用房。

因此，本项目拟配置及预留大型设备24套，房屋建筑面积指标7610 ㎡。

表1-3　本医院项目拟配置及预留的大型设备清单及房屋建筑面积指标统计

项目名称	单列项目房屋建筑面积（㎡）	拟配置设备套数	需增加面积（㎡）
正电子发射型磁共振成像系统（PET/MR）	600	1	600
螺旋断层放射治疗系统	450	1	450
X线立体定向放射治疗系统（Cyberknife）	450	1	450
直线加速器	470	1	470
X线正电子发射断层扫描仪（PET/CT，含PET）	300	1	300
内窥镜手术器械控制系统（手术机器人）	150	2	300
X线计算机断层扫描仪（CT）	260	7	1820
数字减影血管造影断层扫描仪（DSA-CT）	260	2	520
磁共振成像设备（MRI）	310	6	1860
伽马射线立体定向放射治疗系统	240	1	240
高压氧舱	600	1	600
合计	—	24	7610

3）中医特色诊疗服务用房建筑面积指标

根据新标准，开展中医特色诊疗服务的综合医院，其中医特色诊疗用房、中药制剂室用房等可参照现行建设标准《中医医院建设标准》另行增加相应建筑面积。本项目按设置中医和中西医结合病区合计2个病区100床位，按照国家对中医的支持政策，为了满足未来医院对中医特色诊疗服务用房的需求，可以参照100张床位的指标配置中医特色诊疗服务用房。根据2008年版的《中医院建设标准》（建标160—2008），仅可增加中药制剂室500 ㎡，中医特色诊疗用房350 ㎡，但是2021年新版的《中医医院建设标准》（建标106-2021），可增加中医特色综合治疗用房200~800 ㎡、治未病中心300~600 ㎡、康复治疗区300~600 ㎡、中药制剂室600~1000 ㎡。本项目根据实际需求情况，按《中医医院建设标准》（建标106-2021）中医特色综合治疗用房合理取值350 ㎡，其余四项按最低标准取值，合计1550 ㎡。

《中医医院建设标准》（建标 106—2008）中关于中药制剂室、中医传统疗法中心单列项目用房建筑面积指标可参照表1-4。

表1-4　中医医院单列项目用房建筑面积指标

项目名称	建设规模（床位数）				
	100	200	300	400	500
中药制剂室建筑面积（㎡）	（小型）500~600		（中型）800~1200		（大型）2000~2500
中医传统疗法中心（针灸治疗室、熏蒸治疗室、灸疗法室、足疗区按摩室、候诊室、医护办公室等中医传统治疗室及其他辅助用房）建筑面积（㎡）	350		500		650

《中医医院建设标准》（建标 106—2021）中关于中医综合治疗区（室）、康复治疗区、治未病科（中心）等中医特色治疗用房建筑面积指标可参照表1-5。

表1-5　中医特色治疗用房建筑面积指标（㎡）

建筑规模 项目名称	床位					
	100 床以下	100~299	300~499	500~799	800~1000	1000 床以上
中医治疗区（室）（包括针刺治疗室、熏蒸治疗室、灸疗法室、推拿室等中医传统治疗室、相应候诊区及其他辅助用房）建筑面积（㎡）	200~800		800~1500		1500~3000	
治未病科（中心）建筑面积（㎡）	300~600		600~800		800~1200	
康复治疗区建筑面积（㎡）	300~600		600~1000		1000~2000	

《中医医院建设标准》（建标 106—2021）中关于中药制剂室建筑面积指标可参照表1-6。

表1-6　中医医院中药制剂室建筑面积指标（㎡）

建设规模 项目名称	床位					
	100 床以下	100~299	300~499	500~799	800~1000	1000 床以上
中药制剂室建筑面积（㎡）	（小型）600~1000		（中型）1000~2500		（大型）2500~5000	

注：中药制剂室如有特殊业务需求，应单独报批。

4）感染疾病科病房增加建筑面积指标

根据新标准，设置感染疾病科病房的综合医院应按感染疾病科每床 30 ㎡增加相应的建筑面积，承担重大疫情等突发事件救治任务的综合医院可根据实际业务需求单独报批。根据《关于印发公共卫生防控救治能力建设方案的通知》（发改社会〔2020〕735 号）要求"提高县级医院传染病检测和诊治能力，重点加强感染性疾病科和相对独立的传染病病区建设，完善检验检测仪器设备配置，提高快速检测和诊治水平" "100 万以上人口的县不低于 100 张"的相关要求，按 120 万人口拟建设 120 张感染疾病科病床，需要增加建筑面积 3600 ㎡。

5）预防保健用房建筑面积指标

根据新标准，综合医院的预防保健用房应按 35 ㎡/人的标准增加建筑面积。预防保健工作是综合医院的医、教、研、防四大任务之一，《"健康中国 2030"规划纲要》提出，预防为主、防治结合，全方位、全周期维护和保障人民健康，因此综合医院在预防疾病中的作用也将不断增强，尤其是新冠肺炎疫情发生后，预防保健的工作的重要性日益凸显，工作量也大篇幅增加，为进一步做好预防保健工作，综合医院需要配备相应的预防保健用房。本项目拟按照 20 人进行人员配置，包括传染病监测填报人员（3 人）、院内感染防控人员（3 人）、流行病学调查人员（3 人）、健康教育人员（3 人）和健康体检科专职人员（8 人）。预防保健用房建筑面积指标 700 ㎡。

6）科研用房建筑面积指标

随着医学科学发展与学科分类细化，综合医院所承担的科研任务也日益增加，科研工作与临床工作之间的联系非常密切，科研用房面积也需要增加。根据新标准，承担医学科研任务的综合医院，按照每人 50 ㎡的标准增加科研建筑面积；开展动物实验研究的综合医院应根据需要增加适度规模的动物实验用房。开展国家级重点科研任务的综合医院，国家级重点实验室按照 3000 ㎡/个的标准增加相应实验用房面积。承担国家、国际重大科研项目的综合医院可根据实际业务需求单独报批。

关于科研人员数量的计算，新标准没有给出计算方式，考虑到目前我国医护人员晋升高级职称一般都需要考核论文及科研项目成果，大多数临床高级职称人员均有科研项目并定期进行科研工作，因此参考旧版标准按副高级以上专业技术人员总数的 70% 为基数计算科研人员数量。按照综合医院床位数与医院员工数以 1：1.7 计算，技术人员比例应占 80% 以上，技术人员数量应为 1300 床 ×1.7 人/床 ×80%=1768 人。如果技术人员中按照高级、副高级、中级和初级人员配备比例为 1：2：3：4 的理想金字塔结构，副高级及以上专业技术人员占 30%，即 530 人。按副高级及以上专业技术人员的 70% 计算科研用房建筑面积指标应为 530 人 ×70%×50=18550 ㎡。此外，开展动物实验研究的综合医院应根据需要增加适度规模的动物实验用房，本项目考虑动物实验用房按 1 ㎡/张床位计算为 1300 ㎡。

7）教学用房建筑面积指标

根据新标准，承担教学和实习任务的综合医院教学用房配置，教学医院按照 15 ㎡/学员配备用房面积指标。按 200 名学员计算，应配备教学用房建筑面积指标 3000 ㎡。

8）培训用房建筑面积指标

根据新标准，承担住院医师规范化培训、助理全科医生培训的综合医院应增加 1000 ㎡的培训用房建筑面积，并根据主管部门核定的培训规模，按照 10 ㎡/学员的标准增加教学用房建筑面积，并按照 12 ㎡/学员的标准增加学员宿舍面积。本医院未来将承担为本县乡镇培训助理全科医生的任务，按每年 30 名、3 年 90 名的规模规划。应配备培训用房建筑面积指标 2980 ㎡。

9）文化活动用房建筑面积指标

根据新标准，综合医院可结合实际情况建设图书馆等文化活动用房，并按照 0.6~1 ㎡/人的标准增加建筑面积。医院职工人数按床位的 1.7 倍计算，应配备文化活动用房建筑面积指标 2210 ㎡。

10）便民服务用房建筑面积指标

根据新标准，综合医院宜设置便民服务用房，满足就医群众实际需求，并按照 0.2~0.4 ㎡ /张床的标准增加建筑面积。取中间值 0.3 ㎡ / 张床，便民服务用房建筑面积指标为 390 ㎡。

11）停车场设施和人防工程建筑面积指标

根据新标准，综合医院停车的数量、停车设施和电动充电桩的配建指标应按建设项目所在地区的有关规定配建，并增加相应的建筑面积。需要配套建设人防工程的综合医院应按平战结合和当地有关要求配设，并增加相应的建筑面积。

我国 2016 年发布的《城市停车规划规范》（GB/T 51149—2016）对医院建设项目的停车位数量指标下限制定规范，要求综合医院每 100 ㎡ 建筑面积至少配置 1 个停车位，本项目上述 10 项业务用房总建筑面积为 186600 ㎡，应配备停车位 1866 个，按地下停车位占三分之二计算，每个地下停车位 30 ㎡，需要增加地下停车场建筑面积的 37320 ㎡。人防工程建筑面积一般十层（不含十层）以下建筑应按其面积（含地下）的 3% 修建，因其面积远小于地下停车位的面积，不再计算增加面积指标。

12）风雨廊、连廊建筑面积指标

根据新标准，根据建设项目实际需要，需要设置风雨廊、连廊和地下通道等交通空间的综合医院，建筑面积应根据实际需要增加。一般按地上建筑面积的 5% 计算，为 9330 ㎡。

13）建筑面积指标合计

按新标准规定的各项建筑面积指标测算，本项目 10 项业务用房总建筑面积为 187490 ㎡，地下停车场建筑面积的 37320 ㎡，风雨廊、连廊建筑面积指标 9330 ㎡，合计各项总建筑面积 23.41万㎡，详见表 1-7。平均每张床位建筑面积约 180 ㎡。

表 1-7　本医院项目建筑面积指标统计

面积指标项目名称	面积（㎡）
七项设施建筑面积指标	145600
大型医用设备房屋建筑面积指标	7610
中医特色诊疗服务用房建筑面积指标	1550
感染疾病科病房增加建筑面积指标	3600
预防保健用房建筑面积指标	700
科研用房建筑面积指标	18550
动物实验用房	1300
教学用房建筑面积指标	3000
培训用房建筑面积指标	2980
文化活动用房建筑面积指标	2210
便民服务用房建筑面积指标	390
业务用房建筑面积小计	187490
地下停车场建筑面积	37320
风雨廊连廊建筑面积指标	9330
总建筑面积指标	234140

1.6.4 医院场地规划布局

拟建场地实际可以用于综合医院建设的用地面积约 10 万㎡，按要求预留 1 万㎡作为未来发展备用地，可用于一期建设的用地面积为 9 万㎡。根据新标准规定，新建综合医院建筑密度不宜超过 35%，容积率不宜超过 2.0，绿地率不宜低于 35%。因此本项目规划医院建筑密度控制在 35% 以下，建筑投影面积控制在 3 万㎡左右；容积率不超过 2.0，计容建筑面积控制在 18 万㎡以下；地下建筑面积包括地下停车场建筑面积 37320 ㎡和放疗、核医学科及水泵房等各种配套设施设备用房约 7500 ㎡，合计约 4.5 万㎡。绿地率控制不低于 35%，绿化面积为 3.15 万㎡；活动场地、交通、地面停车场、非机动车停车设施等场地面积为 2.85 万㎡。根据当地气候条件合理确定建筑物为南北朝向，保障病房和医务人员工作用房均获得良好朝向，利用医技楼屋顶等建设空中花园，配套建设患者康复活动场地和医务人员的健身活动场地。充分利用地形地貌，合理组织院区建筑空间，将感染疾病中心和发热门诊布置在院区主导风向东偏南风的下风向西北角，与院内其他建筑及院外周边建筑应设置大于 20m 的绿化隔离卫生间距，急诊急救中心及 120 指挥中心则布置在靠近 2 条城市主干道交叉路口的东北角，感染疾病中心（发热门诊）、急诊急救中心和门诊前面都有大空间广场，满足应急事件对临时场地的需求。在满足使用功能和安全卫生要求的前提下，使场地实现人车分流，洁污、医患、人车等流线组织分离，分别设置门诊、急诊、感染、住院探视和医院员工及后勤等独立出入口和污物出口，避免交叉感染（图 1-1）。

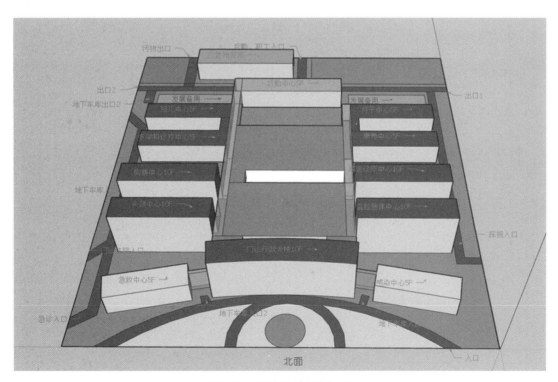

图 1-1　医院场地规划布局

1.6.5 建筑规划布局方案

按照现代化智慧医院以人为本、以人体部位系统多专科组合为医疗中心，提供内外科融合诊疗、门诊住院一体化一站式服务等先进医疗模式的功能需求，将医院建筑规划为急救中心、感染疾病中心、头颈五官中心、胸部腹部中心、泌尿运动中心、妇产儿童中心、肿瘤治疗中心、多专科诊疗中心、手术中心、医技中心、科教后勤中心和门诊行政中心等 12 栋 4~11 层的多层、小高层建筑（表 1-8），各个诊疗中心下面若干层为门诊，上面若干层为住院部，便于门诊、住院共享专科医疗设施资源，又便于医生兼顾住院与门诊。用连廊将各建筑连接成为整体，全院各医疗中心通过连廊共享医技中心大型设备和手术室等医疗设施资源，且便于实施智慧物流系统，全面提高医院的运行效率。最终方案建筑投影面积 29274 ㎡，建筑密度为 32.5%，计容建筑面积 179909 ㎡，容积率不超过 2.0，符合新标准关于建筑密度和容积率的相关规定。各个建筑均方方正正确保较大的得房率，各个建筑保持适当间距，互相不遮挡，每个房间都能有良好的自然通风和采光（图 1-2）。

表 1-8　建筑规划功能布局

序号	楼栋名称	长度(m)	宽度(m)	楼层数	面积(㎡)	备注及功能
1	急救中心	64	23	5	7360	抢救室、急诊、留观、120 中心、胸痛中心、卒中中心、急救手术室、EICU（15 张床）
2	感染疾病中心	64	23	5	7360	发热门诊、感染门诊、感染病区、负压病区（100 张床）
3	门诊行政中心	79	23	11	19987	门诊大厅、药房、收费挂号、行政管理、信息机房、会议室、职工之家
4	头颈五官中心	79	23	10	18170	1~4 层门诊，5~10 层病房，45×6＝270 张床（含 ICU45 张床）
5	胸部腹部中心	79	23	10	18170	1~3 层门诊，4~10 层病房，45×7＝315 张床（含 ICU45 床）
6	泌尿运动中心	79	23	7	12719	1~2 层门诊，3~7 层病房，45×5＝225 张床（含 ICU45 张床）
7	妇产儿童中心	79	23	7	12719	1~2 层门诊，3~7 层病房，45×5＝225 张床（含 NICU、PICU45 张床）
8	肿瘤治疗中心	79	23	7	12719	1~2 层 CCC 门诊、肿瘤 MDT，3~7 层肿瘤科病房 45×5＝225 张床
9	多学科诊疗中心	79	23	10	18170	中医诊疗、皮肤科、康复治疗、MDT、远程会诊、互联网门诊、中医病区、VIP（150 张床）
10	手术中心	79	63	4	19908	供应室、日间手术室及日间治疗、内镜介入中心、手术室
11	医技中心	79	63	4	19908	放射影像、功能检查、中心药房、静配、检验、病理、输血、PCR 实验室
12	科教后勤中心	79	23	7	12719	包括学生宿舍、教室、培训、图书馆、库房、职工饭堂、营养食堂、后勤管理
13	连廊	385	6	4	9240	全院
14	地下室	225	200	1	45000	核医学科、放疗、动物、防空、污物暂存、水泵房、车库、污水处理
15	合计	—	—	—	234149	—

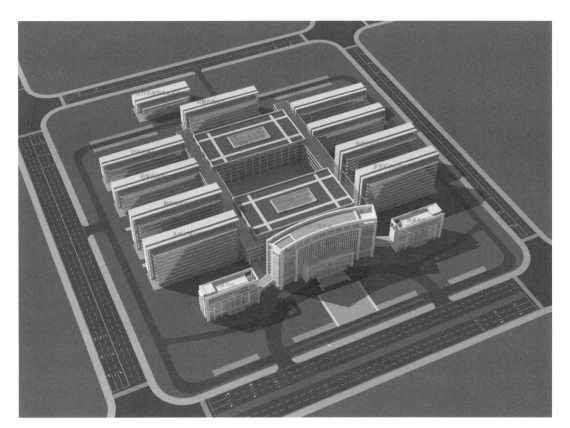

图 1-2　建筑规划布局方案

1.7 策划案例二：某三级妇幼保健院新址项目规模策划

2018年5月8日，国家卫生健康委员会发布《关于贯彻实施妇幼健康服务机构建设标准的通知》（国卫办规划函〔2018〕313号），自从2008年《综合医院建设标准》（建标110—2008）发布后就开始期待了整整10年的《妇幼健康服务机构建设标准》（建标189—2017，以下简称《标准》）终于在2018年5月1日在全国正式开始实施，妇幼保健院的建设终于有了专业的建设标准。

标准发布之前，妇幼保健院的建设项目的规划设计一直是参考《综合医院建设标准》（建标110—2008）来开展，但是由于妇幼保健院除了医疗业务以外，还需要承担和开展妇幼健康公共卫生服务职能，整体业务流程和运行管理都与综合医院有很多的不同之处，因此很多妇幼保健院不能完全适合妇幼保健院的业务运营功能需求，存在业务面积不足等诸多问题。《标准》对妇幼保健院建设项目的建筑面积指标列出了7条内容，包括妇幼保健用房、医疗用房、大型医疗设备用房、科研用房、教学用房和配套停车场建筑及采暖锅炉房。下面结合深圳某新建三级妇幼保健院的建筑面积规划方案对照新标准的各项指标逐一进行分析。

1.7.1 保健用房建筑面积指标

《标准》明确规定妇幼保健院保健用房建筑面积指标按编制管理部门确定的妇幼健康服务机构编制人数确定，省、地市、县区分别为60 ㎡/人、65 ㎡/人、70 ㎡/人。要注意的是不能机械套用，因为妇幼健康服务机构编制人数应该根据妇幼健康服务的人口和地区服务需求差异确定，如果某些地方本来妇幼健康服务机构编制人数和辖区服务人口及妇幼健康服务需求不匹配，不能满足新时代人民美好生活对妇幼健康服务的需求和《"健康中国2030"发展纲要》的要求，那么生搬硬套按不匹配的或过时的文件编制人数来计算保健用房建筑面积指标，将可能会造成规划建设好的妇幼保健院不能满足实际的妇幼健康服务需求。对于一些发展迅速、人口快速增长或流动人口比例很大的地方，还需要研究分析人口增长的趋势，根据未来10~20年本地生活的实际人口发展规划，按照10~20年后的人口规模的妇幼健康服务需求研究分析所应配备的实际妇幼健康服务机构编制人数来规划测算保健用房建筑面积指标，才能满足未来10年内的妇幼健康服务实际需求。

例如，深圳市某区规划当年（2018年）常住人口142万人。按照原卫生部、劳动人事部1986年《各级妇幼保健机构编制标准（试行）》（〔86〕卫妇字第2号）规定"县以上（含县）妇幼保健机构的保健人员编制，大城市按人口的1∶5000配备"（不含计划生育技术服务编制），编制管理部门据此计算并加上合并整合的计划生育技术服务人员编制合计300余人，但深圳作为"中国硅谷"，人口快速流入增长，2021年公布的第7次人口普查该区常住人口达到180万。如果按照当前确定的编制人员数规划设计妇幼保健院，当5年后项目竣工开始投入使用时，可能已经不能满足实际的需求了。实际上深圳市各妇幼保健院（包括近年来新建成的）目前均面临不断改扩建的局面。因此，妇幼保健院建设项目保健用房建筑面积指标应按10~20年后的人口规模编制。

1.7.2 医疗用房建筑面积指标

《标准》规定，开设住院服务的妇幼保健院医疗用房建筑面积指标按照规划设计的病床数平均每个床位 82~88 m²测算，这相对比较合理。但值得注意的是《标准》规定床位规模越大，床均建筑面积指标越小，这与《综合医院建设标准》正好相反。此外，床位规模也应当按照 10~20 年后的人口规模的需求及辖区各类医院（包含民营医院）的妇幼健康住院床位资源发展情况进行合理规划设计，避免资源不足，也要避免资源浪费。

1.7.3 大型医疗设备用房建筑面积指标

随着国家社会经济和科技的发展，国产大型医疗设备的质量不断提升，价格不断下降，国家对大型医疗设备配置许可管理政策不断放松，根据 2018 年 4 月 9 日国家卫生健康委员会发布的《大型医用设备配置许可管理目录》，1.5 T 以下的核磁共振设备已经不需要办理配置许可。此外，随着人类科技的快速发展，未来新的医用设备会不断地出现，包括诸多康复训练设施等。为了满足新时代人民美好生活对妇幼健康服务不断提高的需求，妇幼保健院建设项目应考虑未来大型医疗设备用房和康复训练设施用房的需求，应做好 10 年引进设备的规划，并尽可能预留医疗设备和康复设备用房。

1.7.4 科研用房建筑面积指标

《标准》规定承担医学科研任务的妇幼健康机构，应以副高级及以上专业技术人员总数的 70% 为基数，按每人 32 m² 的标准增加科研用房。对于新建和扩建妇幼保健院项目，应以建成后的床位规模及未来 10~20 年后的人口规模测算副高级及以上专业技术人员数。按照《各级妇幼保健机构编制标准（试行）》规定"县以上（含县）妇幼保健机构的保健人员编制，大城市按人口的 1：5000 配备，各级妇幼保健院内临床部人员按设立床位数，以 1：1.7 增加编制"。按照 500 张床的规模，未来 10 年辖区 200 万人口为例测算，保健人员编制 400 人基础上增加临床部医疗人员 850 人，即总人员编制应为 1250 人。按三甲妇幼保健院标准技术人员比例应占 80% 以上，即 1000 人以上，按照高级、副高级、中级和初级人员配备比例为 1：2：3：4 的理想金字塔结构，副高级及以上专业技术人员占 30%，即 300 人。科研用房建筑面积指标应为 300×70%×32=6720 m²。

1.7.5 教学用房建筑面积指标

开设住院医疗服务的妇幼保健院发展成为医学院校教学医院将是一种趋势，因此无论目前是否已经成为医学院校教学医院或附属医院，建议妇幼保健院建设项目都应该按规划的床位规模的一定比例（例如 10%）规划教学学生人数，并以此按每个学生 10 m² 规划或预留教学用房建筑面积指标，并在临床科室设计或预留学生值班房、教学室等。

1.7.6 停车场建筑面积指标

妇幼保健院项目是为妇女儿童服务的场所，为了院内的交通安全，应尽可能地实现人车分流，因此应尽可能地规划设计架空层或地下停车场，包括机动车和非机动车停车场。我国 2016 年发布的《城市停车规划规范》（GB/T 51149—2016），对医院建设项目的停车位数量指标下限制定规范，要求专科医院每 100 m² 业务用房建筑面积至少配置 1.5 个停车位，每个停车位 30~40 m²，因此架空层或地下停车场应为上述 5 项业务用房总建筑面积的 30%~40%。

1.7.7 采暖锅炉房和其他用房建筑面积指标

对于北方城市，需要按照规范建设采暖锅炉房，对于南方城市没有此项需求。但是无论是北方还是南方城市的妇幼保健院，都应该考虑物业管理用房（一般为 2%）、驻院警务用房、污水处理用房、医疗垃圾处理用房、供氧设施用房、便民商业设施等其他用房建筑面积指标。

表 1-9 是某区级 500 张床位妇幼保健院项目按新《标准》规划的建筑面积指标测算表，需要建设业务用房建筑面积合计约 8 万㎡，另外需要建设架空层和地下停车场建筑面积 3.2 万㎡，总建筑面积规模为 11.2 万㎡。

而对于新建项目妇幼保健院，需注意按新标准的要求，应该充分考虑未来 10~20 年的发展需求对院区统一全面规划建设项目面积规模，一次或分期建设，以避免陷入项目建成不久就需改扩建的尴尬局面。

表 1-9 某区级妇幼保健院建筑面积指标测算

序号	用房名称	标准	建筑面积（㎡）	备注
1	保健用房	70 ㎡/人	28000	编办核定我院编制人数为 300 人，预计 10 年后增加到 400 人
2	医疗用房	82 ㎡/床	41000	规划 500 张床位
3	核磁共振等	250 ㎡/台	1750	目前 1 台，预留 2 台，规划康复设备面积 1000 ㎡
4	科研用房	32 ㎡/人	6720	按副高级及以上人数的 70%，估算 300 人
5	教学用房	10 ㎡/人	500	规划学生人数 50 人
6	其他用房		2000	含便民商店等
7	业务用房建筑面积合计	合计	79970	不包括停车场建筑面积
8	停车面积	业务用房的 40%	31988	业务用房建筑面积 100 ㎡配 1.5 个机动车位加 2 个非机动车位
9	总计	—	111958	—

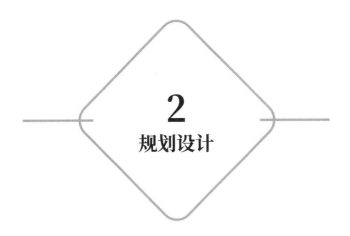

2 规划设计

　　医院高质量发展需要有高质量的医院建筑支撑医疗科研工作高质量的开展。高质量的医院建筑首先需要有高质量的设计，这依赖于科学的设计需求。评判一个医院建筑设计成果的质量，最重要的是这个建筑能否满足开展医院业务对空间场地的需求。医院设计需求主要包括以下三个方面：医院功能及布局需求、医院装备规划和智慧医院建设顶层规划。

　　随着"健康中国"战略的实施，大型医院功能逐渐趋向于医教研融合发展，功能也日渐复杂多元化，并不断地改扩建，规模呈大而全的发展趋势，因此大型医院功能布局不断凸显其重要性。当前医疗技术和医疗装备迅速发展，现代医院大量引进高精尖、复杂昂贵的大型医疗装备，并且需要不断地增加和更新，因此医疗装备的配置对医院建筑空间设计产生巨大影响；而随着人工智能、物联网和通信技术的快速发展，智慧医院建设对医院传统的医疗流程带来了巨大的冲击和改变。因此，医院功能布局规划方案、医疗装备规划方案和智慧医院建设顶层规划方案已经成了新时代大型医院建筑设计的三大需求基础。而医院的交通规划也是影响医院运营的重要因素之一。

　　本章将就医院功能布局规划方案、交通规划等设计需求方面的常见问题与创新对策进行讨论。智慧医院建设顶层规划方案将在后面的第 6 章"智慧医院"进行专题讨论。医疗装备规划方案将在后面的第 3 章"医院装备"章节进行专题讨论。

2.1 大型医院功能布局常见问题与创新对策

2.1.1 医院功能布局的概念

医院功能布局从字面上来理解，包含医院功能和布局两层意思。医院功能即医院需要承载的主要功能及实现这些主要功能所需的配套医技、护理、药事、后勤保障和行政管理等功能。有些医院承载的主要功能比较简单，比如有的专科医院的主要功能就是提供所选定专科的医疗服务，但大型综合医院的功能比较复杂，往往集医疗、教学、科研、预防保健和康复为一体，甚至包括公共卫生功能。而布局，则是确定医院各种功能的规模及所需配套设施设备，并按照医疗工艺和医疗流程的要求将其分配、布置到医院建筑内。

医院功能布局与医疗工艺紧密关联、部分重合但又有所区别。《综合医院建筑设计规范》（GB 51039—2014）将医疗工艺定义为"医疗流程和医疗设备的匹配，以及其他相关资源的配置"。规定医疗工艺设计应确定医疗业务结构、功能和规模，以及相关医疗流程、医疗设备、技术条件和参数。医疗工艺应根据医院的建设规模、管理模式和科室设置等确定。医院建筑设计应满足医疗工艺要求。医院的建设规模、管理模式和科室设置等，则是医院功能布局的核心内容，换句话说，医院功能布局是医疗工艺设计的基础。而医院功能布局需要遵循医疗工艺和医疗流程的基本原则，合理科学的医院功能布局是实现医疗工艺流程高效便捷的基础条件，两者相辅相成。但两者又有所区别，医院功能布局侧重于从医院运营发展管理的角度明确医院功能定位，在此基础上按照未来医院运营和发展的目标要求研究医院各种功能的规模并分配建筑面积、配套设施设备等资源，使得医院能够更好地实现其承载的功能定位；医疗工艺设计则更侧重于从医院建筑设计的角度明确医院各种功能分区、功能要素的位置组成关系和医疗活动流线的组织，以及医疗流程及相关工艺条件、技术指标、参数等，使得医院医疗流程高效、便捷并符合相关规范，成为医院建筑设计的纲领。

2.1.2 大型医院功能布局的常见问题

近年来走访过许多大型医院，与诸多医院基建管理者和参与者沟通学习，大家基本上都认为医院建筑是比较复杂的民用公共建筑，医院建筑不可避免地或多或少存在缺陷问题，时常需要进行局部拆除改造，尤其是诸多新竣工的医院建筑，有的甚至还没有开始投入使用，就需要进行局部拆除改造，造成投资增加与浪费，并影响医院建筑的按时正常使用。而大部分拆改的原因是医院建筑设施功能布局现状不满足或不符合当下的医疗服务功能和服务流程的需求（图 2-1）。

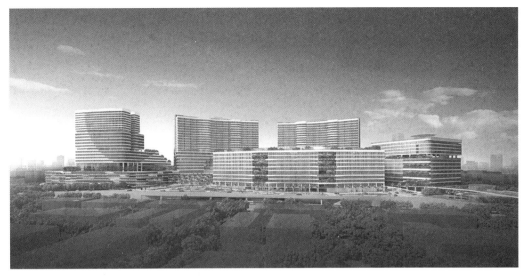

图 2-1　某大型医院效果图

1）大型医院功能布局规划没有受到重视

随着我国社会经济的快速发展，近十余年来医疗卫生事业也得到了迅速发展，大量的医院建设项目建成并投入运营，极大地改善了人民群众看病难的问题。广大医院建设管理者和参与者不断总结医院建设的经验和教训，近年来，医疗工艺设计逐渐受到重视，《综合医院建筑设计规范》（GB 51039—2014）明确提出了医疗工艺设计的具体要求，很多大型医院建设项目引进医疗工艺咨询机构参与医院建筑设计过程，较大提升了医院建筑设计的水平。但是国内大型医院功能布局规划仍然没有受到重视。究其原因，可能是医院基建管理者和参与者大多数是工程师，本身对医院运营发展缺乏相关专业知识，很难从医院运营发展、管理的角度研究思考医院功能布局问题，因而往往选择了回避。而医院运营管理者和医院发展研究专家对医院建筑设计也同样缺乏相关专业知识，极少主动参与医院建筑策划设计过程。这就造成了医院功能布局规划在大型医院建设策划和设计过程中得不到应有的重视，缺乏深入、科学的研究和论证，甚至很多医院建设项目根本没有开展医院功能布局专项规划研究。还有很多医院往往在医院建筑竣工且开业后再逐步明确医院部分功能科室，形成医院功能布局的滞后。这些都造成医疗工艺设计缺乏坚实的基础，由此设计建设出来的医院建筑往往会存在缺陷，不符合医院运营发展功能的需求，需要进行大量的拆除改造。

2）大型医院功能布局规划与卫生规划及市场需求脱节

2019 年底爆发的新冠肺炎疫情暴露出了部分医院功能布局不能满足城市卫生规划中对突发公共卫生救治的需求问题，有的医院为此需要停止正常运营，有的需要临时改建、改造。此外，有的医院建设项目策划和设计过程中没有规范、科学地开展医院功能布局规划，没有对当地卫生发展规划、医疗资源供给、群众就医需求和疾病谱等情况及发展趋势进行深入调研，没有按照医疗服务的实际需求情况开展医院功能布局规划并确定医院整体规模与各个学科功能的规模，导致医院功能布局规划与卫生规划及市场需求脱节，造成部分功能科室资源不足，部分功能科室资源过剩，因而运营中需要拆除、改造、调整。

3）大型医院功能布局规划与医院运营需求脱节

《综合医院建筑设计规范》（GB 51039—2014）中明确提出了医疗工艺设计参数应该根据不

同医院的要求研究确定，当无相关数据时，才按照规范列出的参数设计。但有的大型医院建设项目在策划和设计过程中没有规范、科学开展医院功能布局规划研究，机械性照搬医院建设相关标准，完全按照规范配置相关功能分区的资源，包括七项业务用房的分配比例、各科住院病床比例等，往往造成医院功能布局规划与医院运营需求脱节。通常表现为，医院运营绩效较好的功能科室分配到的建筑面积等资源不足，运营绩效较差的功能科室配置了过多的资源，需要在运营中通过拆除、改造进行调整。尤其是对医院运营发展具有咽喉作用的手术室、ICU、大型医疗设备等资源配置不足，没有预留发展的空间，需要通过较大的改造工程才能调整，甚至有可能难以通过拆改进行调整，对医院的运营发展造成制约和阻碍。

4）大型医院功能布局规划与医疗工艺设计脱节

医疗工艺设计是医疗流程和医疗设备的匹配以及其他相关资源的配置的过程，首先需要确定医院功能规模和各功能科室设置及规模，并在此基础上确定相关医疗流程、医疗设备、技术条件和参数。如果没有规范、科学地开展医院功能布局规划研究，确定医院及各功能科室规模，医疗工艺设计只能根据不确定的预留估计功能参数或常规的设计标准参数开展设计，相当于没有扎实地基的空中楼阁，势必会造成医疗工艺设计与医院实际功能需求的脱节，导致功能流程与相关资源布置不当。一些医院的面积分配不合理，某些部门拥挤不堪，有些部门却过于宽松，医疗环境秩序混乱，导致医院投入使用后需要按照实际使用需求进行二次功能改造。此外，由于每个专科的流程和资源配置是不一样的，如果出现医疗工艺设计人员不了解这些专科的特殊性，按普通专科的医疗工艺设计，或者专科负责人不了解医疗工艺，强行按个人要求布局设计等情况，都有可能造成功能布局规划与医疗工艺设计脱节。当医疗工艺设计拟定的功能与实际最恰当地使用功能不一致时，有可能会导致在使用过程中，内部流程混乱，各种流线交叉混行，使用不便，医疗效率较低，通常需要进行二次改造，而改造会影响医院的正常运行，造成资源巨大浪费。

5）大型医院功能布局规划与医院建筑设计脱节

理想的医院建筑策划设计过程，应该是首先开展医院功能布局规划，然后进行医疗工艺流程设计，在此基础上开展医院建筑设计。但是由于招投标制度和采购管理方式的限制，我国医院建设的建筑设计模式通常是分段式招标，往往忽略了医院功能布局规划和医疗工艺流程设计而直接开展方案设计工作。通常设计院接到竞选设计任务后，会被要求在较短时间内完成方案设计，很难在设计过程中充分了解医院功能布局和医疗工艺流程需求，更难以将其融入设计方案中，导致设计方案难以完全满足实际需求。只能待中标后才会在中标的设计方案基础上开展医疗工艺流程设计和功能布局设计，再进行局部调整和深化，部分工作叠加、反复，造成大量的人力、物力资源浪费，也容易导致医院功能布局和医疗工艺流程设计的先天不足。削足适履，必然会造成后期使用过程中布局不满足实际使用需求的情况，可能导致施工或后期运营过程中对建筑实体的二次调整、改造。

2.1.3 大型医院功能布局规划要点

如上所述，大型医院功能日趋复杂多元，凸显了医院功能布局规划是大型医院建设策划设计过程中不可或缺的环节。如果没有规范、科学地开展医院功能布局规划研究，将可能导致医院的建筑布局不符合实际运营功能的需求，因而在医院开始投入使用前后需要进行局部拆除改造，造成投资增加与浪费，并影响医院建筑的按时正常使用。因此，需要重视并采取创新对策，扎实做好医院功能布局规划。

1）大型医院功能布局规划的时机

大型医院功能布局规划是一个循序渐进的过程，伴随着整个医院建设项目的策划设计过程。首先，在项目建议书阶段，就要对医院总体功能定位和规模指标进行实事求是的调查研究和科学论证。其次，在可行性研究阶段，需要对医院总体功能定位和规模指标进一步科学论证，并对医院规划的主要功能模块及完成这些主要功能所需的配套医技、护理、药事、后勤保障和行政管理等功能模块的规模进行深入研究分析，初步形成科学的医院建设功能架构方案。然后，在方案设计任务书阶段，在经过全面认真研究和多方咨询论证后，形成比较成熟完善的医院功能布局方案，需要明确医院总体和各个功能学科模块和配套设施模块的规模指标，并对各个功能模块按照医疗工艺和医疗流程的布局提出明确的要求，形成医院功能布局规划方案，成为方案设计的指导纲领。最后，要结合医疗工艺设计，在初步设计阶段，对医院功能布局规划方案进行全面、科学、细致的推敲论证，对方案进一步修整完善，将细节具体化，使之能够真正成为医院未来运营的蓝图。

2）医院功能布局规划需要考虑运营经济绩效

按照国家医改政策，当前及可以预见的一段时间内，人民群众都会有较大的就医自主权，也就是说，大型医院是需要面对市场竞争的，而且随着高铁等国家交通网络基础设施的快速发展，患者跨区域就医越来越便利，意味着大型医院会面对越来越激烈的市场竞争。然而按照政府对公立医院财政投入的相关政策，政府对医院运营的支持补贴往往仅占医院运营收入比较少的比例，医院要保持良好的可持续发展，必须要在考虑地方疾病谱、医院所承载的社会责任的基础上，从自身的经济效益出发，提升医院的运营经济效益，维持财务收支平衡。如果医院运营经济效益较差，就难以引进、留住优秀的医疗人才，进而难以保证医疗、教学、科研水平，就更难以保持医疗服务竞争力，有可能会陷入恶性循环。因此，医院功能布局规划需要充分考虑未来医院提升运营经济绩效水平的需求。大型医院在功能布局、资源配置上要考虑提升医院的市场竞争力，对医院重点学科、特色专科、差异化发展竞争力强大且绩效水平较高的功能科室，在建筑面积、配套医疗设备等各种资源配置方面给予支持，并为其预留发展空间，提升医院的合法经济创收能力，以支撑医院取得竞争优势并持续提升运营绩效水平。另外，大型医院的功能布局要考虑减少不合理运行支出，节能降耗。大型医院可以考虑将放射影像设备按急诊、门诊、住院分置，按门诊诊断、检查、治疗一站式服务布局，并通过智慧预约以及无现金支付等创新布局方式，减少患者在医院内的移动距离和等候时间，减少服务人员及支出，减少医院机电设施的使用及能耗，甚至可以做到门诊部建筑在夜间完全关闭电梯、暖通灯光等全部机电设施，达到节能降耗的目标。

3）医院功能布局规划需要符合卫生法律和规划政策

2016 年 10 月，中共中央、国务院印发了《"健康中国 2030"规划纲要》，正式开始实施"健康中国"战略，随后逐步颁布了《中华人民共和国基本医疗卫生与健康促进法》相关法律法规，并发布了《全民健康保障工程建设规划》（发改社会〔2016〕2439 号）等很多具体的卫生发展规划和政策。提出要全面建成体系完整、分工明确、功能互补、密切协作、运行高效的整合型医疗卫生服务体系，建立专业公共卫生机构、综合和专科医院、基层医疗卫生机构"三位一体"的重大疾病防控机制，建立不同层级、不同类别、不同举办主体医疗卫生机构间目标明确、权责清晰的分工协作机制，全面建立成熟完善的分级诊疗制度，形成基层首诊、双向转诊、上下联动、急慢分治的合理就医秩序，健全治疗－康复－长期护理服务链，引导三级公立医院逐步减少普通门诊，重点发展危急重症、疑难病症诊疗。到 2030 年要建立海陆空立体化的紧急医学救援体系，建立起覆盖全国、较为完善的紧急医学救援网络，提升突发事件紧急医学救援能力。2020 年疫情发生后，国家发改委、国家卫健委、国家中医药管理局制定了《公共卫生防控救治能力建设方案》，要求以"平战结合、分层分类、高效协作"为原则，构建分级、分层、分流的城市传染病救治网络，依托综合实力强，特别是感染性疾病、呼吸、重症等专科优势突出的高水平医院，建设重大疫情救治基地，承担危重症患者集中救治和应急物资集中储备任务，能够在重大疫情发生时快速反应，有效提升危重症患者治愈率，降低病亡率。因此，大型医院的功能布局规划需要符合这一系列国家卫生规划政策和地方政府的实施细则，按照推进医疗卫生供给侧结构性改革的分级诊疗制度、医疗联合体建设和平战结合的要求，着重承担危急重症和疑难复杂疾病的诊疗任务和公共卫生应急危重症集中救治能力的建设，逐步减少常见病、多发病和疾病稳定期、恢复期患者诊疗，服务国家重大战略。这需要大型医院的功能布局规划特别加强重症救治的特殊病房、手术室、ICU 资源的配置，需要考虑配备可进行航空转运的停机坪，以及按平战结合的原则设置发热门诊、隔离病房、负压病房、负压手术室、负压重症监护室等。

另外，需要特别注意的是，医院功能布局需要符合环境保护、职业病防护、应急消防、生产安全等相关法律规定。例如动物研究房、放射及核医学科、污水处理系统等布局设计及修改都要符合环境保护相关法规要求，并按相关规定申报评审和验收；放射及核医学科和放射性污水处理设施等布局设计需要符合职业病防护法的要求并按相关规定申报预评、控评和验收评审，否则可能会触犯法律而被勒令整改、严厉处罚。行政办公室的面积要严格按照"八项规定"的要求设计，避免因违规而需要整改。

4）医院功能布局规划需要符合医院评审考核的指标要求

为进一步完善我国医院考核评价体系，指导医院加强自身建设和管理，促进我国医院实现高质量发展，更好地满足人民群众的医疗服务需求，国家新制定、更新一系列的医院评审、考核、评比的指标要求，包括 2018 年 11 月发布《进一步改善医疗服务行动计划（2018—2020 年）考核指标》，2020 年 6 月发布《国家三级公立医院绩效考核操作手册（2020 年版）》，2020 年 12 月发布《三级医院评审标准（2020 年版）》等。医院功能布局规划需要考虑并满足这些评审、考核的指标要求。

《进一步改善医疗服务行动计划（2018—2020 年）》要求医院功能布局满足创新医疗服务模式和医疗服务新需求，包括：以病人为中心，推广多学科诊疗模式，针对肿瘤、疑难复杂疾病、多系统多器官疾病等开设多学科诊疗门诊，为患者提供"一站式"诊疗服务；以危急重症为重点，创新急诊急救服务，建立胸痛中心、卒中中心、创伤中心、危重孕产妇救治中心、危重儿童和新生儿救治中心，有条件的地方可以探索建立陆地、空中立体救援模式；以医联体为载体，形成患者有序流动、医疗资源按需调配、医疗服务一体化的分级诊疗格局；以日间服务为切入点，稳步开展日间手术，逐步扩大日间手术病种范围，逐年增加日间手术占择期手术的比例，鼓励有条件的医院设置日间病房、日间治疗中心等；以"互联网＋"为手段，建设智慧医院，为患者提供预约诊疗、移动支付、床旁结算、就诊提醒、结果查询、信息推送等便捷服务和"互联网＋"医疗服务，实现线上线下医疗服务有效衔接；以后勤服务为突破，布局合理，不断改善设施环境，为候诊患者提供网络、阅读、餐饮等舒缓情绪的服务，为有需要的住院患者提供健康指导和治疗饮食，全面提升患者满意度。

《三级医院评审标准（2020 年版）》则在 2011 年版的基础上，融入《基本医疗卫生与健康促进法》《医疗技术临床应用管理办法》《医疗质量安全核心制度要点》等近年来颁布实施的法律、条例、规章的相关内容，以及分级诊疗体系建设、现代医院管理制度等改革要求，增加了新冠肺炎疫情常态化防控相关要求，以及医院资源配置、质量、安全、服务、绩效等监测指标，借鉴了国际上部分医院评价机构的工作方法和标准。医院功能布局规划需要充分考虑各项评审指标对建筑布局和配套设施的需求，保障医院符合评审指标的要求并实现健康可持续发展。

尤其是国家从 2018 年开始启动的三级公立医院绩效考核，被业界称为"医院国考"，其成绩排名将可能向社会公布，因此未来将成为医院运营管理的指挥棒，医院建设项目需要充分考虑各项考核指标对医院功能布局的需求。在《国家三级公立医院绩效考核操作手册（2020 年版）》的考核指标要求下，转患者比例和人次数、出院患者手术占比、四级手术比例等要逐步提高（表2-1），因此大型医院的整体功能布局应根据着重承担危急重症和疑难复杂疾病的诊疗任务和分级诊疗的原则，按照"大外科，小内科"来规划，应加大外科类学科建设和资源配置，包括普外、胸外、泌尿、神经外科、骨科、眼科、五官科和妇科肿瘤等外科类床位占比（至少 65%），同时内科的床位占比要降低（不大于 35%），并且内科类需要提高心内科、消化内科、呼吸与重症医学科等介入治疗类和有较高医疗技术水平要求的专科床位比例，将病情平稳、轻症、慢性病和康复类的患者向下级医院转诊。《综合医院建筑设计规范》（GB 51039—2014）规定的医疗工艺设计参数中"各科住院床位数占医院总床位数比例"（表 2-2）已经不太适合《国家三级公立医院绩效考核操作手册（2020 年版）》等一系列最新医院评审、考核、评比指标的要求。同时，大型医院功能布局需要考虑增加配套的手术室及 ICU 床位数，提升手术室或床位数的比例、ICU 床位的占比。《综合医院建筑设计规范》（GB 51039—2014）中的医疗工艺设计参数对手术室间数有两种计算方案，按总床位数的 1/50 或外科床位数的 1/30~1/25 计算。经过考察国内一线城市按总床位数的 1/50 这个参数设计手术室数的大型医院，手术室不足是普遍现象，因此建议至少按外科类床位数的 1/25 规划手术室间数。例如有 3000 张床位的医院，如果按总床位数的 1/50 计算，手术室应为 60 间，按外科类床位数的 1/25 且外科类床位占总床位数 65% 计算，至少需要手术室 78 间。此外，手术室需要按不同手术分类，对净化级别要做好净化设计，还要按照开展危重复杂疑难手术的要求配置一定数量的复合手术室。《综合医院建筑设计规范》（GB 51039—2014）规定的医疗工艺设计参数中"ICU 床位宜占总床位数的 2% ~3% 设置"也不能够满足实际的使用需求。原国家卫生部 2009 年发布的《重症医学科建设与管理指南（试行）》（卫办医政发〔2009〕23 号）规定："重症医学科病床数量应符合医院功能任务和实际收治重症患者的需要，三级综合医院重症医学科床位数为医院病床总数的 2%~8%，床位使用率以 75% 为宜，全年床位使用率平均超过 85% 时，应该适度扩大规模。"发达国家的大型医院重症医学科床位数占医院病床总数普遍超过 10%，通过访问国内十余家大型医院的医院管理者得出，大型医院重症医学科床位数占医院病床总数需要超过 8%，达到 8% ~10% 才能满足医院发展和一系列新的医院评审、考核、评比指标的要求。并且 ICU 的净化设计等级要符合三甲评审、院感、CDC 相关要求。患者满意度和职工满意度也纳入了三级公立医院绩效考核指标，因此大型医院功能布局规划要满足医院内医护、患者适当的舒适度需求。适当增加建筑走廊的宽度，增加医患活动空间，增加医护休息区及其他配套房等。

表 2-1 三级公立医院绩效考核指标

序号	相关指标	指标属性	指标导向
1	门诊人次数与出院人次数比	定量	检测比较
2	下转患者人次数（门急诊、住院）	定量	逐步提高↑
3	日间手术占择期手术比例	定量	检测比较
4	出院患者手术占比▲	定量	逐步提高↑
5	出院患者微创手术占比▲	定量	逐步提高↑
6	出院患者四级手术比例▲	定量	逐步提高↑
7	特需医疗服务占比	定量	检测比较
8	手术患者并发症发生率▲	定量	逐步降低↓
9	I类切口手术部位感染率▲	定量	逐步降低↓
10	单病种质量控制▲	定量	检测比较 逐步降低↓

注：1. 节选前10项。
　　2. 指标中加"▲"的为国家监测指标。

表 2-2 各科住院床位数占医院总床位数比例

科别	占医院总床位数比例（%）
内科	30
外科	25
妇科	8
产科	6
儿科	6
耳鼻喉科	6
眼科	6
中医	6
其他	7
合计	100

5）医院功能布局需要做好教学科研规划

随着"健康中国"战略的实施，大型医院功能逐渐趋向医、教、研融合发展，因为只有加强医、教、研融合及转化，三者相互促进，相互支撑，才能更好地保持医院可持续发展，因此大型医院功能布局需要做好教学、科研相关资源的配置规划。需要按照高于国家直属、附属医院评审、评价体系（教学）的标准进行教学系统软硬件建设，以便能够满足医学本科生见习、实习，研究生教学和实践，以及住院医师规范化培训、模拟训练等教学功能需求。要规划好门诊和住院病房教学区域，如承担重要教学功能的学术报告厅，医学生、教师的生活配套空间，以及远程会诊及远程教学空间。大型医院功能布局需要强化研究型医院功能，医院功能布局规划应以研究型医院为导向，对重点学科和医学中心进行梳理、整合，要为重点研究学科提供足够的研究空间，做好一期临床研究和科研成果转化、临床与医工医理交叉融合等的科研空间布局。在有条件的情况下，可在医院内规划建立科研转化平台，可以预留空间给新理念、新技术的研发，生产车间，3D打印等，促进产学研一体化。

6）医院功能布局规划需要做好功能流线规划

大型医院建筑面积巨大，功能复杂，各种功能流线交叉繁杂，因此医院功能布局规划需要结合智慧医院建设、疫情防控和医院内感染控制等规划设计要求，从医疗工艺和医疗流程需求的角度来合理安排功能布局和组织流线，将医院功能布局与先进医疗工艺流程紧密地结合，在遵循避免交叉感染原则的基础上，优化就医环节和步骤，尽可能缩短各种医疗流线的距离，减少交通时间，提高医疗服务水平和医院运行效率。传统医院布局模式为门诊－医技－住院，患者的医疗行为不可能只局限在某个区域内，可能需要跨越多个区域的医疗部门才能完成。如门诊患者需要在挂号处挂号，到门诊部就诊，到医技部做检查或治疗，到药房取药等。而住院患者需要到入院处办理住院手续，到病房住院，到医技部做检查或治疗，或到手术部做手术，转到ICU住院，转回普通病房，办理出院等。大型医院与小型医院相比，患者的医疗流线要远得多，花费在科室之间移动的时间要更多，并且各种患者功能流线交叉混杂，医院内部人流拥挤，环境品质较差，容易产生医院内感染，不利于疫情常态化防控。尤其是病情较紧急的医疗部门，由于功能布局和流线设计不合理导致的医疗服务效率低下，会延长患者受病痛折磨的时间，更甚者可能会危及患者生命安全。因此，大型医院需要更全面地对医院功能布局进行分析、研究，将每个医疗流程中与医疗行为联系最紧密的功能部门和相关科室就近布置，减少不同患者的流线交叉，减少就诊路线重复，缩短流线距离，减少交通压力，节省就诊时间，提升医院运行效率和医院整体环境品质。

新冠疫情发生后，医院建设要适应公共卫生政策要求，应考虑门诊与住院病人医技检查的合理分流（包括电梯与通道分流）。要根据学科规划和疾病谱，模拟计算人流最集中的区域，重点规划这些区域的病人、医护、污物流线，有条件的情况下，尽量保证污物和人流分开。也要考虑医护人员流线的人性化处理，将专用的医护人员通道和患者通道进行分流。发热门诊与隔离病房应设计为独立建筑、独立区域，设置独立的出入口和通道，且与其他区域保持相应防护距离。洁净流线和污物流线、传染流线和非传染流线等交通流线要分开设置，并符合2020年国家针对疫情防控、平战结合所发布的一系列新标准和文件。

可以考虑通过门诊一站式服务的布局模式，例如围绕外科的诊室设置影像、康复、换药等布局，减少病人的移动；可以通过智慧医院建设，使用预约挂号、无现金支付和智慧物流等技术，减少门诊集中挂号收费、门诊集中取药等流程环节，减少不同疾病患者聚集和流线交叉；甚至可以将放射影像科的CT、MRI等大型检查设备按急诊、门诊和住院分置，减少急诊、门诊和住院患者的流线交叉。可以考虑以疾病病种为中心或以器官（系统）为中心等新型服务模式，采用按临床学科组团为诊疗中心的功能布局方式，将学科群集中布局于一个建筑单元，如心胸内外科中心、消化系统中心、神经系统中心等，根据不同的病种或学科群的配置需求，将诊治、检查、治疗功能配套齐全，各学科群门诊住院一体化、医护技一体化，实现按"院中院"模式独立运转，缩短患者的就诊流线，减少病人的移动距离，减少不同病种、不同诊疗中心患者之间的流线穿越、交叉。

医院是一个复杂功能集合体，由医疗、医技、后勤、科研教学等多种功能区域和人流、物流、信息流、功能房间、医疗设备、建筑设施等多种基本要素组成，需要通过科学的功能布局，将各功能区域和组成要素合理地布置、结合，缩短人流、物流、信息流距离。例如将手术室与ICU、供应室、病理科、输血科等同层或紧密相邻，将人流量大的门诊科室和负载大的医技科室设置于底层,将空气洁净度要求高的功能部门设置在高处,这样科学的功能布局才能提升医院的运营效率、医疗品质和安全水平(图2-2)。

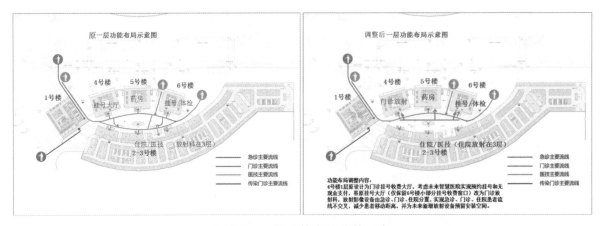

图2-2　一层功能布局调整示意

7) 医院功能布局规划需要具有前瞻性

随着"健康中国"战略的实施,大型医院功能日渐复杂多元化,医学科技发展迅速,医疗需求也变化非常快。当前医疗技术和医疗装备飞速发展,各种高精尖、复杂、昂贵的大型医疗装备层出不穷,需要不断地增加和更新,而随着人工智能、物联网和通信技术的快速发展,智慧医院建设给医疗流程带来了巨大的改变,因此医院功能布局规划方案需要具有前瞻性。要考虑医联体、互联网医疗等未来就医需求和模式变化带来的影响。对于大型医院,分级诊疗制度和医联体的推进,以及"互联网+医疗服务"模式的发展,可能会导致门诊量缩减,住院比例变大,门诊布局可能要加强日间治疗、日间手术和远程医疗等资源配置。内镜诊断治疗、心内及肿瘤介入治疗等内外结合及微创治疗学科可能会不断发展,需要预留发展的空间。在医院学科架构规划未明确的情况下,医院功能布局规划设计可能需要分步实施,局部空间可以先建设框架式结构,以便为今后调整科室预留位置。大型设备的空间一定要预留充足,有防护屏蔽设备的空间(包括放射科、手术室等区域)面积也要足够,为未来新设备的添置和旧设备的更换预留足够的空间,例如PET-MRI、7T-MRI、人工智能在临床应用的场景等。

2.1.4　大型医院功能布局规划创新对策

1) 引入医院发展和运营管理研究咨询机构参与医院功能布局规划

医院功能布局包含医院功能和布局两层意思,需要从医院运营管理和战略发展的角度明确医院功能定位,在此基础上按照未来医院运营和发展的目标和要求研究医院各种功能的规模并分配建筑面积、配套设施设备等资源,使得医院能够更好地实现其承载的功能定位,实现可持续平稳发展。但是,当前国内无论是负责编辑项目建议书、可行性研究报告和设计任务书的咨询机构,还是医院建筑设计机构和医疗工艺咨询机构,从业人员都基本上以工程师为主,对医院运营发展缺乏相关专业知识,很难从医院运营发展管理的角度研究思考医院功能和布局问题。因此,医院建设项目的功能布局决策基本上都是以医院领导的意见为主。但医院领导一方面通常工作比较繁忙,难以有时间对医院功能布局进行深入系统的研究,另一方面对医院建筑设计和医疗工艺设计等方面缺乏专业的知识，难以提出科学系统的医院功能布局方案，导致诸多医院的功能布局规划往往不够科学完善，进而造成医院建筑经常存在缺陷，需要时常进行二次拆改。

为了扭转这种不良局面，需要认真考虑引入医院发展和运营管理研究咨询专业机构参与医院功能布局规划和论证。医院运营管理和战略发展研究专业机构和专业团队对当地及区域卫生发展规划、医疗资源分布情况、疾病谱发展趋势和区域医疗服务市场需求、医院发展愿景、学科建设方向、前瞻技术运用及综合成本效益等多方面进行全面的分析，基于客观、真实的数据，兼顾系统性、全面性、公平性、经济性等因素，运用系统研究方法和科学论证方法，对医院功能定位和学科发展规划提出科学合理的建议。并与传统的医院建设前期策划咨询机构、建筑设计机构和医疗工艺咨询机构携手合作，弥补这些机构对医院运营管理和战略发展认知的不足，发挥各自所长，真正做好科学完善的医院功能布局规划方案，让医院建筑和设施能真正符合医院运营管理和未来发展的实际需求。

2）使用 BIM 和计算机模拟测试

医院功能布局侧重于从医院运营发展管理的角度明确医院功能定位，在此基础上按照未来医院运营和发展的目标要求研究医院各种功能的规模并分配建筑面积和配套设施、设备等资源，使医院能够更好地实现其承载的功能定位。诸多医院建成后需要拆改的大部分原因是医院功能布局不合理，为了改善二次拆改这种不良现象，减少因此造成的资源和投资的巨大浪费，减轻对医院正常运行的巨大影响，除了引入医院发展和运营管理研究咨询专业机构参与医院功能布局规划和论证外，还可以在按医院功能布局规划方案完成初步设计后，与医院建筑设计机构和医疗工艺咨询机构携手合作，通过建立建筑信息模型（BIM）和使用计算机模拟软件等科学方式模拟医院建成后的功能布局和医院运行环境，进行模拟运行测试，对各种运行流程、功能流线进行模拟检测，检验医院功能布局方案的科学性和合理性，发现问题并不断改进，使医院功能布局规划方案科学完善，真正成为指导医院建筑设计和施工的纲领，让医院建筑符合未来医院运营管理和发展的实际需求。

2.2　新时代医院建设项目规划设计新思路

为了满足新时代人民群众对医疗健康服务日益增长的需求，国家实施"健康中国"战略，各地掀起了医院建设的高潮。现代化大型医院建设项目是公认的最复杂的建筑之一，也是发展变化最快的建筑之一，但是诸多大型医院建设项目往往在投入使用不久就会发现诸多规划设计的不足，不能满足医疗保健业务及后勤保障业务的使用需求，乃至需要进行优化改造施工。这不但会造成投资的浪费，还会影响医院的正常运营和顺利发展。如此现象需要医院建设者们进行深入反思。通过研究亲身经历和考察过的医院建设项目案例，对造成规划设计失误、缺陷及不足等的原因进行总结，个人认为有一些地方值得思考。下面将逐一对以上问题进行剖析和讨论，并提出解决问题的一些新思路，以期抛砖引玉，给参与医院建设的同行们一些有益的参考。

2.2.1　医院建设项目规划设计常见问题

1）医院建设项目规划设计流程缺陷

当前，医院建设项目规划设计流程一般按照项目建议书编制、可行性研究、设计任务书编制、概念方案设计、初步设计（扩初设计）、施工设计等步骤开展。对于普通建筑建设项目来说，这样的流程是没有问题的，但是因为医院建筑具有首先要满足医疗业务功能需求的特殊性，这样的流程会存在缺陷。例如某建筑面积超过 40 万m²的大型三甲综合医院改扩建项目，从项目建议书开始，历时将近十年，还没有完成施工设计，最后演变成了边设计边施工的项目，回顾其规划设计历程，上述流程中的每一个步骤都在反复修改，反复更换咨询和设计单位。究其原因，就是因为规划设计流程存在缺陷，没有做好项目的功能需求分析。这个案例前期步骤之所以反复修改，是因为随着规划设计流程的推进，逐渐发现以上几个因素不能满足医疗业务的功能需求，只能推翻旧方案，重新研究编制新方案。因为医院建筑的特殊性在于首先必须要满足医疗业务功能需求，其规划设计必须以满足医疗业务功能需求为基础开展，只能以功能需求为体进行"量体裁衣"。但目前诸多医院建设项目没有做深入、完善、系统的项目功能需求分析研究，仅在可行性研究、设计任务书编制、概念方案设计等阶段做零星或部分的功能需求分析，而且多由不熟悉医院情况的咨询公司或设计公司负责，无法形成一份指导医院建设项目规划设计的，具有项目"宪法"地位的项目功能需求分析报告。

2）医院建设项目规划设计决策管理制度缺陷

近年来，国内医院建设项目规划设计的基本决策管理模式是先招标咨询单位和设计单位，然后由咨询单位和设计单位进行建议书编制、可行性研究、设计任务书编制、概念方案设计、施工设计，接着进行专家论证、修改，最后提交政府决策。医院建筑首先要满足医疗业务功能需求，而最能够透彻了解医院功能需求的，肯定是医院员工群体，尤其是科室主任、护士长群体（注意是群体，而不是个体），但这些群体往往不参与医院建设项目规划设计决策，因此这样的决策管理制度是有缺陷的。例如，某大型综合医院项目刚竣工，由国内非常有经验的医院设计团队设计，其建筑设计及施工获得了业界的诸多好评和推崇，频频亮相于专业期刊和业内学术会议，还有可能申请"鲁班奖"。但是因为这是一个新建的医院，由政府建工部门直接建设，规划设计过程没有员工群体参与决策，等到竣工后，各科室主任和护士长等员工群体进驻，发现很多科室业务用房不符合业务功能需求，纷纷提出要求整改，导致刚竣工的医院又要进行诸多局部改造施工。

3）医院规划设计团队对医院需求存在认知缺陷

业界公认医疗建筑是所有建筑类型中最复杂的，也是专业性最强的建筑之一，其规划设计需要很强的建筑设计知识和医疗专业知识以及医院信息、物联网等其他专业知识。目前国内大学教育没有医院设计专业，缺乏既懂建筑设计又懂医院知识的专业医院设计团队。规划设计团队对医院需求缺乏了解，往往导致两方面的缺陷：一方面，规划设计团队对医院需求缺乏了解，导致设计不能满足医院功能需求；另一方面，规划设计团队对医院需求缺乏了解导致权威性不足，片面满足一些科室主任、护士长的需求，而建筑知识的缺乏等因素可能导致一些科室主任、护士长的需求是不合理的，从而使设计不能真正符合医院功能需求。规划设计团队对医院需求缺乏了解导致设计深度不够，是造成诸多医院建设项目返工、巨大浪费的根源，甚至造成多次返工，而且后续医院的使用也将产生很多问题。

4）医院规划设计方案的前瞻性缺陷

医院规划设计团队、论证专家、决策部门等对社会经济发展、科技发展等影响医院发展的外界因素和医院内部发展的趋势缺乏预见性或了解，在医院规划设计前没有对医院功能需求的发展进行充分科学的研究分析及论证，往往导致医院规划设计方案缺乏前瞻性。国内诸多医院建设项目都存在前瞻性缺陷，突出表现在建筑规模不足、停车位和交通规划不足、配电功率及应急设计不足、智能化物流位置预留不足、不能适应智慧医院建设需求等诸多方面，导致很多医院建设项目刚开业不久就要进行优化改造、改扩建。有个 2012 年开业的新建大型综合医院，由于原设计缺乏前瞻性，目前已经出现了停车位不足和交通拥堵等情况。另外一个建筑面积超过 10 万 m² 的新建医院，规划设计的放射科面积仅 800 m²，刚开业 3 年就发现没办法增加影像设备了。此外，没有预留现代智能化物流系统的安装空间，目前想增加安装困难重重。

5）医院规划设计原则侧重点把握不准

近年来，随着我国改革开放和社会经济的不断发展，医疗建筑规划设计界不断学习国外先进经验，推出很多医疗建筑规划设计新理念，包括人性化设计理念、人文环境建设理念、疗愈环境设计理念等。有的医疗建筑设计师提出医院规划设计原则包含效率、人性化和灵活性三方面。但是，无论什么样的理念，医疗建筑规划设计必须以满足医疗业务功能需求为基础，这是医院规划设计的中心原则。有的医院规划设计师过分追求一些新的理念，往往忽略了功能需求的重点，就有点舍本逐末了。有一家大型妇幼保健院，其前广场花园进深达到 80m，环境非常优美，但是造成患者从路边下车后，需要行走 80m 的路程，穿过前广场才能到达门急诊大厅，让很多孕妇和抱婴就诊的家属怨声载道。

2.2.2 新时代医院建设项目规划设计新思路

1）做好项目功能需求分析研究

因为医院建筑有首先要满足医疗业务功能需求的特殊性，所以需要对项目功能需求做深入、完善、系统的分析研究，形成一个指导医院建设项目规划设计的，具有项目"宪法"地位的，全面、系统、科学的项目功能需求分析报告。这需要注意以下几点：

① 要根据所服务地区的社会经济发展规划和趋势科学系统地分析研究 10~20 年后的卫生政策改革发展趋势和社会卫生健康服务需求，根据其研究和医院 10~20 年的发展战略制定医院发展方向、服务模式、专科发展范围及规模等远期发展规划。

② 根据医院远期发展规划中制定的每一个专科发展规模，分析研究所需的建筑用房房间数量、面积及所需配套医技、后勤设施等业务功能需求。分析的数据结果需要做到全面、精确并有前瞻性冗余。

③ 按照统计整合各个专科发展规划的业务功能需求分析结果，编制医院建设项目的整体功能需求及配套设施，科学确定医院建设项目的建筑面积、床位规模等。

④ 根据项目整体功能需求及各专科发展功能需求进行科学分析，研究制定项目的整体功能布局、医疗流程等。以项目功能需求分析结果作为项目决策和规划设计的"宪法"。

⑤ 项目功能需求分析研究需要充分征求医院员工群体的意见，需要有熟悉医院的、有医疗专业背景的基建人才团队全程深入参与分析研究和论证，能够科学分析，吸取合理建议，保障分析研究结果尽可能地符合医院的真正功能需求。

这是一种以需求为导向，科学制定医院建设项目规模的思路，做到以功能需求为中心进行规划设计的"量体裁衣"，使医院建设项目规划设计方案能真正满足业务功能需求。避免先确定项目建筑面积、床位规模，再规划业务功能的"拍脑袋"决策模式及"削足适履"的规划设计模式。

2）医疗流程布局规划设计要以医疗安全为中心

医院是救死扶伤的场所，因此医疗流程布局规划设计必须要以医疗安全为中心原则。所有其他理念和需求，包括人性化设计、人文环境、疗愈环境、节能环保等，都必须在满足医疗安全的基础上进行设计，否则就会本末倒置。与抢救相关的流程布局和绿色通道必须是最便捷的，各种医疗流程动线，包括急诊抢救室和急诊手术室，病区护士站与危重观察病房等，需要尽可能地紧凑并确保畅通无阻。影视作品中医生、护士推着病床飞奔去手术室的情形是不应该在规划设计合理的医院中出现的。

3）医院流程布局规划设计需要考虑效率优先

医院最本源的功能是治病，病人及家属最本源的需求就是尽快地治好病，对于医院来说，也是希望尽快地治好病人。因此，医院流程布局规划设计需要考虑效率优先。无论是之前的数字化医院建设还是当前的智慧医院建设，最根本的动因和目的就是使用科技来实现最快地治好病，也就是提升效率。对于门诊患者，医院流程布局规划设计需要结合智慧医院建设，以实现让门诊患者最快地到达诊室，最快地看完病，在医院内花最少的时间，走最少的路。例如，可以通过精准预约和院内交通规划设计实现门诊患者直达医生诊室，通过流程布局规划设计实现每一条服务流程动线最短、最便捷，通过大数据的分析尽可能为大多数病人实现一站式的服务。有些医院把放射影像科布局在医院最角落的地方，或者建设独立的医技楼，急诊患者需要七拐八弯才能到达，很难获得满意的就医体验。

我国公立医院要遵循满足公益性质和社会效益原则，这代表公立医院的整体医疗费用不可能快速增长。但是，随着医改政策的不断推进，医生的人力资源成本会不断提高，直到与其知识能力在社会中的平均水平相匹配。而未来公立医院的医生人力资源成本必定会随着整体医疗人才市场薪酬水平快速增长而提高，只有这样才能确保公立医院能吸引并留住足够的医疗人才。在公立医院未来将面临整体医疗费用水平增长跟不上医生的人力资源成本增长水平的局面下，必将需要更加充分提高对医疗人才的服务效率。但是，目前的医院规划设计很少考虑到这点，例如门急诊和住院部往往在不同的建筑楼体，专家医生在病房查房后走到门诊诊室需要先从住院楼乘电梯到楼下，走到门诊楼，再乘电梯到楼上诊室，这在有些大医院可能会超过 10 分钟。随着医院信息化、物联网、智慧物流、无现金支付等科技的快速发展，已经可以实现门诊患者精准预约及一站式服务，探索专家门诊诊室设置在住院病区，或专科门诊和专科住院病区同层化或位于相邻楼层的布局模式将成为可能。此外，要充分考虑或预留智能物流等可以提升医院服务效率、降低人力成本的智能服务设施、设备的安装空间。因此，新时代公立医院医疗流程布局规划设计需要充分考虑医护人员效率优先的原则，简单地说就是医疗流程布局需要更紧凑，尽量让医生少走路。提高医护人员效率的设计往往也能提升医护人员对建筑设施的使用体验，提高医护人员对建筑设施的满意度，减少二次改造施工的需求。

4）医院规划设计需要考虑提高所有使用者的使用体验

目前，人性化设计、人文环境、疗愈环境等设计理念在医院建设项目的规划设计中越来越受到重视并被推广应用。但考虑更多的是对患者的人性化设计和提升患者的使用体验，往往忽略了医院员工的人性化使用体验。对于医院建筑和设施，患者只是就医时或住院时短暂地使用，是偶然的一次性使用，而医院员工则是频繁地长时间使用。医院建筑和设施只有让医院员工有良好工作环境和使用体验，充分保障医院员工尤其是医护人员工作时的身体健康和愉悦心情，才能更好地为患者提供高效、优质的医疗服务。因此，医院规划设计需要考虑为所有使用者（尤其是医护人员）提供更加良好的人性化设计和人文环境，提升使用体验。

5）医院规划设计方案需要有前瞻性

目前国内公立医院建设项目从立项到竣工开业基本上都要5年左右，因此医院规划设计方案必须具有充分的前瞻性，至少要能够满足10年后的功能需求。例如床位数、门诊量、停车位等都需要以10~20年的功能需求进行规划，否则将有可能陷入医院开业不久就不能满足需求，需要不断改扩建的怪圈中。随着医院信息化、物联网、智慧物流、无现金支付和人工智能等科技的推广应用，医院将朝着智慧化发展，医院规划设计方案需要分析智慧医院的发展趋势，有前瞻性地满足未来智慧医院模式的发展需求。例如，由于门诊精准预约和无现金支付的发展，医院内将不再需要规划设计挂号收费大厅和集中候诊叫号厅；随着智能化发药机、物流系统和门诊一站式服务的推广，门诊药房集中发药窗口也将会逐渐退出历史舞台。随着智慧医院的建设，各种新设备被不断地引入应用，电力规划设计需要更大的功率前瞻性冗余和更好的安全保障性能，提高医院电力安全保障水平，保障医院后续发展对电力的需求（后面章节会对医院电力规划进行专门讨论）。

6）改善医疗建筑设计深度不足状况和 BIM 应用

国内一直存在医疗建筑设计深度不足的情况。因为医疗建筑在所有建筑类型中是最复杂的，也是专业性最强的建筑，因此需要更精确的设计。但由于缺乏全面系统的项目功能需求分析等原因，导致设计前期存在着设计依据不足的问题，不能提供医院设计的房间数据专业依据，往往造成设计院的建筑专业无法将设计深度比例深化至1：50 或更精细，医疗建筑施工图设计图纸的深度往往只能到1：100 的比例，达不到发达国家医疗建筑设计图纸所必需的1：50 的比例深度，建筑设计图纸无法完整准确地表示出各个房间内的各种医疗设备、电器、气体等的接口与插口的位置与数量，导致医院在建成进驻后才发现各种管线、插口问题，需要大量返工或者二次施工改造。这些问题，随着在医院规划设计中的不断推广使用，将有可能逐渐得到解决。但是目前国内诸多医院建设项目中，往往在完成施工图纸后才引入 BIM 技术进行建模，导致其对功能布局规划和医疗流程规划设计没有充分发挥应有的作用。期望能够从方案设计开始应用 BIM 技术，实现可视化的全程规划设计，让功能布局规划和医疗流程规划设计更加合理、精确。

7）培养医院基建复合型人才

目前，国内缺乏真正懂医疗建筑的专业医疗建筑师与规划师，大多数设计院建筑师没有能力质疑和纠正院方科室主任、护士长所提出的要求。医院科室主任、护士长懂医学、懂患者，但未必懂医院建筑，因此其提出来的需求意见不一定是科学合理的。因此，医院或者设计院需要培养有医疗专业背景又懂得医疗建筑的复合型医院基建人才，架起医生和设计师之间沟通的桥梁，主导医院建设项目的功能需求分析、功能布局规划和医疗流程规划设计，有能力提出针对总体规划、单体建筑设计概念方案和房间功能布置设计的详细设计依据，有能力审核设计方案是否满足功能需求，指导医院的各个科室主任、护士长对房间功能的布置。

2.3 医院交通规划缺陷反思和解决策略

国内大型医院普遍存在交通及停车问题，主要表现为停车位不足、院内交通混乱和医院周边交通拥堵三个方面。其主要原因是医院建设交通规划存在缺陷，建议医院建设项目规划要争取每100 m²建筑面积内的停车位指标达到 2 个，可以采用架空平台模式建设停车场，参考空港的交通模式解决医院交通问题。

2.3.1 大型医院普遍存在交通和停车问题

停车困难、医院内和周边道路拥堵是目前国内大型医院普遍存在的交通问题，造成就医时间过长，医院院区环境混乱，消防风险大，成为激化医患矛盾的潜在因素之一，严重影响就医满意度。2016 年 12 月 15 日，广东省卫生计生委公布的第二期全省 130 家二级以上公立医院群众满意度第三方测评结果显示，"停车难"成为本期测评中患者不满意的主要问题，全省受访者中有高达14.5% 的受访者对"交通及停车"不满意度较高。2017 年 8 月 4 日，中共深圳市委卫生工作委员会《关于 2017 年第二季度我市医疗行业服务公众满意度调查监测结果的通报》显示，深圳市委卫生工作委员会委托第三方从环境与设施、交通与停车、医务人员服务态度、排队时间、医生护士技术水平、隐私保护、投诉处理、医院信息公开八个方面进行调查，结果是患者对医院交通与停车最不满意（表 2-3，图 2-3）。从网络新闻搜索和相关调查文献报道可以看到，不仅是深圳市的医院存在交通和停车问题，全国各大中城市的大部分大型医院都存在交通和停车问题。

表 2-3　2017 年第二季度深圳市民就医不满意原因反馈情况

举办主体	环境与设施（%）	交通与停车（%）	医务人员服务态度（%）	排队时间（%）	医生、护士技术水平（%）	隐私保护（%）	投诉处理（%）	医院信息公开（%）
公立	8.7	16.2	8.2	10.8	7.2	1.7	0.9	1.2
社会办	7.9	8.9	10.2	4.1	12.4	1.6	2.0	1.7
全市	8.5	15.1	8.5	9.8	8.0	1.7	1.0	1.2

注：表格数据为对某方面不满意的反馈人数占全部反馈人数的比例。

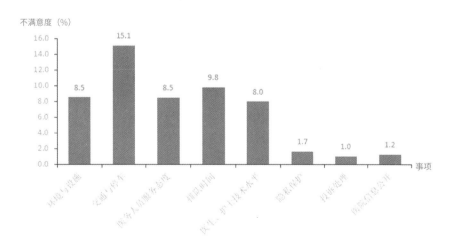

图 2-3　2017 年第二季度深圳市医疗服务公众满意度调查结果

其中，诸多近年刚竣工运营不久的新建医院项目和改扩建项目，也都出现交通和停车问题。从高德地图可以清晰地看到（截图时间为 2018 年 4 月 16 日星期一上午 10 点，过了上午上班车流高峰期，可以排除上班高峰车流导致的拥堵），深圳市新建的运营刚满 5 年的某三级大型综合医院（图 2-4）和新建的运营不满 2 年的某妇幼保健院（图 2-5）门口道路均出现了车辆拥堵现象。

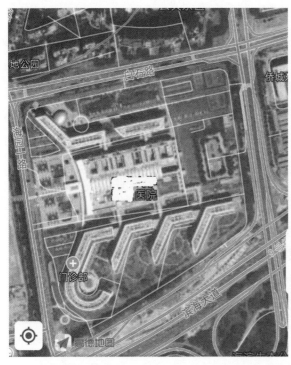 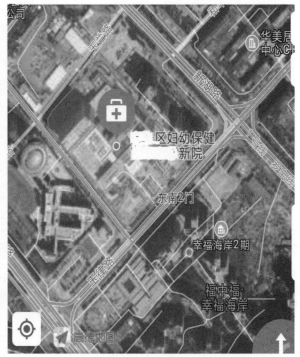

图 2-4　某三级大型综合医院周边交通示意　　　图 2-5　某妇幼保健院周边交通示意

2.3.2　医院交通和停车问题的原因分析

经过调查研究分析，大型医院出现的交通和停车问题主要表现在三方面：停车位不足、院内交通混乱和医院周边交通拥堵。

1）医院停车位不足产生的原因分析

① 医院停车位规划设计数量测算不足。国家现行没有关于医院停车场车位数量规划设计指标上限的标准，《综合医院建设标准》（建标 110-2021）等有关标准及规范均没有关于医院停车位数量规划设计指标高限的标准，因此医院建设项目停车位数量规划不足的主要原因还是规划设计、审核部门及人员估算不足，以及计算方式缺陷和缺乏前瞻性等。目前国内医院建设项目普遍是按业务建筑面积或者按床位比例测算、配置停车位数量，各地医院普遍存在的停车位不足的实际情况证明了这些规划测算方式是十分不准确的，不能满足实际需求。

② 可能受限于建筑面积、容积率和投资概算等条件。因为目前医院用地面积一般都比七项设施的建设用地床均建设用地指标少，更不可能另外配给停车场用地。因此大部分医院需要使用地下室建设停车场。而《综合医院建设标准》（建标 110-2021）仅给出了急诊部、门诊部、住院部、医技科室、保障系统、行政管理和院内生活用房七项设施及预防保健和科研教学等的建筑面积指标，没有明确给出配套停车场的建筑面积指标。因此，用于建设停车场的建筑面积往往较少，造成停车位数量不能满足实际停车需求。

③ 停车位规划数量前瞻性冗余不足。随着国家经济社会的快速发展，群众家庭汽车拥有率及开私家车就诊率的快速增长，远远超出了停车位规划设计数量测算的前瞻性冗余。

④ 对医院员工的停车位需求及其他周边因素的停车位需求缺乏考虑。医院医务人员上下班时间的不确定性远远大于普通上班族，抢救、手术、门诊患者高峰等都有可能需要临时加班、支援或推迟下班，抢救支援要求医护人员在尽量短的时间内到达医院，开车上班可能比使用公共交通工具具有更好的便利性，因此医务人员在有条件的情况下开车上班的概率会远远高于普通上班族。尤其是部分迁建医院，由于拉大了医院员工的上班路途距离，更增加了医院员工开车上班的需求比例。此外，部分医院周边的商业办公区或居民区停车场的停车位不足，或医院停车位收费低于商业办公区等原因，会导致非就医相关车辆占用医院停车位资源。

2）医院内交通混乱产生的原因分析

① 医院内停车位不足。医院停车位不足，导致进入院内的车辆找不到停车位，随意乱停放，反复绕行寻找车位，等候车位等都会导致拥堵。

② 院内交通流线组织不合理。部分医院没有实现人车分流，行人、非机动车和机动车流线交叉、抢道等；没有实施单向通行，车辆在院内掉头、来回找位等导致交通混乱、拥堵。

③ 院内交通组织管理混乱。出租车、网约车、接送车辆进入院内停车场导致交通混乱、拥堵。

3）医院周边交通混乱产生的原因分析

① 医院内停车位不足。交通混乱、拥堵导致院外车辆不能进入院内，很多车辆不得不在医院周边道路排队。

② 医院出入口规划设置不合理。出入同口，人车同口，或在出入口处形成人流、车流交叉等导致出入口附近交通混乱、车辆拥堵。主入口处没有等候排队车道，道路中间没有隔离带，车辆掉头、在入口处抢道、插队导致交通混乱、拥堵等。停车场管理系统落后，容易在出入口处形成拥堵。

③ 没有规划设置接送患者车辆即停即走通道，即停即走通道设计不合理或不能满足功能需求导致交通混乱、车辆拥堵。即停即走通道处上下车混置，车辆泊位不足，车辆候客拥堵等。甚至有些即停即走通道的上下车位置距离门诊和住院大厅出口距离太远，或没有挡雨棚等人性化设施，导致部分接送患者车辆不愿意使用，依然涌进停车场入口，增加出入口拥堵。

图 2-6 所示的医院案例，规划设计原意是急诊车流按线路 1 走，在急诊科门口即停即走，然后离开医院或到地下车库；门诊车流按线路 2 走，在门诊楼前即停即走，然后离开医院或到地下车库。初看比较合理，但是在医院运营后发现部分门诊车流混入红线急诊车道，影响急诊车道通畅，特别是大量就诊者包括孕妇和儿童门诊人流沿着绿线行走，与红线、黄线车流形成人车交叉，造成极大的交通安全隐患。因此为了保障行人安全，只能将红线、黄线两条即停即走车道在入口处封闭废除，大量送就诊患者的车辆只能在市政道路边停车、下车，然后按蓝线走路到急诊或门诊大厅，导致门诊广场前市政道路经常拥堵，交通混乱，大量孕妇和儿童等就诊者下车后需要走将近 80m 才能进入门诊大厅，造成极大不便，严重影响患者满意度。

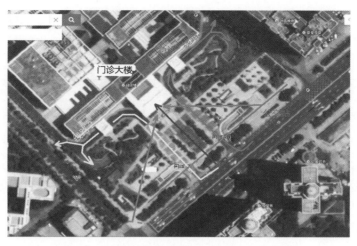

图 2-6　某医院交通动线和周边交通示意

2.3.3　医院建设项目交通规划反思和策略

1）医院建设项目的停车位数量规划测算及策略

（1）医院建设项目停车位数量指标相关规范

我国 2016 年发布《城市停车规划规范》（GB/T 51149—2016）对医院建设项目的停车位数量指标下限制定规范，要求综合医院每 100 m² 建筑面积至少配置 1.2 个机动车停车位，专科医院每 100 m² 建筑面积至少配置 1.5 个机动车停车位（表 2-4）。上海等部分省市近年来也先后制定了关于医院建设项目的停车位数量下限指标的地方规范。

表 2-4　《城市停车规划规范》（GB/T 51149—2016）规定的医院建设项目停车位数量指标下限

建筑物大类	建筑物子类	机动车停车位指标下限值	非机动车停车位指标下限值
医院	综合医院（车位 /100 m²建筑面积）	1.2	2.3
	其他医院（包括独立门诊、专科医院等）（车位 /100 m²建筑面积）	1.5	3.0

2013 年，浙江省《城市建筑工程停车场（库）设置规则和配建标准》（DB33/1021—2013）中关于医院的停车位数量最低下限的指标如下（医院停车位指标不应小于表 2-5 的规定）：

表 2-5　医院停车位指标

项目		机动车			非机动车	
		一类区域	二类区域	三类区域	内部	外部
综合医院、专科医院	门诊部（含急诊部）（车位 /100 m²建筑面积）	0.8	1.0	1.2	2.0	5.0
	住院部（车位 / 床）	0.1	0.15	0.3	0.3	0.5
	其他（车位 /100 m²建筑面积）	0.6	0.8	1.0	1.4	—
社区卫生站（车位 /100 m²建筑面积）		0.2	0.4	0.5	2.0	2.5
疗养院（车位 /100 m²建筑面积）		0.4	0.4	0.4	1.0	—

注：其他为院内的办公、医技等功能性建筑区域。

2014 年，上海市《建筑工程交通设计及停车库（场）设置标准》（DG/TJ 08—7—2014）规定的关于医院停车位的数量最低下限的指标如下（医院停车位指标不应小于表 2-6 的规定）。

表 2-6　医院停车位指标

类别	机动车			非机动车	
	一类区域	二类区域	三类区域	内部	外部
综合性医院（车位 /100 ㎡建筑面积）	0.6	0.8	1.0	0.7	1.0
社区卫生服务中心（车位 /100 ㎡建筑面积）	0.2	0.3	0.5	0.3	0.5
疗养院（车位 /100 ㎡建筑面积）	0.4	0.6	0.8	0.3	—

注：①按照现行医疗机构管理规定，将二级、三级医院归为综合性医院，一级医院归为社区卫生服务中心，非公立医疗机构可按其规模、业务范围执行。
②单独设立的门诊部、诊所及专科医院按照社区卫生服务中心停车位指标执行。
③养老院、康复中心按照疗养院停车位指标执行。

2017 年 9 月，陕西省实施《停车场（库）设置及交通设计技术规范》（DBJ61/T135 － 2017），关于医院的停车位数量最低下限指标如表 2-7 所示（一类为西安主城区）。

表 2-7　医院机动车停车位指标

类别	综合医院 专科医院 （车位 /100 ㎡）	社区卫生服务中心 （车位 /100 ㎡）	疗养院 （车位 /100 ㎡）
一类区域	2.0	0.5	0.3
二类区域	1.0	0.3	0.3
三类区域	0.8	0.3	0.3

因此医院停车位数量规划每 100 ㎡建筑面积至少配 2 个停车位是比较科学合理的。

（2）医院建设项目停车位数量规划测算方式

对于医院建设项目停车位数量指标没有相关地方规范的省市，停车位数量规划测算需要考虑满足以下 5 类车辆的停车需求：

①门诊病人就诊车辆。

②住院病人及探视车辆。

③员工车辆及医院公务业务车辆。

④其他非医院相关社会车辆。

⑤社会发展前瞻性冗余需求车辆。

针对门诊病人、就诊车辆和停车位需求，2017 年，笔者曾经随机对 200 名患者进行问卷调查，在停车位充足且有车的情况下，是否考虑开车来医院，有 58% 患者予以肯定回答。上午门诊量约占全天的 2/3，每辆车上午周转约为 2 次（不同地区和医院可能略有差别），因此应按规划日门诊量的 20% 左右规划门诊停车位。对于住院病人及探视车辆，一般按照床位数的 50% 配备车位。

对于员工车辆及医院公务业务车辆，一般按照规划员工总数的40%配备车位（根据问卷调查，约75%的员工拥有私家车，其中约60%开车上班，如果医院异地迁建，则可高达80%，同时上班比例高峰约85%）。其他非医院相关社会车辆占用车位及未来10年社会发展需求变化的前瞻性冗余，需要增加上述总数的30%。按照以上测算方式，有1000张床位、2000名员工、日门诊量为5000人次的医院，计算容积率建筑面积为15万m^2，门诊病人就诊车辆车位需求为1000个，住院病人探视车辆车位需求为500个，员工车辆及医院公务业务车辆车位需求800个，社会发展前瞻性冗余需求车辆车位约700个，合计3000个车位。与陕西省《停车场（库）设置及交通设计技术规范》（DBJ61/T135—2017）中关于省会主城区医院停车位数量最低下限指标计算容积率建筑面积每100 m^2配2个车位的要求基本吻合。

（3）医院建设项目的停车位数量规划策略

"医院停车难"已经成为患者和公众对医院不满意的主要问题，并且由此引起的就医时间过长，医院院区环境混乱，已成为激化医患矛盾的潜在因素之一。这个问题如果处理不当，将会造成医患关系紧张，破坏就医环境，给医疗安全、交通安全和消防安全等带来隐患，已经引起国家及地方各级政府的关注。2015年4月到2016年3月，国家相关部委出台了8个关于城市停车产业的指导性文件，分别是《城市停车场建设专项债券发行指引》《关于加强城市停车设施建设的指导意见》《住房城乡建设部关于印发城市停车设施规划导则的通知》《住房城乡建设部关于加强城市停车设施管理的通知》《住房城乡建设部关于印发城市停车设施建设指南的通知》《关于进一步完善机动车停放服务收费政策的指导意见》《加快城市停车场建设近期工作要点与任务分工》《国家发展改革委办公厅关于印发2016年停车场建设工作要点的通知》。

因此，在进行新建、改扩建医院建设项目的停车位数量规划设计时，要充分利用好相关政策，尽可能争取更多的停车位指标。尤其是二、三线城市，随着国家社会经济的持续发展，家庭私家车拥有率会逐渐与一线城市持平，因此大医院建设项目停车位数量规划指标应该比照陕西省《停车场（库）设置及交通设计技术规范》（DBJ61/T135—2017）的指标执行，至少达到按计算容积率建筑面积每100 m^2配2个车位的低限指标。有些医院迁建或选址在郊区，有的规划工程师因此认为车位指标可以降低，这是一个误区。虽然郊区非医院相关的社会车辆占用停车位的比例下降，但服务的人群和医院员工到医院的路程更远，以及郊区公共交通更加不便等因素，会导致服务的人群和医院员工开车到医院的需求比例上升，此外还要考虑郊区发展的前瞻性需求增长，因此规划的停车位指标不能降低。

（4）医院建设项目的停车场建设策略

目前新建医院项目大部分选择在地下室建设地下停车库。但是如果按计算容积率建筑面积每100 m^2配2个车位的低限指标建设停车场，按照规范，平均每个停车位的建筑面积约35 m^2，计算容积率建筑面积每100 m^2要配70 m^2的地下室，即每三层楼要配两层地下室，这是不可能做到的。地下停车库建设需要土方开挖和基坑防护施工，地下室层数越多，工程量越大，工程难度越大，工程施工时间越长，投资造价成本越高。综合考虑节省工程投资成本和降低施工难度等因素，医院建设项目地下停车库开挖以不超过一层或局部两层为宜（部分还要用于水池、污水处理等设施），不宜太深。因此，单纯使用地下室建设停车场，没办法满足停车位数量的要求。因为医院停车场一般停车时间短，停车、取车频繁，机械性高层停车库的建设、运维成本较高，因此医院建设项目不建议配套建设机械性高层停车库。

经过对比分析，研究医院停车场建设，建议采用房地产开发常用的架空平台车库模式，在全部用地之上架空一层或两层作为停车库。按照相关规范，如果医院建筑容积率为 1.4 左右，建设一层架空平台作为停车场，基本上就可以满足 100 ㎡建筑面积配套 2 个停车位的标准要求。并且架空平台建设成本及运维成本（通风、照明等）远低于地下室。此外需要按照相关规范规划配套自行车停车场。

2）医院建设项目的交通规划原则及策略

（1）医院建设项目交通规划相关规范

目前国家没有现行医院院内交通具体规范要求，但医院出入口设置规划和停车场设计需要参考《综合医院建设标准》（建标 110—2021）以及《车库建筑设计规范》（JGJ 100—2015）等要求，前面提及的 2014 年上海市《建筑工程交通设计及停车库（场）设置标准》（DG/TJ 08—7—2014）等也对出入口设置规划和停车场设计有相关规定，可以作为规划设计的参考。

（2）医院建设项目交通规划基本原则

医院是救死扶伤、为老弱病残孕等弱者服务的场所，因此医院建设项目交通规划和停车场设计除了要满足相关规范标准外，还必须充分考虑以人为本，尽可能对老弱病残孕等提供人文关怀。对于一些急救患者来说，时间就是生命，快一点到达抢救室就有可能多一分挽救生命的希望，因此对于急诊通道和院内绿色通道的规划设计，除了必须从规划上尽可能地保障其通畅外，还要尽可能地考虑快捷性，即能让救护车及运送急诊病人的车辆能够在最短的时间内到达急诊科。对所有医院员工和访客（包括患者），也都需要从人文关怀的角度考虑医院出入口和院内交通规划，使其能尽可能便捷地到达目的地（办公室或诊室）。此外，因为医院内道路上的行人部分是老弱及病患，需要从交通规划上注重交通安全原则。

（3）医院建设项目的交通规划策略

大型医院是人流量和车流量非常大的公共建筑。而在国内外人流量和车流量较大的公共建筑中，交通规划解决方案最好、最成熟的模式是空港交通设计模式。因此，医院建设项目交通规划的最佳策略是参考空港交通设计模式进行规划设计。空港交通设计模式的基本特征是：实现车流出口和入口分置，最好在不同的市政道路；院内所有车道单向通行，避免车辆在院内掉头及循环造成拥堵；彻底人车分流，避免人流、车流交叉，保障行人安全；设置便捷的即停即走车道及充足的临时停靠车位，并且送客和接客车道及临时停靠车位分置于不同位置，院内人流入口和出口分置，避免送客和接客车流混乱交叉造成拥堵。

空港使用者基本都是健康人群，而医院使用者大部分是弱者人群，因此大型医院交通规划需要在吸取空港模式优点的基础上，根据医院的特点进行更加人性化的优化设计。大型医院尽量为门诊、急诊和住院部分别设置即停即走车辆通道，以便门诊、急诊和住院的患者上下车的位置更加靠近目的地，减少老弱病残人群的步行距离，并在上下车停车位置增加雨棚盖及无障碍设施等。尽量采用最先进的停车场管理系统，实现出入口智能化管理及快进快出，提供车位定位和停车引导。因为医院建设项目从规划设计到竣工建设工期一般较长，交通规划还必须对医院未来发展趋势具有充分的前瞻性。

目前有些医院建设项目已经将"空港式立体交通"的概念引入医疗建筑当中，例如广州市妇女儿童医疗中心增城院区（建筑面积 22 万㎡）和深圳市吉华医院（建筑面积 59 万㎡，图 2-7）等。其合理利用地形高差组织立体化交通体系，解决医院人车交汇矛盾，车行交通围绕医院建筑外围形成环路，利用架空平台空间规划急诊、急救、保健、体检、住院和员工等不同流线的落客点和上客点，上客点和落客点分开，流线互不交叉，实现人车分流、洁污分流、医患分流、患患（感染患者、普通患者、手术患者）分流。机动车辆绕建筑外围单向环路行驶，可避免因驻车空间不足造成拥堵，将项目建设对市政道路的交通影响降至最低。

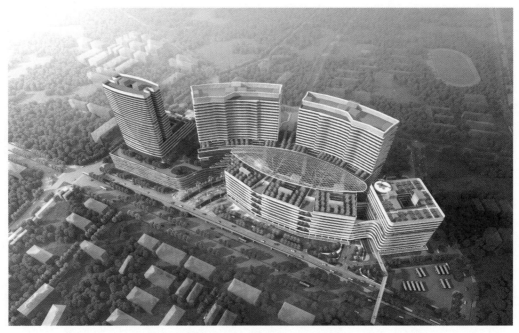

图 2-7　深圳市吉华医院合理利用地形高差组织立体化交通体系

2.4　医院火灾案例分析及消防建设对策

使用百度搜索互联网上自 2010 年 1 月 1 日至 2018 年 8 月 31 日导致人员死亡的医院火灾案例报道，共搜索到 11 例（表 2-9），合计死亡 282 人，平均每例火灾死亡超过 25 人，受伤超过 42 人（表 2-10）。医院火灾造成人员伤亡惨重，有必要对这些火灾案例进行研究分析，探讨医院建设项目防范医院火灾及减少火灾伤亡的对策。

2.4.1　医院火灾特点分析

1）火灾发生时间特点

这 11 例火灾中，有 8 例火灾发生在夜间，占 72.73%，有 3 例火灾发生在上午，占 27.27%。由于夜晚人的身体警觉度降低，尤其是深度睡眠期间对于火灾突发的预警能力下降，因此在火灾发生初期难以发现，等到发现时往往火势已经较大，错过了初期扑灭的机会，并且丧失了黄金疏散时间；另外，夜晚人的应急能力下降，夜间环境会影响疏散速度；夜间医院工作人员比较少，火灾发生后疏散组织能力下降，从而更容易引起伤亡，导致伤亡、损失情况加重。上午是医院人流最集中、工作最繁忙的时间段，因此火灾在发生初期也可能容易被忽略，增加灭火及疏散的困难程度。

2）火灾起火地点分析

这 11 例火灾中，火灾起火地点均不一样，但是有 8 例（占 72.73%）起火地点均为病人行动不便、疏散逃生能力较差的区域，包括手术室、婴儿室、重症监护室、急诊室和老年人病房等。一方面可能因为这些区域使用更多的医疗电气设备，增加电气起火的发生概率；另一方面可能是因为这些区域病人在火灾中疏散逃生能力差，更易导致更大程度的伤亡。

3）火灾起火原因分析

这 11 例火灾中，火灾起火原因除两例为人为纵火（占 18.18%）外，其余 9 例均为电气因素起火（占 81.82%）。由于医学装备科技和医院信息化、智能化的快速发展，医院的用电设备种类与数量和用电负荷均快速增加，电气因素已经成了医院火灾发生的最主要因素，并且电气因素起火隐秘性大，经常错过火灾初期灭火的机会而更容易造成灾害扩大。此外，电气起火更容易引起停电，并可能导致生命支持设备停止运行而造成危重症病人的死亡。由于医疗服务的特殊性，无法完全避免医疗纠纷，并且医院患者中有少部分属于不能控制自我行为能力的人（如精神异常患者），因此人为纵火也是需要注意防范的医院火灾危险因素之一。

4）火灾过火面积与死亡人数的关系及死因分析

这 11 例火灾中，除一例因大楼设计缺陷导致整栋楼过火以及一例因没有安装消防喷淋系统导致过火两层楼外，其余 9 例过火区域均局限于同层楼一定区域内，过火面积较小。这可能与医疗建筑一般按科室进行防火分区，每个科室的建筑空间相对独立等建筑结构特点有关。但过火面积与死亡损失程度不成正比，往往表现出过火面积较小但伤亡损失程度较大的特征。例如"8·13中国台湾新北市台北医院火灾"过火面积仅 10 ㎡，却导致 40 人伤亡（其中 14 人死亡），损失惨重。这 11 例火灾中，绝大多数死亡人员的直接死亡原因是浓烟窒息，少部分为火灾引起建筑垮塌及大面积烧伤等导致死亡，个别人员在疏散过程中出现意外死亡，例如跳楼等。

表2-9 2010年1月—2018年8月致人死亡的医院火灾案例情况汇总

火灾名称	日期时间	起火位置	火灾原因	过火面积	死亡人数	受伤人数	火灾导致死伤主要原因
12·9印度加尔各答医院火灾	2011年12月9日凌晨3时左右	医院地下室	电路短路	整栋医院大楼	91人，其中大部分为病患	不详	医院违规将地下停车场改造成储藏室。由于医院整幢大楼的外立面都由玻璃组成，火灾造成的浓烟和有毒气雾根本无法向外扩散，只能进入中央空调系统或闷在大楼内，最终造成行动不便的患者窒息而死。医院所在街区道路狭窄，救援遇阻
8·24中国上海宝钢医院火灾	2011年8月24日深夜10时	三楼手术室	隔壁手术室空气净化器起火	2间手术室	1名全身麻醉病人	无	护士发现起火，取灭火器扑救无果，火势蔓延至1号手术室，医生因照明断电，在停电状态下无法撤动手术床上的患者，于是撤离现场。消防员赶到达灭火后，在被烟熏黑的手术室内发现患者已经死亡。法医报告为一氧化碳中毒死亡
10·23中国台湾台南市新营医院北门分院火灾	2012年10月23日3时许	医院二楼的杂货间	患者用打火机点燃卫生纸等物品	二楼的附设护理之家	至少12人	72人被浓烟呛伤	至少有12名重症老人在睡梦中被呛死，72人被呛伤。护理之家内多名急重症病患就需依靠氧气瓶维持生命，对浓烟抵抗力较低，虽然紧急撤出，但仍有多人在送医途中失去心肺功能
3·16中国湖北黄石市第二医院纵火事件	2014年3月16日4时许	住院部一楼服务大厅	人为纵火	200余平方米	4人	不详	火灾造成1人现场死亡，1名病人跳楼后经抢救无效死亡，另有2名住院重症病人转移后死亡
12·24沙特阿拉伯吉赞省医院火灾	2015年12月24日2时30分	医院婴儿室	设备电路起火	医院急诊和重症监护病房	至少31人	107人	大火先从医院妇产科和婴儿室燃起，迅速向重症监护病室蔓延，并封堵住四层的窗户，一名女性患者情急中从四层的窗户跳下。死亡的主要是到就诊的病人，多是到医院就诊的病人而亡

火灾名称	日期时间	起火位置	火灾原因	过火面积	死亡人数	受伤人数	火灾导致死伤主要原因
5·25中国河南鲁山老年康复中心火灾	2015年5月25日20时	老年公寓不能自理区	电器线路接触不良发热引燃	745.8 m²	39人	4人轻伤，2人重伤	建筑物大量使用聚苯乙烯夹芯彩钢板（聚苯乙烯夹芯材料燃烧的滴落物具有引燃性），且吊顶空间整体贯通，加剧火势蔓延速度并猛烈燃烧，导致整体建筑短时间内垮塌损毁；不能自理区老人无法及时自救造成重大人员伤亡
10·17印度布兰尼瓦斯私立医院火灾	2016年10月17日晚上	透析病房	电线短路	透析病房、加护病房	19人	超过百名	起火后火势很快就蔓延至加护病房，逾40名重症病患被困。很多依赖呼吸器维生的病患者无法逃生，葬身火场。初步报告显示整层楼充满有毒烟雾，不利于救援
10·25马来西亚新山市医院火灾	2016年10月25日上午	重症监护病房	电线短路	重症监护病房	6人	11人	发生火灾的重症监护病房内有6名病人疑因吸入过量浓烟不治身亡，另有10名医护人员在火灾中受伤
8·10伊拉克巴格达迪雅克穆尔尔医院火灾	2016年8月10日上午	妇产科婴儿病房	电线短路	妇产科病房、其他区域	至少20名婴儿	不详	线路问题导致妇产科病房起火，火势迅速蔓延至整医院，至少20名婴儿在火灾中窒息死亡
1·26韩国密阳市世宗医院火灾	2018年1月26日7时30分	医院一楼的急救室	急救室设备短路	一楼、二楼	至少45人	147人	住院患者多为高龄或行动不便人群，且医院未安装自动喷水灭火系统被视为将伤亡惨重的两大原因，避难过程中没有将中央通道防火门关闭也是死亡增加的原因。死者主要因吸入浓烟而致命
8·13中国台湾新北市台北医院火灾	2018年8月13日清晨4时	七楼安宁病房7A23	病房电动床马达电路起火	安宁病房10 m²	14人	重伤7人，轻伤19人	火警延误通报9分钟，床垫为易燃物三大原因，酿成此次重大伤亡。安宁病房内患者多属生活无法自理的重症病患，因此造成多名伤者伤势严重

表 2-10 11 例火灾死伤情况

火灾例数	死亡人数	受伤人数	死伤人数
11	282 人	≥ 468 人	≥ 750 人
平均每例	超过 25 人	超过 42 人	超过 68 人

2.4.2 医院火灾导致人员死伤惨重的原因分析

① 医院是人群密集的公共建筑，人员高度集中，一旦发生火灾，疏散时易造成拥挤，疏散难度很大，极易导致群死群伤的严重后果。并且医院中有大量逃生能力弱、自救能力差或完全没有逃生自救能力的重症病患、手术病人或婴儿等。这些人在火灾发生后疏散困难，极易导致死亡。在 11 例火灾中，绝大多数死亡人员是上述逃生自救能力弱或缺失的人。

② 消防通道、消防设施缺陷或功能失效，影响救援灭火，导致火势不能及时控制。例如"12·9 印度加尔各答医院火灾""1·26 韩国密阳市世宗医院火灾"等。

③ 医院建筑装修设计和施工材料不符合消防安全要求，使用较多易燃材料导致燃烧速度快，火势迅速蔓延，以及使用燃烧时会产生大量烟雾的材料，导致疏散困难及窒息死伤。例如"12·9 印度加尔各答医院火灾""5·25 中国河南鲁山老年康复中心火灾"和"8·13 中国台湾新北市台北医院火灾"等。

④ 需使用生命支持医疗设备维持生命的病人疏散困难，并且发生火警后可能导致设备断电，引起维持生命的仪器功能失效而导致死亡；另外，一些心脏病、高血压病人遇火灾精神紧张，在疏散中有可能病情加重，甚至猝死。例如"8·24 中国上海宝钢医院火灾""10·23 中国台湾台南市新营医院北门分院火灾""10·17 印度布班尼斯瓦私立医院火灾"等。

⑤ 医院医护人员和住院患者及陪护人员在起火初期的灭火能力和经验不足，所以医院一旦发生火灾，火势很容易蔓延扩大。例如"8·24 中国上海宝钢医院火灾""8·13 中国台湾新北市台北医院火灾"等。

2.4.3 医院建设项目加强消防安全建设的对策

根据以上分析，由于医院是人员密集的公共建筑且有部分逃生自救能力弱或缺失的人员，医院火灾可能导致人员死伤惨重。因此医院建设和装修项目除了严格按照《建筑设计防火规范》《建筑内部装修设计防火规范》（GB 50222—2017）等国家现行相关规范进行设计、施工和消防设施建设以外，还必须根据医院火灾的特点积极研究对策，加强消防安全建设。

① 加强医院电气安全建设，消除电气起火隐患。根据分析结果，11 例火灾中有 9 例是由于电气原因起火，占 81.82%，是医院火灾最主要的起火原因。电气原因起火通常比较隐蔽，起火初期往往没有被及时发现并扑灭，等到发现时火势已经比较猛烈，并且经常伴随着停电，影响灭火与疏散，容易引起重大伤亡。因此，医院建设和装修项目需要积极采取加强电气安全建设的措施，消除电气起火安全隐患，防止发生火灾。

根据分析，电气原因起火主要由供电线路和电气设备短路引起。医院建设和装修时设计供电电缆荷载功率冗余不足，并且部分电缆存在质量不达标等现象。随着医院医疗设备及各种用电电器设备的大量增加，用电负荷功率超过电缆荷载功率，较容易导致电路发热、短路等，从而引起火灾。因此，医院建设项目应加大供电线路和供电设施的荷载功率冗余率，采用高标准、高质量的供电施工材料和电气设施设备，强化供电施工材料和电气设施设备的质量检测，加强供电施工的现场监督管理防止偷工减料等对策措施，提高医院电气设施设备的消防安全性能，降低电气原因起火的火灾发生概率。此外，应加强医院电气设施设备和医疗设备的维修保养，定期检查检测，发现线路老化、发热等问题需要及时维修更换，消除电气起火隐患，保障设备安全运行。

② 加强医院智能化消防设施建设，提升"早发现、早灭火"能力。根据分析结果，11 例火灾的发生时间大部分在夜间，发生地点大部分在病人行动不便、疏散逃生能力较差的区域。因此，医院建设项目应加强智能化消防监控探测预警系统的建设，并与应急消防部门等连通，实现火灾早发现，自动报警，自动通知应急消防部门，智能化启动灭火系统和火警广播系统等。加强医院灭火系统的建设，除了传统的完善消防喷淋系统外，对火灾发生危险性较大的区域，应增加配置灭火器等消防灭火设施，对机房的特殊部位还应增加惰性气体灭火等特殊灭火设施，实现能在火灾发生早期灭火的目标。尤其是要加强病人行动不便、疏散逃生能力较差区域的消防设施建设，增加火灾探测探头的密度，提升探测灵敏度，配备便捷可用的灭火设施，提升对火灾"早发现、早灭火"能力，将医院火灾消灭在早期萌芽状态。

③ 医院室内装修装饰尽量减少使用可燃材料。近年来，随着医院室内装修装饰疗愈环境和人性化等概念的流行，越来越多地使用可燃性装饰材料，增加了消防安全隐患。"5·25 中国河南鲁山老年康复中心火灾""1·26 韩国密阳市世宗医院火灾"等案例均由于使用大量的可燃、易燃装饰材料导致燃烧速度快、火势迅速蔓延，造成巨大的人员伤亡。因此，国家新修订的《建筑内部装修设计防火规范》（GB 50222—2017）对医院室内装修装饰材料做出了强制性的要求。规定墙面、天花等必须使用不燃性 A 级材料，地面、窗帘等均要求使用 B_1 级及以上的难燃性材料。基于医院火灾疏散、扑救难度大往往导致人员死伤惨重的经验教训，医院室内装修装饰材料应严格执行国家防火规范的要求，并且在满足国家规范的基础上，还需要尽可能地减少使用可燃装饰材料。ICU、新生儿病房等病人逃生能力较差的病区，装修材料防火等级需尽量提高，尽可能选用不燃性 A 级材料。如果采用非不燃性 A 级材料装饰，应采取隔离措施，避免装饰材料接触电气设施，尤其是可燃性的装饰材料，更应该远离电气设施，防止电气原因起火引燃周边可燃物（例如安装电插座和氧气终端病房床头设备带，应选用不燃性 A 级材料）。中国台湾新北市台北医院火灾就是病房病床电动马达起火，引燃上面铺设的充气海绵床垫等易燃物品，导致火势迅速扩大。因此，病床电动马达上面应使用不燃材料如金属床板等隔离后再铺上床垫，并且床垫应尽量选用难燃性 B_1 级及以上材料。

④ 医院室内装修装饰尽量减少使用燃烧可产生浓烟的材料。根据分析结果，11 例火灾的死亡人员绝大部分是因火灾产生的浓烟窒息而死。火灾产生的化学浓烟会严重影响灭火救援和疏散，"10·17 印度布班尼斯瓦私立医院火灾""1·26 韩国密阳市世宗医院火灾"等案例均出现因火灾浓烟影响救援和疏散导致人员死伤的情况。因此，医院室内装修装饰尽量减少使用燃烧可产生化学毒烟的材料。医院病房装饰、家具材料尽可能减少用塑胶软装材料和塑料制品，床上用品和隔帘等纺织品应尽可能选用纯棉麻材料，尽量减少选用化纤产品，尽可能地减少火灾产生的有毒浓烟。此外，为了应对火灾可能产生的烟雾危害，医院病房、诊室和办公室等房间内应按高峰人数配备消防防毒面具，可防止吸入有毒烟雾并有利于安全疏散。

⑤ 医院消防疏散通道应尽可能地便捷化设计。火灾发生后，安全疏散时间往往只有 10 分钟左右。医院内人员密集，一旦发生火灾，疏散时极易造成人员拥挤，且患者中很多逃生能力弱，

自救能力差，因此医院消防疏散通道应尽可能地便捷化设计，在满足消防规范的基础上，还应该尽可能减少转弯，缩短疏散距离，减少障碍，疏散通道宽度应按高峰人数测算，并预留一定的冗余量。"8·13中国台湾新北市台北医院火灾"在疏散时就发生了病床卡在门口的情况，妨碍了疏散并且导致房门不能关闭，进而造成火灾浓烟蔓延到邻近病房，增加了死伤人数。因此，医院部分住院病区如骨科、产科等的病房门应设计增加门的宽度到1.5m，把通常使用的子母门改为导轨平移门等，让车床进出更加便捷，一旦发生火灾，疏散可以更加快捷。此外，为了降低火灾疏散的难度，提高疏散的速度，应在医院建筑设计中将较多逃生自救能力弱的患者所在科室安排在一层或较低的楼层。

⑥ 加强避难间的建设，满足避难疏散的实际需求。医院住院病房一旦发生火灾，工作人员往往难以及时扑救，火势很容易蔓延扩散，疏散的时间较短。但医院住院病房作为患者集中的场所，病人及陪护人员数量众多，有些骨折、危重病人行动多有不便，有些手术病人和危重病人在输液、输氧，甚至有些病人需要生命支持设备维持生命，一旦发生火灾，疏散难度较大。如果需要将全部病人直接疏散到地面，会增加疏散难度和距离，降低疏散速度，可能导致很多病人没有来得及疏散而被烟熏死、熏伤。因此医院住院病房发生火灾时，首选在同楼层平行疏散到避难间，然后再设法转移疏散到安全的地方去或等待进一步救援。现行《建筑设计防火规范》明确规定"高层病房楼应在二层及以上的病房楼层和洁净手术部设置避难间"，同时规定"高层病房楼的裙楼也要按照此要求设置避难间"，并规定了避难间的设计规范。但是，为了能在发生火灾后的较短时间内实现全部人员安全疏散，住院病房避难间的建设除了满足国家防火规范的要求外，还需要根据住院病区的实际需求加强建设。例如，卧床病人较多的病区使用推车式病床，疏散时需直接推病床，占用空间较大，需加大避难间的面积。ICU病区的避难间，还要根据需求设计呼吸机等生命维持设备的应急电源插座、氧气终端等，以满足火灾避难疏散的实际需求。

2.4.4 讨论

基于医院建筑内存在部分逃生能力差或缺失的人员，以及建筑内火灾疏散困难和容易导致人员死伤的特殊性，医院建设项目除了严格按照《建筑设计防火规范》《建筑内部装修设计防火规范》等国家现行相关规范进行设计、施工和消防设施建设以外，还应该根据医院建筑的特殊性和实际情况，分析研究医院火灾尤其是导致人员死亡火灾案例的特点，吸取教训，梳理医院建设和装修项目设计方案存在的消防安全隐患，积极研究实施相应的对策，包括加强医院电气安全建设、消防设施智能化建设，减少使用可燃性和燃烧产生浓烟的装饰材料，优化消防疏散通道设计及加强避难间的建设等，提升医院建筑的消防安全系数。医院建筑消防设计和设施建设绝对不能仅仅以符合现行规范并通过消防设计审核和验收为目标，而是应该为了保障医院人员生命安全，尽最大可能地优化消防设计和消防设施建设，切实符合医院的消防安全实际需求并能发挥实际作用，保障医院工作人员、患者和陪护人员的生命安全。

2.5 由伤医案例浅谈医院安防规划设计

2018年8月2日，网红医生阿宝受伤了，这震动了整个医疗界，大部分医护人员都在谈论这一事件，不同的人从不同的角度分析和解读。对于我们医院建设界来说，近年来频繁发生的伤医事件亦应该引起我们的一些思考，我们是否可以从医院建设规划设计方面采取一些措施，减少类似伤医事件的发生？

当前我国已经迈进全面建成小康社会的新时代，人民对医疗健康服务的需求更高，但是国家对医疗卫生投入、医疗健康服务设施建设、人才培养和医疗卫生制度改革等诸多方面在很长一段时间内还满足不了人民日益增长的需求。近年来不断发生的伤医事件是我国当前医疗健康服务供需矛盾的体现。在未来很长的一段时间内，公立医院将一直承担为基础群众提供医疗健康服务的主力军重任，是医患矛盾激发的主要场所。只有安全的工作环境才能让医生护士全心全意地为患者服务。因此，当前的医院建设项目有必要从医疗工艺流程和医院安防设施等方面，加强现代化医院安防规划设计，增加配置或预留现代化、智能化安防设备的安装条件，为医院医生护士提供更安全的诊疗工作环境。

2.5.1 智能化安防系统的规划设计

近年来，随着一系列伤医事件的发生，各地医院不断加强医院智能化安防系统的建设。医院改扩建、新建等项目，开始不断引进和增加配置现代化、智能化安防设备，构建医院数字化安防系统，包括监控摄像系统、智能化门禁系统、智能化停车场系统、一键报警系统、婴儿防盗系统、安防巡更系统、入侵报警系统、可视对讲系统等。随着人工智能等科技的快速发展，医院安防系统将朝着集成化和人工智能化方向发展。医院的安防系统：涉及多种独立子系统，包括监控系统、通信系统、指挥控制、消防系统、楼宇自控系统等，只有将这些子系统都集成在一起，实现多系统联动应急指挥，联动调度，全程可视化综合决策，才能实现对突发事件的快速上报、统一部署和及时处置，提高应急响应与决策指挥的能力和效率。人工智能技术的不断引进，例如人脸识别功能、大数据分析功能、人工智能指挥决策功能等，将不断提高安防系统的防控能力和效率，提升医院安保部门处置突发事件的能力，确保医疗环境的持续安全与稳定。

2.5.2 医院诊疗场所监控系统全覆盖

目前，医院监控系统多数只做到走廊、电梯等场所的覆盖，还有很多诊疗场所没有实现监控覆盖。原因有两方面，一方面是投资资金限制，实现全覆盖需要增加很多设备投资成本，由于资金有限，只能实现部分覆盖；另一方面是对于病房、诊室及医生办公室等场所，有考虑隐私等不同的因素。随着经济快速发展，以及政府对医院安防重要性的认识不断提升，监控安防设备价格不断下降，安防建设资金限制监控覆盖率问题逐渐得到改善。统计近年来发生的严重伤医事件发现，绝大部分发生在病房、医生诊室及医生办公室，因此十分有必要加强这些高危场所的视频监控覆盖。至于隐私顾虑，需要从完善医生更衣室等配套功能用房设计方面去消除。很多医院门诊区和住院病区为了增加诊室和病床，往往挤占了医生更衣室等配套功能用房，导致医生不得不在诊室、办公室等更换衣服。如果各个门诊区和住院病区适当配置医生更衣室、茶歇室等配套功能用房，诊室及医生办公室将恢复其单纯的办公公共场所属性，不需要担心隐私问题。病房、诊室的患者隐私可以有活动隔帘保护。此外，还可以加强监控视频数据信息的管理，防止泄露。从管理上来说，病房、诊室及医生办公室的视频监控覆盖，更有利于医院廉政建设，消除不正之风。广东省在 2016 年发生严重伤医事件后曾经发出紧急通知，要求医院所有诊疗场所都要安装视频监控。因此，医院改扩建、新建等项目规划设计需考虑尽可能实现医院诊疗场所监控全覆盖，为医护人员和患者提供安全的诊疗场所。

2.5.3　医院安检设施场地规划

2015 年国家卫生计生委等 11 个部门发布《关于深入开展创建"平安医院"活动依法维护医疗秩序的意见》（国卫医发〔2015〕84 号），提出"有条件的地区，在公安机关的指导下，可在门诊量较大的医院开展安检试点"。2017 年 7 月 11 日，国家卫生计生委、公安部、国家中医药管理局三部门制定公布了《关于印发严密防控涉医违法犯罪维护正常医疗秩序意见的通知》。文件强调要加大医疗机构安检和安保措施，要求二级以上医院（含妇幼保健院）应当在公安机关指导下，建立应急安保队伍，开展安检工作，安装符合标准要求的监控设备，将加强安检安保措施作为重点举措积极推动。1996 年，美国职业安全卫生管理局曾经颁布了一个《医疗和社会服务工作者防止工作场所暴力指南》，提出了设立安全警报系统，医院大门装备金属探测器，在接待处、急诊室等高危地带设置安全摄像头，加装防弹玻璃等一系列安全建议。有研究显示，使用金属探测器会使急诊室暴力事件的发生概率降低。因此，随着各种暴力伤医事件的不断发生，医护人员群体要求医院加强安全防范设施建设，实施医院安检的呼声不断高涨。并且随着地铁等安检设备的不断普及，人民群众对接受安检的抵触心理逐渐降低，为了保障医护人员的身心健康安全，在不久的将来，安检设施将会逐渐在医院安装使用。因此，医院改扩建、新建等项目规划设计需考虑为医院安检预留必要的场地。

2.5.4　医院门急诊医护安全防范和逃生门及通道设计

盘点近年来发生的严重暴力伤医致死案，绝大部分医生都是被堵在门诊诊室或医生办公室里遭到持续暴力伤害，为什么会这样？因为目前绝大多数医院的门诊诊室和医生办公室是与患者共用走廊通道的胡同式布局，根本没有逃生后门及医护专用通道，一旦发生暴力伤医事件，就会导致被伤医生无路可跑，其他同事施救困难。这不能不引起医院建设者们的重视，希望医院改扩建、新建等项目规划设计，尽可能改变这种旧的设计布局模式。浙江省一家人民医院的门诊安全设计布局模式值得借鉴和参考。每一个门诊的单元诊区都设计为双候诊区，前公共候诊区为患者和陪诊者共用候诊区，患者走廊内的诊室门口为患者专用候诊，前公共候诊区和患者专用二次候诊区之间设置自动闸门，只有被叫号系统叫到的即将就诊患者才能凭就诊卡刷卡进入患者走廊内的二次候诊区，到诊室门口候诊，除了行动不便的患者的陪同人员外，其他陪同人员和患者家属禁止进入二次候诊区。每个诊室都有后门，连接医护专用走廊，后门设在医生座位后方，门扇向外开，一旦发生暴力伤医，医生可以按一键报警按钮，以最快速度离开诊室，安保人员可以通过专用走廊通道救援。为了让安保人员在需要的时候能尽快到达纠纷暴力发生点，在潜在风险较大和重点保护科室的门诊区如儿科门诊等，要规划安保值班岗位。这是一种非常合理的安全设计模式，可以让医生护士无后顾之忧，能更加专注于诊疗服务，备受医护人员的赞许。

医患冲突引发的暴力伤医，不但伤害医生的身体，更伤害国家的医疗卫生事业，伤害保障人民群众生命健康的服务体系。因此，医院建设者们应该运用智慧，勇于创新，为医院安防规划设计的不断提高做出应有的贡献。

2.6 新建智慧医院供电安全保障设计新思路

我国已经迈进全面建成小康社会的新时代，人民日益增长的对生活质量的需求，对医疗健康服务提出了更高的要求，强力推动各地医院加快现代化建设和发展，不断进行医院改扩建、新建，不断引进和增加配置现代化医疗设备和智能化系统，建设智慧医院。现代化智慧医院对供电的安全、稳定提出了更高的要求，对在新时代改扩建和新建的现代化智慧医院项目的供电安全保障设计需要有新思路。

2.6.1 现代化智慧医院供电系统建设面临新的供需特点

近年来，为了建设健康中国，各地不断进行医院改扩建、新建，不断引进和增加配置现代化医疗设备，构建医院信息化、数字化系统，以及各种智能化控制系统和网络化服务系统，各地二级以上医院基本上都实现了医院现代化，并且还在不断快速发展，建设现代化智慧医院。这对医院电力系统的供电负荷、安全稳定都提出了更高的要求。要在十余年前，即使医院停电了，门诊医生也可以看诊，因此在电力安全设计上，一般医院的应急保障供电仅包括手术室、抢救室、重症监护室、消防、信息机房等重要部门。但是，在新时代的现代化智慧医院，无论哪个部门停电，基本上都会陷入瘫痪状态。因此，应急保障供电需要实现全院覆盖。

随着我国经济社会的快速发展，人民群众对包括医疗健康服务在内的生活各方面需求不断提高。近年来，医患关系紧张的报道经常见诸报端，正是人民群众对医疗健康服务需求不断提高得不到充分满足的体现。在十余年前，医院停电了，对医疗服务有所影响，就医群众多数会理解，但在新时代的现代化智慧医院，就医群众是不能容忍因医院停电而影响就医服务的情况发生的。因此，在新时代，医院电力安全保障需要尽可能实现零停电。

随着现代化智慧医院建设引进大量的现代化智慧医疗设备，医疗救治水平得到了很大的提升，医疗设备对电力安全保障提出了更高的要求。部分重点部门，尤其是重症监护室（例如新生儿重症监护室）等部门，因为呼吸机等生命支持抢救设备需要不间断的使用，要求全运营周期（即从科室开业直到停业为止）不间断平稳供电，一旦停电会对医疗安全造成严重的影响。

随着我国科技和工业制造水平的快速发展，近年来包括变压器、发电机、不间断电源、配电设备等电力系统建设材料、设备价格大幅度下降，尤其国产电力设备比进口设备按功率计算的价格大幅度下降，带来了电力安全建设投资成本的显著降低。

因此，新时代现代化智慧医院建设面临更高的供电安全保障需求，以及设备、材料等投资成本大幅下降的新供需特点，这要求医院供电安全保障设计需要有新思路。

2.6.2 现代化智慧医院电力安全建设的几点新思路

1）双路高可靠性电源高压和低压母联互投

目前，国家供电电网对二级以上医院基本都实现了引自两个区域降压变压器的两路 10kV 电源供电。两路电源供电互投形式主要有两种（图 2-8）。第一种形式为高压母联，两路 10kV 供电线路经过高压环网柜，在高压端母联实现两路电源互投，再接到医院变压器。这种形式供电优点是医院只需要配一组医院变压器，可以节省投资成本，但存在供电安全保障缺陷，如果高压环网柜或者医院变压器出现故障，将导致医院停电。采用此种两路供电形式的深圳市某医院曾经发生过高压环网柜故障，导致停电近2小时，供电部门到现场抢修后才恢复供电。第二种形式为两路10kV供电线路分别接到两组独立医院变压器，设低压母联，实现在低压端供电相互投。这种形式要求医院必须有两组独立变压器，会加大投资成本，但可以避免第一种形式所存在的供电安全保障缺陷，即使其中一路供电线路停电或其中一组变压器故障，医院也不会停电，供电更加稳定。

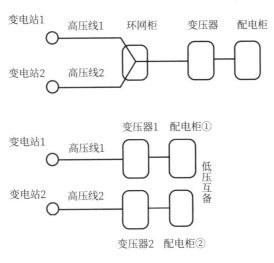

图 2-8　双高压供电的两种形式

在新时代现代化智慧医院，建议尽量同时采用两种形式双路高可靠性电源供电，实现高压母联和低压母联互投互备，将较大程度地提升供电安全稳定性能。

2）应急供电系统发电机功率满足医院应急运行用电负荷

目前二级以上医院均自备柴油发电机以备应急供电。但有一部分医院建设项目还是按照既往老思路，为了节省投资成本，应急供电柴油发电机功率仅仅考虑覆盖手术室、抢救室、重症监护室、消防设备、信息机房、电梯等常见需应急供电的设备。然而，在新时代，现代化智慧医院的每一个部门都高度信息化、智能化，包括后勤保障部门等，都已经离不开电力，如果出现停电，不仅医院门诊服务无法开展，就连医院出入口、食堂都会陷入无法正常服务状态，对医院医疗、生产和安全各方面都造成影响。由于停电导致医院医疗服务瘫痪的报道屡见不鲜。因此，在新时代现代化智慧医院，自备柴油发电机的应急供电功率负荷，应满足覆盖全院应急医疗用电负荷，以及确保医院应急运行所需的用电负荷，而且还需要考虑为了发展增加用电负荷的冗余。因为发电机房往往设在地下室，如果自备柴油发电机功率不足，日后需要增加功率，将会遇到空间受限等诸多困难。

3）智慧医院的用电负荷设计应考虑足够的前瞻性冗余

《全国民用建筑工程设计技术措施》的电气部分指出医院用电负荷指标为40~70 W/㎡，变压器装置指标为60~100 W/㎡，但是该用电负荷指标不适用于现代化智慧医院。对于现代化大型智慧医院，大量医疗设备和自动化、智能化系统的使用，大大增加了医院的用电负荷，并且会不断地增长，因此医院的用电负荷设计应考虑足够的前瞻性冗余。深圳市某妇幼保健院建筑面积为2.3万㎡，设计用电负荷指标为108 W/㎡，安装2台1250 kVA变压器。2018年夏季用电最高峰值已经到达 1700 kVA（74 W/㎡），而且近 2 年用电量以每年超过 10% 的速度增长。如果按照此速度，预计 5 年后用电最高峰值即将超过变压器负荷的 2500 kVA，而按照规范要求，变压器应按使用 20 年设计，使用寿命严重缩短。

因此，在新时代，现代化大型医院设计用电负荷指标应考虑足够的前瞻性冗余，至少应该能够供应 10~20 年的医院发展所需用电量，才能满足医院未来发展的用电安全负荷需求。此外，如果医院计划配置大量放疗设备（用电负荷非常大），需对放疗设备用电负荷进行核算，如果放疗设备用电负荷超过 40 W/㎡，超过部分需另外增加用电负荷指标。

4）特别重要负荷部门的电力安全保障

目前现代化大型医院常规对于急诊部用房、监护病房、手术部、分娩室、婴儿室、血液病房的净化室、血液透析室、病理切片分析、CT 扫描室、区域用中心血库、高压氧舱、加速器机房和治疗室、配血室和信息机房等的电力和照明，以及培养箱、冰箱、恒温箱的电源，均按一级负荷接入应急电源，对于检验贵重设备、信息机房等，配置 UPS 不间断电源等电力安全保障措施。但近年来的实践证明，这些措施还不能够满足现代化智慧医院的电力安全保障需求。曾经有一家医院手术室在手术中发生设备短路，导致整个手术部跳闸停电。因此，在设计重要负荷部门尤其是特别重要负荷部门的供电系统时，应充分考虑类似情况及其他可能发生的特殊情况下的电力安全保障方案。因此，在新时代现代化大型医院，对于急诊部用房等一级负荷部门的楼层配电柜，应采用双路低压电源供电。

监护病房（包括新生儿监护病房），应列为特别重要负荷部门，实施特别电力安全保障。现代化大型医院监护病房，从开始营业起到整个病区关闭为止，会始终同时有多台呼吸机等生命支持医疗设备连续运行，这就需要有全运营周期的平稳、不间断的安全供电保障，永远不能停电。因此，该楼层除了双路低压电源供电外，还需要有备份配电柜。监护病房分区供电，为呼吸机等生命支持医疗设备供电的吊塔应采取双路间隔同时供电，比如 1、3、5 号吊塔接甲路供电线路，2、4、6 号吊塔接乙路供电线路，充分保障当其中一路供电线路故障或需要停电检修时，有另外一路供电线路能供电。此外，监护病房内的呼吸机等生命支持医疗设备还应该配置 UPS 不间断电源，有条件的医院可以给为呼吸机等生命支持医疗设备供电的线路集中配置在线式 UPS 不间断电源，以保障这些生命支持医疗设备安全平稳供电。

2.6.3　小结

由于建筑设计师对医院的供电特殊需求缺乏了解，当为医院设计电力系统时，往往是根据相关规范进行设计。但由于我国正处在高速发展的时代，规范制定后有些指标很快就不能满足新时代的需求了，加上设计时经常带着控制投资成本的思路，对规范指标往往采用低限配置；此外，医院基建部门和临床科室对电力设计知识缺乏认知，往往导致医院电力系统设计存在缺陷，不能满足新时代现代化智慧医院对电力安全的需求。因此，对于有新建、改扩建基建项目或需要对医院电力系统进行优化改造的医院，基建部门、总务后勤部门和临床科室应该与设计部门加强沟通，对设计方案进行多方论证，征集意见，尽量避免仅做小圈子内的论证。并且要用适应新时代智慧医院对用电安全有更高需求的新思路来思考、完善设计方案，用电安全设计方案应该更侧重安全性能和前瞻性冗余，提高医院电力安全保障水平，满足医院后续发展对电力的需求，满足人民群众在新时代对医疗健康服务的更高要求。

2.7 医院给水系统设计需要思考的几个问题

目前医院给水系统一般按照《建筑给水排水设计标准》（GB 50015—2019）、《综合医院建筑设计规范》（GB 51039—2014）等规范标准进行设计。但是在医院运营实践中，发现存在一些问题，需要提示新建医院项目在设计给水系统时进行思考并优化。

2.7.1 如何保障医院不停水

现代化医院需要 24 小时连续运营，如果医院停水，会影响医疗服务等各项业务的正常开展，甚至会影响医院生产安全，造成医疗安全事故。因此保障医院不停水，是现代化医院建设项目给水系统设计最基本的要求。但是，医院建设项目给水系统设计如果考虑不周到，存在设计瑕疵，往往不能保障医院不停水，导致给医院埋下生产安全隐患和医疗安全隐患。

1) 市政停水导致的停水

按照《建筑给水排水设计标准》（GB 50015—2019）的要求，医院建筑物内的给水系统一般按照高低分区供水进行设计。根据经济节能的原则，一般低区给水应利用室外给水管网的水压直接供水。高区给水考虑到室外给水管网的水压和（或）水量不足，一般根据卫生安全的原则选用贮水调节和加压供水方案。因此，一部分医院建筑物内的给水系统设计方案如下：低区楼层直接连接市政水管供水，不需要使用水泵加压，节约能源；高区楼层把市政自来水接入地下储水池后，通过水泵加压给高区楼层供水（图 2-9），或者通过水泵将市政自来水抽到楼顶储水池，然后给高区楼层供水（图 2-10）。显而易见，这种高低分区给水系统设计方案存在缺陷，一旦市政自来水管网停水，高区楼层有储水池的水可以临时供给，不会造成停水；但低区楼层无法使用储水池的水，所以会造成低区楼层随着市政自来水管网停水而停水。

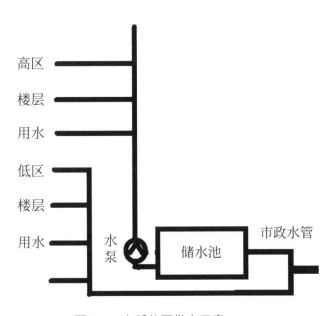

图 2-9　高低分区供水示意一

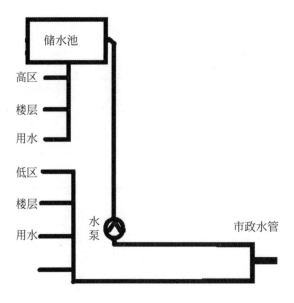

图 2-10　高低分区供水示意二

　　某三级医院于 2017 年由于市政自来水管网因道路施工破裂导致低区楼层停水，严重影响位于低区楼层的门诊、住院和医技科室的医疗服务。笔者参与了事后专家研究分析及优化论证会议，其医院给水系统设计基本上是按照图 2-9 的模型，低区楼层用水直接连接市政水管供水，造成低区楼层随着市政自来水管网停水而停水。专家组给出的优化改造方案是，在高低区供水管之间增加连通管，并增加三通转换阀、减压阀和止回阀（图 2-11）。当市政自来水管网停水时，由高区供水管通过连通管、减压阀和三通转换阀，临时转换使用储水池的水对低区楼层进行供水，并通过止回阀防止低区供水管内的水返流到市政自来水管网。通过改造，解决了医院低区供水随着市政自来水管网停水而停水的问题。

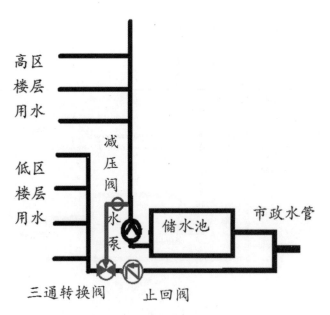

图 2-11　改造后高低分区供水示意

2）医院内部因素导致的停水

此外，笔者近年来还遇到多个医院建设项目给水系统设计施工存在瑕疵导致的医院停水案例。其一，可能是为了就近安装方便，某医院将一根为园林浇水的水管直接连接到医院供水主管，不知道是由于设计缺漏还是施工缺漏，这根水管从医院供水主管接出后的分接处没有安装阀门，从分接处到末端水龙头中间的热熔水管也没有安装阀门，当其中一个末端水龙头损坏后，水喷涌而出，并且水压很高，需要将医院供水主管的阀门关闭并且将管网内的水排干才能维修，因此导致医院停水数小时，并造成大量的水空排浪费。其二，虽然一些案例中的很多水管分接处安装了阀门，但后期装修把阀门掩盖、围挡起来，导致无法操作。一旦供水远端有水管漏水需要维修，由于无法关闭其阀门，往往需要关闭其上游的总阀门，使停水区域和受停水影响的范围扩大。其三，目前很多医院的给水系统设计为了节约投资成本，往往采用的是树干式供水管网（图2-9、图2-10），这种供水管网存在明显的缺陷，主干水管一旦破裂漏水需要维修，整个供水区域都需要停水。

为了保障医院持续、稳定、安全供水，消除停水导致的生产安全和医疗安全隐患，医院建设项目给水系统设计除了满足相关规范的要求以外，还需要思考尽可能地优化创新设计，减少导致医院停水的瑕疵。建议采用环网供水管网取代树干式供水管网，并适当增加阀门的数量，并且要将这些阀门设计安装在容易操控的地方。可以采用电动远程控制阀门，实行对医院给水系统的远程智慧化控制管理等措施，可以提升医院给水系统的安全水平。例如，将图2-11的两个概算单元的树干式水管末端用水管连接起来，就形成图2-12的环网供水管网。如果红星处水管破裂，改造前，维修需要关闭阀门1，这将导致整个供水单元停水；改造后维修时只要关闭阀门1和阀门2即可，这样就只有F1的区域停水，其他楼层例如F2区域可以通过环网水管正常供水。

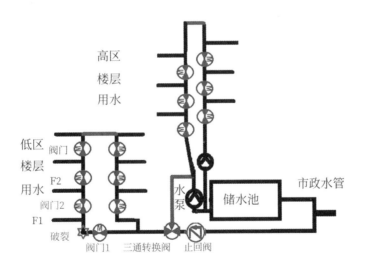

图2-12　环网供水示意

2.7.2　如何解决生活温热水供应的问题

为了改善医疗服务环境，提升医院员工和患者及陪护人员的使用体验，医院需要提供洗澡用热水、洗手用温水等生活用温热水。目前华南地区的新建、改扩建医院项目生活用温热水供应设计基本上是采用空气能或太阳能集中供应热水系统，并按照《综合医院建筑设计规范》（GB 51039—2014）等规范标准进行设计。大体上是经过加热并混合控制温度约60℃的热水，经过主干管道、竖向管道及用水支管，输送到各个病区、门诊和其他功能用房的淋浴、洗手盆，经过冷热水混水阀或混水龙头混水降温后使用。并且主干管道、竖向管道通过循环回水管道进行循环，如图 2-13，保持主干管道、竖向管道内热水的温度基本稳定。但在实际应用中，发现一系列的问题，需要思考如何进一步优化。

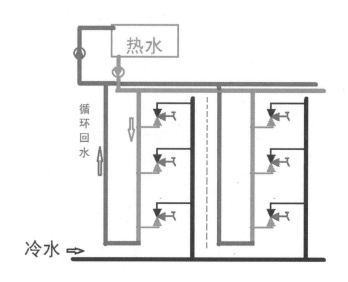

图 2-13　热水供应系统示意

1）热水管道水温高低调节的问题

根据报道，沐浴水温在 34~36℃，有利于去垢止痒；水温在 37~39℃，有利于消除疲劳；但当热水温度超过 45℃时，会产生热甚至烫的不适感觉；温度达到 47℃时，有烫伤痛感；温度大于 50℃时，就可能会对人体皮肤造成烫伤，形成水疱；60℃的热水接触人体皮肤一分钟，就会造成 Ⅲ 度烫伤。此外如果沐浴水过烫，不仅会损伤皮肤，还会使皮肤表面血管扩张，体表血流量骤增，心脏和大脑的血液供应减少，有缺氧和昏倒的危险。因此，为了防止发生烫伤事故，《综合医院建筑设计规范》（GB 51039—2014）明确规定："当淋浴或浴缸用水点采用冷、热混合水温控制装置时，使用水点出水温度在任何时间均不应大于 49℃。手术部集中刷手池的水龙头应采用恒温供水，且末端温度可调节，供水温度宜为 30~35℃。洗婴池的供水应防止烫伤或冻伤，且为恒温，末端温度可调节，供水温度宜为 35~40℃。"除此之外，为了安全和获得良好的使用体验，医院实际使用中的所有洗手设施热水供水温度都不宜大于 40℃。

但是，大量的研究表明，军团菌繁殖和生长的适宜温度是 20~50℃，pH 值为 5.0~8.5，最佳生长温度为 40℃。军团菌存在于各种给水系统，如市政和室内给水系统的储水箱、水龙头、淋浴喷头、阀门和管道，水处理系统和水泵，水加热器和锅炉，各种给水系统的冷却塔，循环水系统的冷却塔、冷凝器，各种装饰性的喷泉、游泳池，各种水加湿系统等。通常生活热水和空调冷却循环水系统中滋生军团菌的可能性较大。当生活热水系统管道内水的温度约为 60℃时，基本可以防止军团菌的滋生。为了限制军团菌在热水系统中滋生，达到院内感染防控的要求，《综合医院建筑设计规范》（GB 51039—2014）又明确规定："生活热水系统的水加热器出水温度不应低于 60℃，系统回水温度不应低于 50℃。"在华南地区常年气温一般不低于 10℃的使用环境中，在热水箱出口的水温为 60℃，使用机械循环的情况下，实际监测到的系统回水温度一般不低于 55℃。

因此，如果直接使用以普通的冷热水龙头作开关调节水温的淋浴器，一旦将冷热水开关阀开到热水的最高温，淋浴器的出水温度一般会超过55℃，可能会对人体皮肤造成烫伤，尤其对于儿童病房、老年病房等，存在安全隐患。为了安全起见，需要在热水管接到冷热水龙头开关前加装冷热水混水阀，将热水温度控制在42~45℃，保障淋浴器的出水温度不超过45℃，消除潜在的烫伤风险。但是安装冷热水混水阀后，由于冷热水管道的水压是不相同的，如果冷水管道的水压高于热水管道，冷水可以通过混水阀进入热水管道，造成热水管道的水温下降，并通过回水循环管道导致热水箱的水温降低，可能造成使用体验不良、军团菌繁殖的风险，以及热水系统加热器反复启动，增加能耗等问题。如果冷水管道的水压低于热水管道，热水可以通过混水阀进入冷水管道，会造成能耗浪费。因此，还需要给每个淋浴间的冷热水管道安装止回阀。由于增加冷热水混水阀和止回阀较大程度地提高了热水供应系统的建设投资成本，诸多医院建设项目往往因投资概算的限制，只能放弃安装冷热水混水阀和止回阀，容忍潜在的烫伤风险。

2）感应阀和水温调节的矛盾

为了医院内感染控制的需要，《综合医院建筑设计规范》（GB 51039—2014）强制性要求严格执行如下规范：

下列场所的用水点应采用非手动开关，并应采取防止污水外溅的措施：

① 公共卫生间的洗手盆、小便斗、大便器。

② 护士站、治疗室、中心（消毒）供应室、监护病房等房间的洗手盆。

③ 产房、手术刷手池、无菌室、血液病房和烧伤病房等房间的洗手盆。

④ 有无菌要求或防止院内感染场所的卫生器具。

同时还规定采用非手动开关的用水点应符合下列要求：

① 公共卫生间的洗手盆宜采用感应自动水龙头，小便斗宜采用自动冲洗阀，蹲式大便器宜采用脚踏式自闭冲洗阀或感应冲洗阀。

② 护士站、治疗室、洁净室和消毒供应中心、监护病房和烧伤病房等房间的洗手盆，应采用感应自动、膝动或肘动开关水龙头。

③ 产房、手术刷手池、洁净无菌室、血液病房和烧伤病房等房间的洗手盆，应采用感应自动水龙头。

④ 诊室、检验科等房间的洗手盆。

⑤ 有无菌要求或防止院内感染场所的卫生器具，应按本条第①款~第③款要求选择水龙头或冲洗阀。

因此，大多数医院建设项目的洗手盆水龙头都选用感应自动水龙头。

大量的研究文献表明，规范洗手是控制医院感染最有效的措施之一，提供温水洗手，可以提升医院员工、患者及陪护人员洗手的良好体验和洗手依从性，降低院内感染风险。但是感应自动水龙头不具备冷热水开关的混水调节水温功能，需要在感应自动水龙头前面安装恒温冷热水混水阀和止回阀，将洗手盆水龙头出水温度控制在35℃左右。同样，由于安装恒温冷热水混水阀和止回阀会较大程度地增加热水供应系统的建设投资成本，诸多医院建设项目往往由于投资概算的限制，只能放弃安装冷热水混水阀、止回阀和感应自动水龙头，选用普通手动式冷热水龙头开关，或者安装感应自动水龙头并仅供应冷水洗手，违反医院感染控制相关要求。

为了满足医院感染控制和消除产生烫伤的潜在风险的要求，有的医院会选择将全部洗手盆供水优化改造为安装冷热水混水阀、止回阀和感应自动水龙头。但在多年的实际使用过程中,还是发现存在问题。由于水管内可能有一些污垢等,部分止回阀功能失效,并且由于安装了数以千计的止回阀,很难排查出具体是哪个止回阀功能失效,无法彻底维修,使得压力较高的冷水可以通过混水阀持续不断进入热水管道,造成热水管道的水温下降,并通过回水循环管道使热水箱的水温降低,可能导致使用体验不良、军团菌繁殖的风险以及热水系统加热器反复启动增加能耗等问题。

对于上述水温调节所存在的一系列矛盾问题,其产生的根源是冷水管道和热水管道的水压力不一致。我们可以研究借助科技手段进行供水系统设计优化。例如,可以在与热水箱相同的高度水平安装冷水箱,为热水管道和冷水管道安装灵敏精确的水压传感器,并连动精密变频水泵,实现冷水管道和热水管道水压力的动态平衡,将可以全面解决上述矛盾问题。这些构思有待进一步论证测试,也期望医院建设同行们集思广益,彻底解决这些问题。

2.7.3　如何满足分科绩效考核计量的要求

2019 年 1 月 30 日,国务院办公厅印发《关于加强三级公立医院绩效考核工作的意见》(国办发〔2019〕4 号)文件,启动对三级公立医院的绩效考核工作,其中考核指标内容包括"万元收入能耗支出"(总能耗为水、电、气、热等能耗折算为吨标煤后之和)。可以预见,未来加强各级公立医院绩效考核必将成为常态工作。医院内部必须加强绩效考核,必然需要将各个考核指标分解传递到各个科室。对于水资源能耗的计量考核,要求给排水系统设计能够满足对各科室用水进行水表计量。

按照传统的医院建筑内部供水系统设计方案,设计师出于节约管材的目的,往往安排两个相邻的用水单元(卫生间或洗手盆)共用一个水管井进行竖向布管,将供水系统设计为上下用水单元共用立管(图 2-14)。

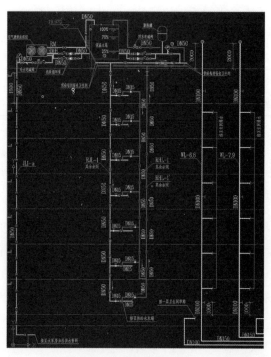

图 2-14　相邻用水单元共用竖向立管的供水设计方案

但是这种共用竖向立管的供水设计方案，与医院各科室用房同层平面分布的结构不匹配。为了满足对各科室用水进行水表计量的绩效考核要求，必然需要至少每两个用水单元的冷、热水支管分别安装计量水表的方式（图2-15）。在每个计量统计时间段，需要查抄所有科室用水单元的计量水表读数，才能统计计算各个科室的用水量。由于现代化大型医院往往有数以千计的病房、诊室、值班室等用水单元，一方面安装大量计量水表会大幅增加医院建设项目的投资成本，另一方面，水表多数设置在卫生间给水支管上，读表时都要通过病房进入卫生间逐个读表计量再做统计，给医院后勤运维管理造成诸多不便，加大医院运营人力成本。

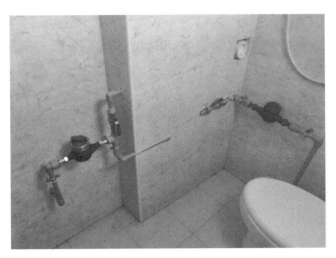

图 2-15　两个用水单元冷、热水管分别安装计量表

　　基于上述因素，医院供水系统（包括热水系统）设计应考虑各楼层内主干水管横向布管的设计方案，在每个科室的冷水、热水及热水循环回水分支主干水管上安装计量水表即可完成对科室的用水计量（图2-16），满足能耗绩效考核的要求，促使各科室养成节约用水的习惯，促进绿色医院建设。此外，这种楼层供水主干管道横向布管的模式，还具备很多优点，包括：如果发现漏水或需要维修，可以方便快捷地关闭楼层供水总阀，方便运维管理；可以减少竖向水井的数量，增加卫生间的使用面积，提高卫生间的方正性；减少水管对楼板的穿透，降低楼板漏水的概率等。

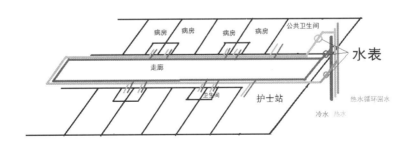

图 2-16　楼层主干水管横向布管示意

　　总之，当前医院传统给水系统设计在实际使用中还存在一些问题，需要医院建设者们不断发现问题，勤于思考，利用智慧和科技不断优化设计，建设更加完美的医院。

2.8　医院照明设计规范要点

医院照明与医院医疗质量、医疗安全、医疗环境、生产安全乃至医院内工作员工、就诊患者及陪同人员的身心健康等均息息相关，是医院建设中不可或缺的一项重要内容。既往由于照明设备生产技术的限制，医院照明是日光灯一统天下。但随着我国社会经济的快速发展，现代化医院建设对医院照明提出了越来越多、越来越高的要求。而近年来我国照明设备的技术研发和生产水平已经全球领先，完全可以满足医院照明高标准、多样化和智能化的需求。过去的医院照明设计只需要关注照度、色温等少数几个指标就可以，但现代医院照明设计需要从琳琅满目的照明设备中挑选切合医院功能需求的技术产品，打造满足医院多维度新要求的智慧化照明系统，这对医院照明设计提出了全新的挑战。笔者结合近期参与编制的团体标准《医院及医疗机构建筑空间照明技术规范》，提出医院照明设计需要注意的几个方面。

2.8.1　医院照明设计需要满足不同医疗功能场所对照明的个性化功能需求

现代化医院，尤其是大型综合医院具有非常复杂的功能，除了急诊部、门诊部、住院部、医技科室、保障系统、行政管理和院内生活用房七项主要功能用房之外，往往还包括大型设备、保健、科研、教学乃至停车场等其他功能用房，并且每一项功能用房还分很多不同的功能用途，例如门诊部和住院部分别有内、外、妇、儿、五官等不同的专科诊区、病区，每个专科病区的用房又分别有病房、办公室、治疗室、处置室等不同的功能房间。不同的医疗功能房间由于其承担的医疗功能不一样，使用的人群不一样，对照明设计具有不同的要求，包括照明功率因数、光源类型、发光效率、光照度、光照度均匀度、表面反射率、表面照度和照度均匀度、邻近周围区域照度、功率密度、统一眩光指数、色温、显色指数、发绀观察指数（COI）、色容差等各方面指标都可能具有不同的要求。例如，新生儿科病房和老年病房对照明的光照度要求是不一样的；皮肤科等科室诊室对色温、显色指数具有严格的要求，以便于医生的视诊，避免影响医生对病情的正确判断；超声诊断诊室要求不能够有灯光直射设备显示屏，避免影响医生诊断；口腔科诊室要求牙椅正上方天花不能安装直射灯具，避免让患者感到刺眼……因此，医院照明设计需要尽量满足不同医疗功能场所对照明的个性化需求，为提升医疗服务质量，保障医疗安全提供良好的照明支撑。

2.8.2　医院照明设计需要满足身心健康的需求

① 满足医院疗愈空间环境设计要求。近年来，利用空间、色彩、照明等设计打造医院疗愈空间环境，满足患者和医院工作人员的身心健康需求已经成为医院建设研究的热点。照明对人的视觉舒适度、认知和心理情绪等精神及行为等都具有重要影响，色温及照度会传达不同的情绪感受，也会影响人的身体机能。暖色调（≤3000K）结合低照度，可以给人温馨舒缓、精神放松的感觉；冷色调（≥5000K）结合高照度，给人清醒、冷静、干净卫生的感觉；中性色调（4000K）介于冷、暖色调之间，可以起到增强信心的作用。而医院中患者的心理往往比普通健康人更加敏感和脆弱，故医院照明对患者身心健康的影响更加明显。因此在医院建设中，在不同的医疗场合结合不同的空间形态、结构、色彩及材料，利用室内外声音、空气、材料等环境媒介，可以设计出有创意性的照明装置。结合不同的灯具，运用不同的表现手法，提供合适的个性化医院照明方案，预设灯

光效果来迎合不同的情绪，让灯光和人产生娱乐性的互动效果，可以营造契合不同人群在视觉、心理和生理三个维度不同需求的空间照明环境氛围，塑造具有浓郁人文关怀理念的医院空间疗愈环境。这样不仅可以为患者，亦可以为医院医务人员和其他工作人员带来良好的情绪感知影响，满足患者和医院工作人员身心健康对照明环境的需求。

② 减少灯光对身体健康的危害。近年来，越来越多的研究表明，长期不恰当的灯光照明会对人体眼睛、皮肤等带来损害。例如，强烈的灯光直射眼睛时间过长，有可能灼伤视网膜，形成不可逆性视网膜病变，导致患者出现视力下降、视野中央有缺损等症状；长期在强光下用眼，有可能造成角结膜干燥症，使患者感觉眼睛干涩、刺痛、有异物感等；而在昏暗的环境中长时间工作有可能造成视疲劳，引起眼睛酸胀、视物模糊等症状，并可能导致近视。如果长时间在有较高蓝光成分的灯光照明环境下工作，由于蓝光具有极高能量，波长短，能够引起视网膜色素上皮细胞的萎缩甚至死亡，导致黄斑病变，晶状体变性形成白内障，造成视觉疲劳和近视、复视、注意力无法集中等症状，还会抑制褪黑色素的分泌造成睡眠质量不良，影响人们的学习与工作效率。在重症监护室，灯光通常是 24 小时常开，有可能引起患者生物节律混乱，对身体恢复造成负面影响。在新生儿重症监护室，如果有太强烈的灯光和蓝光，会对早产儿视网膜造成损害。因此，医院照明设计需要结合不同的功能用房和不同的使用人群，选择恰当的灯光照明方案和照明设备，尽量减少灯光对医院工作人员和患者身体健康的损害。

2.8.3　医院照明设计需要满足绿色环保需求

随着医院绿色建筑相关规范标准的实施，医院建设运行的环保理念逐渐被广泛关注。照明是医院能耗的重要部分，因此医院照明设计中的节能要求日益受到重视。医院照明设计在满足医院功能需求和疗愈空间环境设计及健康安全光学环境要求的前提下，需要考虑尽量采用节省电能和环保、生态的照明设计方案。尽量选择电光能量转换效率较高的节能照明及配套设备，LED 光源是目前比较理想的光源，相比传统荧光灯的光效有极大提高，结合合理的结构设计和配光设计，可以大幅降低照明能耗，减少不必要的电力浪费。使用可以有效减少能耗的智能化照明控制系统，比如公共通道和楼梯、停车场和卫生间等辅助设施、护士站等公共空间都可以采用感应控制，有些还可以进行场景设置，不仅节能，还可以改善照明效果。最重要的是结合建筑设计方案和医疗工艺流程设计方案，尽可能合理利用天然光资源进行照明，减少人工光源电能需求。天然日光照明与人工光源相比，除了可以带来最直观的节能效果，还比人工光源更加舒适、健康。例如给地下室停车场设计采光天井和采光天窗等，可以利用自然光为室内提供充分的日间照明。甚至有的医院可以采用光导照明技术，通过无电照明手段达到节约照明电耗的目的，既可以创造低耗能、高舒适度的健康环境，又可以做好建筑外观和装饰艺术创作。

医院照明设计除了需要考虑传统的节能环保要求之外，还需要考虑尽量避免产生室内外的光污染、噪声污染、电磁波污染和重金属及有害物质污染等。医院照明设计需要注意防止室外泛光照明、室内眩光灯具等产生光污染对室内人员的工作、睡眠生活的不良影响，防止有些劣质照明设备和镇流器等配套设备产生噪声污染。有些精密医疗设备有可能会受到一些照明设备及配套设备产生的谐波、电磁波的干扰，这些设备周边空间尤其需要注意选择不会产生干扰的照明设备。基于保护医院内孕产妇和婴幼儿等特殊人群的健康要求，医院照明设备需要尽量选择使用不含铅、汞等有害重金属及有害物质的产品，避免使用过程中及破损后产生有害物质污染。

2.8.4 医院照明设计需要满足院感控制的需求

新冠肺炎疫情发生后，对医院内感染控制和疫情防控提出很多新的需求，医院照明设计也需要做出新的调整。一方面，医院的很多医疗场所需要反复清洁消毒，因此要求这些场所的照明设备能够满足反复消毒的要求，包括外观需要密闭，避免藏污纳垢，需要能够耐受消毒剂喷雾消毒等。另一方面，紫外线灯产生的波长范围为 240~280 nm 的紫外线具有杀灭细菌、病毒的功能，通常被用于物体表面及手术室、无菌操作实验室及烧伤病房等室内空气中的细菌消毒，亦可用于不耐热物品表面的消毒。疫情发生后，医院内需要使用紫外线灯进行消毒的场所大大增多。但是波长范围为 240~280 nm 的紫外线也是对人体有害的光谱，因此医院照明设计需要考虑满足诸多场所对紫外线灯消毒的需求，还要做好配套保护措施，例如使用感应联动开关系统，当感应到人进入场所后，紫外线灯自动熄灭，避免使用人员受到伤害。

2.8.5 医院照明设计需要满足生产安全的需求

医院是对生产安全具有严格要求的公共场所，医院照明设计需满足多方面的安全要求。

① 医院照明设计要满足医院应急安全照明的要求。在包括停电等各种应急状态下，需要有保障抢救、手术等各种应急医疗需求的照明，保障各种有人的空间和疏散通道有满足人员疏散要求的照明。

② 医院照明设计需要满足消防安全的各种要求。医院照明及其配套线路的异常往往是引起医院火灾的重要原因之一，医院照明灯具、线路及配套设备需要选用具有较高消防安全标准的产品，安装位置需要远离可燃物，例如照明灯具下方不能够有隔帘、窗帘等可燃物，不能直接安装在木制天花板上，如果非要安装在木制天花板等可燃物上，必须要使用金属框架等不燃物进行隔绝，线路需要用不燃材料套管，防止短路引起火灾。医院氧气房等特殊房间需要安装防爆功能灯具。

③ 医院照明设计需要满足路面照明安全的需要。医院病房内及走廊等路面需要安装地灯，既保证地面有充足的照明，又可以避免天花板上的灯具引起眩光，保障患者在夜间行走的安全。

④ 医院照明设计需要满足防止触电的安全要求。医院要使用很多安装位置较低、可以触摸到的地灯和安全出口指引灯，以及各种满足医疗特殊需求的照明灯具，这些都需要选用配备漏电保护器，且具有防止儿童触摸引起触电功能的灯具。

⑤ 照明设计需要选用不容易爆裂、破碎的灯具，并选用寿命比较长的灯具和比较方便更换、安装的灯具。

2.8.6 医院照明设计需要满足智能控制的需求

医院照明智能控制系统是现代化医院智慧后勤建设的重要内容之一。完善的医院照明智能控制系统可以通过计算机网络实现对医院所有照明设备的集中智能化监控和控制，还可以接入以BIM 为基础的医院智慧后勤控制平台，实现对全院照明系统的可视化实时监控和远程集中控制。例如，可了解当前各个照明设备的工作状态；当有紧急情况时，控制整个系统及时发出故障报告，实现对灯光系统的各种智能化管理及自动控制。照明智能化控制系统可以与照度传感器和体温红外线传感器实现物联网联动，可以实现人在灯亮、人离灯灭的智能化开关控制和自动保持室内光线照度恒定。当室外照入室内的光线变强时，系统会根据传感器调低灯光亮度或关闭照明设备；当室外照入室内的光线变弱时，传感器会根据感应信号调整灯的亮度到预先设置的照度值。可以使用计算机系统和时钟系统对医院照明按预先设置的不同场景，按时切换场景的灯光，使灯光呈现按每天的日出日落或有时间规律的变化。可以使用计算机系统控制室内照明，实现不同场景环境的灯光照明呈现不同艺术效果，营造出舒适的环境，有利于人们的身心健康，提高工作效率。例如手术室可以在手术进行时营造冷色调的灯光环境，使医护人员保持头脑清醒；在手术换台时营造出暖色调的灯光环境，使医护人员心情放松舒畅。医院照明智能控制系统最大的作用是自动调节灯光强弱和开关，达到节能效果，减少能耗。智能调光控制系统采用缓开启及淡入淡出调光控制，可避免对灯具的冷态冲击，延长灯具使用寿命，可节省大量灯泡，减少更换灯泡的工作量。因此，医院照明设计需要满足智慧控制的需求。

2.9 新建医院电梯规划要点与新观点

电梯是医院最主要的垂直运输方式，也是医院正常运行必不可少的设施。医院人流高峰时段乘电梯难，是部分医院的痛点所在，经常被患者和员工诟病。过去很长一段时间内建设的一些老医院建筑，由于进口电梯价格昂贵、投资额限制和对乘梯需求估算不足等原因，配置的电梯数量、性能参数等往往存在不足。但是，近年来随着我国经济社会的快速发展，新建、改扩建了大批现代化的医院项目，但部分新医院建筑依然没有解决高峰时段乘电梯难的问题，尤其是在医院建设新高潮中出现了一大批高层医院建筑，更加凸显了重视研究解决医院电梯问题的必要性。

2.9.1 医院电梯功能需求与选型

医院电梯分为医疗专用、客运、货运三种用途。按使用功能分类，医疗专用的电梯包括病床梯、手术专用梯、负压电梯、污物电梯等。客运电梯包括普通客梯、医护电梯、无障碍电梯、消防电梯和电动扶梯等。货运电梯包括大设备货梯、洁物电梯、机器人物流专用电梯、手术室供应室立体仓库电梯等。

1）医疗专用电梯选型

医疗专用电梯（医用电梯、病床梯）是主要为运送病床（病人）和医疗设备而设计的电梯，属于国家标准《电梯主参数及轿厢、井道、机房的型式与尺寸 第1部分：Ⅰ、Ⅱ、Ⅲ、Ⅵ类电梯》（GB/T 7025.1—2008）中的Ⅲ类电梯。其功能要求是安全稳定、舒适低速、顺畅便捷和可控可调，需要满足病床患者附带医疗设备大尺寸、大负荷转运，危急重症患者绿色通道快速转运，特殊疾病等对压力变化敏感患者平稳转运，传染病患者安全转运和轮椅及行动不便患者使用等多方面特殊医疗功能需求。其规划选型除了质量可靠、性能稳定等要求之外，建议注意以下几点：

① 尽量选大型号。医用电梯轿厢尺寸和额定载重量规格在电梯井和投资允许的范围内尽量选大型号。随着现代医疗技术和医疗装备技术的快速发展，未来很多新医疗设备的不断涌现和普及，以及分级诊疗制度的实施，患者转运的需求会不断变化，有些特殊患者的转运有可能需要附带特殊医疗设备，以保障患者安全转运。甚至，有些病人在电梯内需要进行心肺复苏等抢救措施也屡见不鲜。在这些情况下，空间稍大可以带来很大的便利。因此在条件允许的情况下选择大尺寸电梯轿厢和大额定载重量规格的医用电梯，更符合未来医疗转运功能和各种极端情况的需求。尤其是有急救室、病房（含ICU）、手术室、大型检查治疗设备的医院楼房建筑，建议尽量规划配置至少一台额定载重量2500kg、可以运载病床及附带辅助医疗设备和相关人员的电梯。

② 额定速度就高不就低。医用电梯一般选用额定速度为1.0~2.5m/s的电梯。有的设计师认为，未来为保障神经外科、胸科等对压力变化敏感的特殊疾病患者的安全转运，医用电梯设计应选额定速度为1.75m/s以下的电梯型号，但这与危急重症患者绿色通道快速转运的需求存在矛盾。基于长时间的使用实践和体验，建议医院的医用电梯在设计选型时要选择额定速度为2.0~2.5m/s的，以满足更多可能的需要。因为在实际使用中，额定速度较高型号的电梯是可以降低运行速度的，反之却要困难得多。

③ 可控可调。医用电梯需要满足医院诸多不同的医疗运载特殊需求，因此医用电梯要满足使

用人员根据不同需求对其实现便捷控制和调度的功能要求，除了呼梯控制、楼控控制、层控控制、对讲联动控制等传统的梯内梯外控制功能外，还可以包括中央远程控制、物联网智能控制和智能化调整调度功能。例如用远程控制调整电梯的停靠楼层，用梯内和远程控制调整电梯速度，甚至与智能导航机器人等连接，控制到达楼层及电梯门开关等。

④ 出入顺畅。医疗专用电梯主要是为运送病床（病人）和辅助医疗设备而设计的，因此电梯选型要注意电梯门和电梯轿厢的平滑度，保障病床和辅助医疗设备进出电梯的顺畅性，尽量避免突出物的碰撞，尤其是避免紧急运载的情况下各种设备管道线路、病床织物等的挂扯。因此，医疗专用电梯应选择符合国家标准 GB/T 7025.1—2008 中的医用电梯类型的电梯（图 2-17），即面向电梯的右侧电梯门框和电梯厢壁平齐，并采用折叠电梯门以尽量增大电梯门的宽度，减少中分门对病床的夹碰，让病床进出更加顺畅（图 2-18）。

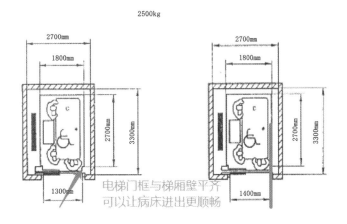

图 2-17 医用电梯设计平面图

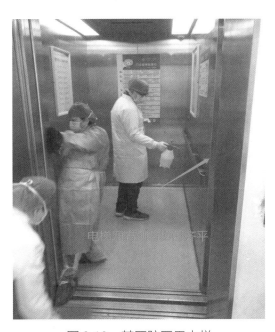

图 2-18 某医院医用电梯

此外，需要注意的是《综合医院建筑设计规范》规定医院污物梯应采用"病床梯"（图 2-19）。

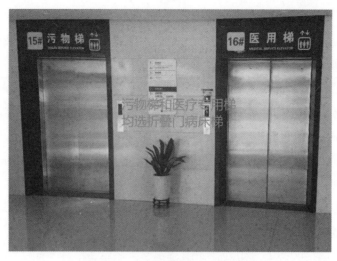

图 2-19　污物梯和医用梯对比

2）客梯选型

医院客梯主要选用国家标准（GB/T 7025.1—2008）中的Ⅱ类电梯和电动扶梯。医院对客梯的功能要求主要是安全稳定、大运量和智能控制。医院客梯面对的是各种各样的人群，尤其包括老弱病残需要特别关照的人群。因此，医院的客运电梯选型毫无疑问应首要考虑质量可靠、安全稳定；其次，要在安全稳定、电梯井和投资允许的范围内尽量选择最大尺寸型号、额定载重量和额定速度的电梯型号，提高电梯的运量，解决医院高峰期乘电梯难的问题。例如选择中分门的电梯，与一侧开门的电梯型号相比可以提高开关门的速度，或者选择折叠中分门的电梯，可以设计更大的门洞宽度，都能提高电梯的运载效率和运载量。此外，需要尽量选择可以实现对电梯进行智能化集中控制的电梯，未来可以利用大数据和人工智能技术实现对医院电梯的智慧化运行管理。有些医院规划将医护电梯或访客梯兼用于机器人物流，需选择具有相应控制系统的电梯型号或预留对接改造的接口。最后，医院的客梯还需要满足医院感染控制卫生消毒、无障碍和消防等各方面的特殊要求，以及舒适性、隔声性、信号功能、美观性、低能耗等普通要求。

对于医院自动扶梯选型，最重要的是选用安全性能良好和安全配套设施齐全的型号，包括防碰挡板、防夹装置、扶手带下缘距离、紧急制停、禁止操纵逆转、梯级或踏板的缺失监测等安全保护功能。

3）货运电梯选型

医院的洁物专用电梯、机器人物流专用电梯、手术室供应室立体仓库电梯等，一般按照功能需求设计选型，并尽量具备远程控制的功能。值得注意的是，随着科技的发展，不断涌现新的大型医疗装备和大型实验装备，一些带有实验室、医技检查治疗用房、手术室等功能布局的医院高层建筑，需要考虑选择安装一台 3000 kg 及以上的载货电梯，并且配套规划宽大的电梯门洞和通道，以便满足大型医疗装备和大型实验装备运载的不时之需。

2.9.2　医院电梯数量的测算

医院普遍存在高峰期乘梯难的问题，实质上主要是因为医院电梯规划设计数量不足。造成这一问题的原因有很多，包括医院总投资额限制、医院面积指标和核心筒面积的限制等，也可能有电梯需求数量测算不足的原因。医院电梯数量的测算一般采用高峰时段5分钟载客率的测算公式。公式本身并不存在问题，导致测算结果不准确的往往是对公式涉及的多个参数的选择数量和估算不足。而在相关参数的选择中，单程区间内服务楼层数、轿厢单边运行总长度等建筑参数，以及轿厢出入口宽度修正系数、开关门单元时间、额定速度、加减速段平均速度等电梯自身参数，都是客观、明确的参数，不会存在估算问题。最大的问题往往出现在对乘梯需求数量的测算上，主要包括以下三个方面：

① 对医院电梯使用需求人数估算不足。有的设计师估算医院电梯需求人数往往只考虑门诊、住院病人数和医护员工数量。但使用医院电梯的包括大量就诊陪同人员、陪护人员、探视访客、医院后勤外包服务人员等。另外，医院内使用电梯的人员有可能不是每个人只使用一次电梯，医院的门诊患者及陪护人员进行检查、缴费、取药、咨询、治疗等，有可能需要上上下下反复多次使用电梯。需要病床运送的病人，每次使用电梯需要占用整个电梯空间，相当于10余人的乘梯需求量。医院医护行政部门员工也不是上下班只使用一次电梯，而是要会诊、出诊、查房、检查等不断穿行于医院各个建筑，反复多次使用电梯。尤其是医院后勤支持服务人员，需要奔走于医院各建筑之间运送标本、病历、耗材等各种物资，陪同患者检查、检验、治疗等，需要反复多次使用电梯。如果没有考虑这些因素，往往会导致医院电梯数量的测算结果与实际产生较大的偏差。

② 测算医院电梯使用需求数量时往往只考虑人的乘梯需求，忽略了物的乘梯需求。现代医院智慧物流系统是近几年才开始推广应用的，绝大部分医院的物资运送还是要通过医院电梯，有的设计师可能认为物资可以错峰运送，因此没有考虑物资运载需求。但实际上医院的部分物资是无法错峰运送的，包括紧急的标本、紧急使用的血液、药物、耗材和手术推床等。另外，医院各种床边医疗检查、治疗设备等也有可能无法错峰运送。还有，访客探视患者往往会携带花篮等礼品，诸如此类的物品都可能挤占电梯的运载空间，导致医院电梯使用需求数量估算不足。

新建医院使用智慧物流系统，包括箱式物流、气动物流、轨道小车物流、垃圾或被服收集系统、机器人物流等，可能会分担部分电梯物资运送需求，但是手术推床等运输需求是智慧物流系统无法分担的，估算医院电梯使用需求数量还是要计算这一部分物体的运输需求。

③ 自动扶梯和垂直电梯运载量分摊估算不准确。自动扶梯因具备连续不断地搭载大量人流的性能，尤其适合医院等大人流量的公共建筑。因此，很多设计师认为在医院电梯设计中通过在门诊、医技等建筑设计自动扶梯，可以减少垂直电梯的数量。但是一部分设计师有可能过大地估计了自动扶梯所分担的运载量比例份额，导致垂直电梯数量估算不足。首先，乘坐医院电梯的主要是老弱病残和孕妇等行动不便、需要特别关照的人群，其中部分人群及其陪诊人群是不适于使用自动扶梯的。其次，自动扶梯每层都需要转乘，随着楼层的增加，选择自动扶梯的人数比例快速下降，尤其是需要转乘3次以上的（如从1层到4层及以上），选择的人数较少，因此自动扶梯对4层及以上的电梯乘客分摊得并不太多。

需要强调的是，由于投资总额控制和医院垂直交通核心筒面积的控制，医院建筑电梯规划是不可能仅通过增加电梯量解决医院高峰时段乘电梯难问题的。新医院建设需要尽量控制医院建筑的高度，通过创新功能布局，改变传统门诊楼—医技楼—住院楼的布局模式，采用系统疾病诊疗中心的布局模式，上面楼层用于住院，下面楼层用于门诊，人流量少的科室布置在高楼层，人流量大的科室布置在低楼层，推进精准预约门诊和一站式服务，推进物联网诊疗和分级诊疗等各种创新措施，应用智慧物流系统，降低电梯运载量需求。

2.9.3　医院电梯布局规划

医院的电梯布局规划位置要根据医院建筑的医疗工艺流程设计、室内外交通规划和业务功能布局开展规划，一般常规医疗专用病床梯布置在交通核心筒，医护电梯布置靠近医护工作区域和洁净区域，污物电梯布置靠近污染区域和垃圾污物暂存点。尽量保障医护及洁物流线、访客流线及普通患者流线、感染患者流线、污物流线等清晰分流，尽量避免清洁和污染流线交叉，满足医院内感染控制的相关要求。首层电梯候梯厅需要与医院大堂相对分开，尽量避免医院大堂人群流线穿越电梯候梯厅（图2-20）。尽量规划充足的等候电梯空间，如果电梯候梯厅空间不能满足高峰时段排队等候人群的空间要求，需要在邻近大堂的区域预留排队等候人群扩大的空间，并尽量避免候梯人群与医院大堂人群流线交叉。

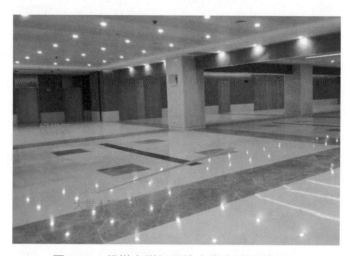

图2-20　候梯人群与医院大堂人群流线分开

自动扶梯的布局要结合医疗服务流程和室内交通规划综合设计，尽量靠近医院人流较大的出入口显眼处，尽量布局在垂直电梯前面，以便充分发挥自动扶梯的大运量优势，分担更多电梯载客量。如果是连续多层的双向自动扶梯，应尽量采用交叉排列式，以减少连续上下多层转乘需要走动的距离。

现代化大型医院往往打通地下室，形成巨大的地下停车空间，需考虑各个垂直交通筒均规划至少有一台电梯直通地下室各层，另外可酌情考虑使用自动扶梯，尽量做好地下室停车场和地面及各楼层的交通衔接，减少患者在地下停车场行走的路程。此外，现代化大型医院面积很大，从头到尾距离数百米，必要时可以考虑安装平地扶梯，减少病人走动距离，提升人文关怀服务和患者满意度。

2.9.4　医院电梯安全规划理念

电梯属于对安全性能要求特别高的设备，被纳入特种设备进行严格的安全监管。医院电梯使用人群中包括老弱病残和孕妇等身体机能相对较弱及需要特别关照的人群，因此医院电梯需要考虑更高的安全性能参数和更好的安全配套设施，以大概率思维防范可能带来严重不良后果的小概率事件。医院电梯启动速度和加速度、电梯门关闭速度等不能太快，最好具有多种电梯门防夹装置等，具备关门预警，并且不能强制关门。电梯故障常常由电脑端故障引起，医院可以选用具备双电脑控制系统的电梯，当运作的一套电脑发生故障时，另一套电脑会自动控制电梯运行，故障电脑则通过诊断自检功能分析查找故障原因，以确保乘客不致被关在电梯里面。

尽量避免自动扶梯开口直接对准走廊，最好在起步区设置缓冲空间，防止意外摔落。自动扶梯起始段和终点段最好设计 2 个水平梯级，斜度尽量控制在 30°左右（图 2-21），以让患者获得比较平稳的乘梯体验。自动扶梯需要配套安装侧面安全防护栏板，交叉排列式或并列式自动扶梯间的缝隙应该封闭或安装防止物品坠落的安全网（图 2-22）。

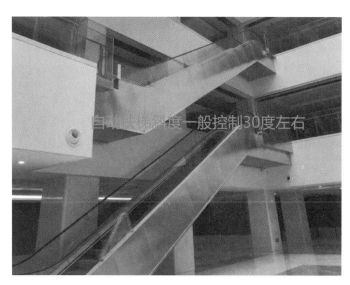

图 2-21　医院自动扶梯

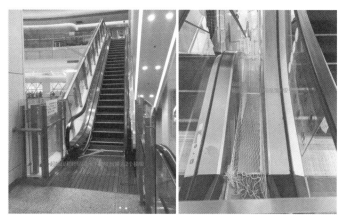

图 2-22　自动扶梯间缝隙封闭处理

需要对电梯轿厢内、机房、自动扶梯、自动人行道及其出入口安装实时监控摄像头，甚至可以按照智能化的行为智慧监控系统，自动发现不规范乘用电梯行为和在乘梯时摔倒等异常情况并发出警报，在人员密集使用电梯时，采取有效疏导措施。

医院电梯属于公众聚集场所使用的电梯，应当配置双回路供电系统、备用电源或者自动平层装置等停电应急设施设备，并安装电梯安全运行报警系统。当电梯发生困人异常情况时，需要能及时按照电梯困人故障应急救援预案做好被困人员的应急救援。

除了这些常规安全事项，医院电梯还需要关注医院内感染安全。在新冠肺炎疫情的传播中已经发现，病毒可以通过电梯内的气溶胶、飞沫和接触等方式传播。因此，运送传染病患者的专用电梯需要独立的电梯井、独立通风系统和负压系统。医院电梯需要便于消毒与清洁，防止交叉感染。

2.9.5 医院电梯智能化

随着物联网技术、人工智能技术和信息通信技术的快速发展，电梯也不断向智能化发展。智能电梯可以使用多个传感器对电梯的运行情况进行监测，包括电梯运行速度、电梯门开关情况、载重量以及电机速度等，并可以通过智能电梯中央控制系统实现智能化集中控制调度和运行参数调节。也可以通过传感器收集电梯运行数据，能够实现实时监控关键信息，将之传输到智能中央控制系统中，根据设定好的算法，对故障发生概率进行预测，当发现电梯运行数据异常时，可以提前指导电梯维护人员进行维护处理，降低故障发生概率，保障乘客安全。当发生故障时，可以通过算法对故障发生的原因进行分析，快速确定引起电梯故障的元器件，指导电梯维修人员更换损坏的元器件，恢复电梯正常运行。此外，医院电梯运载能力和效率与电梯运行管理控制息息相关，因此需要尽量选择可以实现对电梯进行智能化集中控制的医院电梯，或者尽量预留未来智能化升级的条件，将来可以利用大数据和人工智能技术实现对医院电梯的智慧化运行管理，提高电梯的运行效率和运载能力，并降低能耗，提升医院的患者满意度和员工满意度。

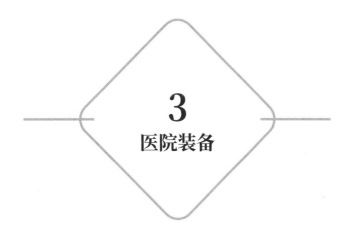

3

医院装备

现代化医院是重资产运营，而各种现代化医院装备系统是医院的核心资产，占据医院建设项目投资的最重要部分。现代化医院装备系统在一定程度上也影响着医院的医疗服务范围和水平。医院装备是体现医院医疗水平和综合实力的重要因素，持续增加最新先进医疗装备是提升医院竞争力的方式之一。

医院装备规划方案是医院设计需求的三大基础之一。

医院装备的采购安装是医院建设和筹备开业最重要的工作。

医院装备的运维和更新配置则伴随着医院的整个生命周期。

随着医疗装备技术的快速发展，不断有新的先进高科技医疗装备出现，有前瞻性地做好医院装备规划，并为未来先进医疗装备预留安装空间和更新换代的空间，做好医院装备的选型采购和运维保障，是保障医院顺利开业并可持续发展的重要工作之一。

3.1 新时代医院装备规划常见问题与创新对策

3.1.1 医院装备的范畴

医院装备的范畴没有明确统一的标准定义，从严格意义上来说，医院用到的所有东西都属于医院装备的范畴，包含医疗设备、办公设备、后勤设备、医用与非医用物资等。从狭义上理解，有些人将医院装备等同于医疗设备，但医疗设备的定义范畴也是不统一的，有些理解为仅限于直接用于诊断治疗的设备如 CT、MRI 和超声等仪器，有些定义范围则有所扩大，例如 2014 年 2 月 12 日国务院第 39 次常务会议修订通过的《医疗器械监督管理条例》，其中对医疗器械范畴的定义是"指直接或者间接用于人体的仪器、设备、器具、体外诊断试剂及校准物、材料以及其他类似或者相关的物品，包括所需要的计算机软件；其效用主要通过物理等方式获得，不是通过药理学、免疫学或者代谢的方式获得，或者虽然有这些方式参与但是只起辅助作用；其目的是：① 疾病的诊断、预防、监护、治疗或者缓解；② 损伤的诊断、监护、治疗、缓解或者功能补偿；③ 生理结构或者生理过程的检验、替代、调节或者支持；④ 生命的支持或者维持；⑤ 妊娠控制；⑥ 通过对来自人体的样本进行检查，为医疗或者诊断目的提供信息。"

1996 年 9 月 20 日，国家卫生部发布的《医疗卫生机构仪器设备管理办法》规定，医疗仪器设备系指"应用于医学领域，具有明显专业技术特征的医疗器械、科学仪器、卫生装备、实验室装置、辅助设备等。"很多医院设备科管理的范畴往往除了诊断治疗的设备之外，还包括医疗气体系统、清洗消毒净化系统、手术室配套设施、医用耗材等，甚至包括病床和护理推车等。随着现代装备制造业和信息化技术的快速发展，医学装备和机电装备、智能化装备不断融合跨界，范畴界线越来越模糊，有的时候已经很难分清楚。

本章节所讨论的医院医学装备规划的范畴，主要涉及医院建设项目策划设计过程中需要提前规划的、与医院建筑密切相关的医院所需装备，包括需要提前设计安装空间和条件的传统医疗仪器设备和医院临床支持后勤辅助机械装备及配套系统，既包括直线加速器、DR、CT、MRI 和超声等医疗设备，也包括医疗气体系统、清洗消毒系统、空调通风空气净化系统、手术室配套设施和医用电梯、医院污水处理系统等医疗辅助设备和后勤设备，还包括新近出现并快速发展的智能物流系统和智能发药柜等新设备。医院装备是医院开展医疗、教学、科研等全面工作的必要条件和物质基础，是体现医院医疗水平和综合实力的重要因素，对医院的学科发展和经济效益起着举足轻重的作用。随着医院装备科技产业的高速发展，各种高新技术医院装备不断涌现，对医院诊疗和运营模式带来巨大的改变，对医院建设项目科学合理地规划配置医院装备提出了全新的挑战。很多医院由于在策划设计时没有做好这些装备的规划而产生问题，对医院未来的运营和发展造成影响，有些需要进行二次拆除改造，有些甚至无法简单改造，成为医院永久的缺陷。

3.1.2 医院装备规划常见问题

1）医院装备安装条件预留不足

由于医院装备设备采购安装一般和建筑施工分开，且滞后于建筑施工，如果在医院策划和设计阶段没有做好医院装备规划，医院装备设备安装条件参数信息滞后，会导致设计条件缺失，进而导致医院装备安装条件预留不足，影响医院装备的选型采购和安装。常见的问题包括：

① 面积、层高、空间、承重、管井、降板和设备间等建筑条件预留不足。例如：医用电梯井大小预留不足，医用电梯尤其是有些医用双开门电梯通常比普通电梯需要更大的电梯井；因为不同的品牌可能对直线加速器等设备要求的面积大小不同，预留的房间面积可能不符合最后中标的品牌型号要求；核磁共振等设备需要降板安装，有些设备需要配套设备房但没有预留；有些机器需要安装室外机器但没有预留安装的位置和预留管道井，如核磁共振需要安装失超排放终端和管道等。

② 预留安装条件不能满足消防、生产安全、放射防护、电磁屏蔽、环保、卫生感控等规范要求。核医学科、放射科、放疗科、检验科等医疗设备和消毒供应室、发电机房、医疗气体机房等后勤辅助设备的安装都有可能涉及这些方面的规范要求，如果预留条件不符合相关规范的要求，通常无法通过评审和验收，并影响日后运行安全。

③ 水电气和排污水废气预留条件不能满足设备安装要求。大部分医院装备的安装条件都对水电气和排污等有特殊的要求，例如直线加速器、CT、MRI等设备对供电容量和质量等都有特殊要求，实验室、消毒供应室的设备对排污水废气等也有特殊要求，如果这些要求预留条件不能满足，就有可能影响安装和运行。

④ 医院装备设备安装位置运行会与周围环境产生冲突。医院各种装备设备运行时会有噪声、震动、辐射、漏水等一系列的影响，在设备用房布置时一定要关注其周边用房的情况，避免产生互相影响。例如核磁共振会产生噪声和震动，避免与听力测试等其他设备相邻，反过来电梯、轨道车、汽车等金属移动设施也会影响核磁共振成像。PET、CT等设备运行时会有不同程度的辐射产生，周边及上下层需要避免孕产妇、儿童诊疗服务场所。电器设备尤其是高压电器设备在运行时，会产生谐波，在设备用房布置时一定要关注其他设备用房如消防控制室、弱电机房易受谐波干扰的房间，尽量拉开两者之间的距离，现在虽然有谐波治理手段可以缓解一定影响，但是对于重要的房间，不能有任何风险，以免给后期的运营带来风险。

⑤ 医院装备设备安装运输通道预留不足以及维保通道等条件预留不足。医院大中型装备体积较大，其安装需要预留足够承重、宽度、高度等条件的运输通道，否则无法将设备搬运到安装位置，而且可能需要拆除部分建筑。此外，还要考虑设备更新时旧设备和新设备的运输通道，以及维修、保养的特殊通道等。

2）规划装备数量及功能不能满足运营的要求

如果在医院策划和设计阶段没有做好医院装备规划，医院装备设备安装条件参数信息滞后，导致设计条件缺失，设计可能会按照相关规范标准的低限设计预留装备安装面积空间及其他条件，导致后来可以安装的设备数量和服务功能不能够满足医院运营的实际需求，并且难以扩容，成为影响医院运营发展的瓶颈。最常见的是医院电梯数量和运输能力不足，导致诸多医院在高峰期电梯排队等候时间过长，影响医院正常运营秩序和使用体验，甚至影响医疗安全和生产安全。应急发电机功率、污水处理能力尤其是放射性污水处理能力等也常有不能够满足实际运营需求的情况。部分医院常有某些医疗设备数量和服务能力不能够满足患者服务的需求，需要预约排队较长的时间，有的可能要等候数周时间。

3）装备实际使用率低和资源浪费

如果没有做好医院装备规划，不但可能出现装备数量及功能不能满足运营的要求，还可能会出现部分装备实际使用率低和资源浪费的情况。有些医院盲目追求高精尖的医疗设备，没有考虑与学科及病种功能规划相匹配，由于需要使用这些设备诊疗的患者不足，造成部分医疗设备的使用率过低，造成资源浪费。有些医院设备规划没有前瞻性，数年后医院建成开始运营时，按当初规划采购的医疗设备已经过时，有些设备使用功能已经被更先进的设备取代，如果配置的医疗仪器已属更新换代前的产品，医疗价值会偏低或质量较差。例如配置太多的DR，但由于CT等设备的快速普及并提高了诊断的精确度，很多DR检查需求被取代，造成部分医疗设备闲置，使用率不高。此外，有些新建大型医院项目一次建成，所有设备全部安装到位，但由于人才招聘等各种因素需要分阶段开放营业，往往会造成部分设备闲置，不仅浪费资源，甚至还要耗费较高的运维费用。

4）装备选型不恰当

有的医院建设项目没有做好装备统一规划，通常会造成装备选型混乱，选型不能满足实际使用功能、运行使用和维修保养不便等情况。有的医院医疗气体系统接口没有统一规划，有的科室使用国标、有的科室使用德标、有的地方使用美标，导致设备选型接口混乱，不能在医院内调配使用，例如有可能呼吸科重症监护室的呼吸机调到心内科重症监护室就不能直接使用，需要通过转换接口才能使用，会造成使用不便，甚至可能会影响急救和医疗安全。有的医院净化空调系统设备选型不当，不能达到各种特殊情况下运行的要求，例如在冬天或夏天以及疫情暴发等情况下新风、制冷、制暖、净化和调节的功能不能到达相关要求，影响正常使用。

5）装备安装位置不符合医疗流程

有的医院建设项目没有在医院功能布局和医疗工艺设计时同步做好医院装备规划，预留好安装位置，导致后期部分设备只能见缝插针寻找位置安装，导致医院流线混乱，不符合医疗流程的要求，患者使用体验欠佳。大型医院由于占地面积大，如果按照门诊—医技—住院的传统医院布局模式，会造成部分医疗设备安装位置需要患者走很远的路程才能到达，增加医院的电梯垂直交通压力，而且急诊、门诊、住院的患者流线交叉汇集，不利于医院内的感染控制。

6）没有为未来先进新装备安装预留条件

医院设备是与医院未来发展联系最紧密的，是医院保持吸引力和竞争力，保障医院收支平衡和可持续发展的重要因素。持续增加先进医疗装备是提升医院竞争力的方式之一。随着医疗装备技术的快速发展，未来每5年左右就会有新一代的先进高科技装备出现，医院装备规划需要预留未来先进医疗装备的安装空间，保障医院的可持续发展。此外，还要考虑医院各种设备安装空间的可改造能力，在满足目前使用功能的前提下，预留未来设备更新换代的空间。

7）装备升级困难

有的医院装备选型产品型号老旧，没有信息化数据接口，难以升级实现信息化管理，阻碍了医院信息化、智慧化建设发展进度，有的医院多间手术室共用手术空气净化系统主机，不利于设备更新，此外机房空间太小，没有预留新设备的位置，更新设备需先拆除旧的，再安装新的，对医疗业务影响太大，也不利于设备更新。有些供电、纯水、污水处理系统的设备没有备份，需要停止运行、拆除旧的才能维修更新，对医疗业务造成不良影响。

3.1.3 医院装备规划要点

1）与医院功能布局同步开展医院装备规划

医院装备与医院建筑一起构成了医院开展医疗、教学、科研等工作的物质基础，也是体现医院医疗水平和综合实力的重要因素。但如前所述，诸多医院建设项目由于医院装备规划滞后于建筑设计施工，医院装备设备安装条件参数信息滞后，会导致设计条件缺失，医院装备规划只能在既定的医院建筑里开展，"削足适履"必然造成诸多缺陷，因此需要强调的是，医院装备规划需要与医院功能布局同步开展，并在医院建筑施工图纸设计前完成。医院装备规划需要明确各种装备的分布布局，确定各种设备安装场地的基础条件、房间数量、规格大小、运输通道以及水电气等管线布局参数要求，尤其是放射科、核医学科、消毒供应室、检验科、血透室和手术室等与建筑密切相关的大型设备和有特殊安装条件的设备，要结合科室整体建设规划方案明确设备安装具体位置和所需预留水电气等安装条件。让医院装备规划方案和医院功能布局规划方案、智慧医院建设顶层规划方案共同为新时代大型医院建筑施工设计提供坚实有力的支撑，使之能够真正为医院建筑设计提供可靠的需求依据和设计参数，减少医院建筑的二次甚至多次拆改，减少重复投资和资源浪费，减少对医院运营发展的影响。

2) 医院装备规划要以医院功能布局和运营发展需求为基础

诸多新建医院项目的装备规划比较常用的方法就是参考同类医院的配置方案甚至是机械照搬，或者是参考数家同类医院的平均数。而改扩建医院项目比较常用的医院装备规划方法是以临床科室诉求和医院后勤部门经验估计为主导，或者辅以简单业务发展及经济预测。这些方法都缺乏专业性、科学性、全面性和精确性，可能导致决策偏差，带来前面所述的诸多问题，不能满足医院未来运营发展的需求，甚至导致需要二次拆改造成资源浪费。近年来医院建设相关管理者和研究者们也逐渐发现了问题，并致力于研究寻求科学合理的医院装备规划配置模式和决策方法，也提出许多新的方法，有的提出医院装备规划要以需求和成本为基础，有的提出要运用客观真实数据与科学评估方法相结合进行医院装备规划决策，有的提出医院装备规划要进行循证与决策树分析等方法，这些都很有道理。但无论什么方法，医院装备规划要达到的目标就是尽可能地符合未来医院运营和发展的需求。医院装备是医院实现功能定位与发展目标的主要工具之一，是医院建设中高成本投入的固定资产，对医院的学科发展和经济效益起着举足轻重的作用，因此医院装备规划要以医院功能需求为基础，以满足医院未来运营发展的需求为导向，并与功能布局密切结合。

医院功能布局需要对影响医院未来运营和发展的内外相关因素进行科学的研究分析，确定医院所需要承载的主要功能及完成这些主要功能所需的配套医技、护理、药事、后勤保障和行政管理等业务板块，并确定医院各种功能的规模及所需配套设施设备，并按照医疗工艺和医疗流程的要求将其分配布置到医院建筑内。医院装备规划要结合医院功能规划，全面研究影响医院未来运营和发展的内因和外因，包括国家及区域卫生发展规划与政策、医疗资源分布情况、疾病谱发展趋势和区域医疗服务市场需求、医院功能定位及发展目标愿景、学科建设方向与布局、医疗技术装备、信息化技术等前瞻性发展运用及建设运营综合成本效益多方面具体因素，匹配医教研功能及规模布局的需求，医疗设备向重点学科和特色专科发展方向倾斜，并兼顾系统性、专业性、全面性、公平性、经济性、前瞻性等方面，采用循证科学的研究分析方法和系统科学的论证评估方法，制定契合医院功能布局和运营发展需求的医院装备规划方案。

3) 医院装备规划要与智慧医院规划密切结合

随着人工智能（AI）、物联网（LOT）和5G通信技术等的快速发展，智慧医院建设对医院功能布局、医疗工艺流程都带来了巨大的改变，因此医院装备规划需要与智慧医院建设规划密切结合。一方面要考虑智慧医院建设，推动医联体、分级诊疗制度、"互联网＋医疗"等未来就医需求和模式变化带来的影响和需求改变。医联体、分级诊疗制度和"互联网＋医疗"等服务模式必将随着智慧医院建设不断提供的技术支撑而快速发展，对于大型医院来说，可能会导致门诊量缩小，住院比例变大，门诊布局可能要朝着加强日间治疗、日间手术和远程医疗等方向发展，因此医院装备规划需要适应这些医院功能布局变化的需求。另一方面，智慧医院建设给医院医疗工艺流程和设备布局模式带来巨大的改变。智慧医院建设可以支撑大型医院采取门诊一站式服务、门诊住院医技一体化等更加便捷高效的创新服务布局模式。医疗设备的布局模式需要在智慧医院技术的支撑下与新的服务布局模式相匹配，放射影像大中型设备可以分置到住院、门诊和急诊区，超声、心电图等中小型设备和专科化的设备可以分置到相应的专科区域，减少患者在院内的移动距离、停留时间和流线交叉聚集，降低院内感染和疫情传播的风险，为患者提供更加人性化的服务，也减少医院资源的消耗。最后一方面，现代化的医院需要实现对医院装备的智慧化后勤管理和智慧化医疗服务。随着"健康中国"战略的实施，大型医院功能日渐多元化，医学科技迅速发展，各种高精尖、复杂昂贵的大型医疗装备层出不穷，医院装备需要不断地增加和更新，对设备运维管理提出了巨大的挑战。因此，大型医院需要利用智慧化物联网系统将医院所有的设备进行联网，并利用智慧化的管理系统进行管理，保障医院设备运行安全和资产安全。此外，现代化医院要实现智慧化医疗服务，需要医院装备的智能化、数字化、集成化，能通过医院信息系统联网接口全面集成到医疗信息化平台，并通过大数据、云计算技术实现检查、检验和科研结果的数字化传输和智能化分析应用，实现诊断、治疗、护理、康复、保健、科研、教学等方面的数字化和智慧化，为患者、医护人员、医院管理者提供智慧化服务。

4）医院装备规划需要具有前瞻性和亮点

由于医院项目建设周期较长，尤其是大型医院，从立项策划到竣工开业，往往需要5年左右的时间，但是现代医疗技术和医院装备技术在迅猛发展，5年时间，往往就会有更多新的先进高科技医疗装备出现，现有的设备也会技术升级，因此医院装备规划要根据医院功能定位和学科建设发展规划的需求，特别是与基建密切相关的设备，要有前瞻性的规划配置技术领先的设备或有预见性地按未来新一代的设备进行规划，预留安装条件，确保医院未来运营时临床诊疗技术能够紧跟国内外先进水平。

大型医院功能日渐多元化，但医院的发展不可能所有学科专科都能齐头并进，即使是在国际上名列前茅的医院，也有强势的拳头学科和弱势的学科，所有医院要快速发展，必须要根据医院的实际情况打造重点学科和经济效益较好的特色专科。随着医学科技和医疗装备技术迅速发展，医疗设备不断更新换代，各种高精尖、复杂昂贵的大型医疗装备层出不穷，但医院资源是有限的，不可能所有的装备都是最先进的，也不可能将所有各种高精尖、复杂昂贵的大型医疗装备都配置齐全。因此医院装备规划需要根据医院功能布局和学科发展规划有目的性、有选择性地适当向重点学科和经济效益较好的特色专科倾斜，在保障其他专科基本需求的基础上优先配置一部分高精尖的医疗装备，打造有特色、有亮点的医院装备规划方案，契合医院发展规划的需求，保障一部分重点学科专科获得突破性的发展，进而带动整个医院快速发展。

5）医院装备规划坚持要实事求是

医院装备投资的资源是有限的，医院装备规划方案需要将有限资源效益最大化，最大限度地符合医院运营管理和战略发展的需求，医院装备规划需要坚持实事求是的原则：第一，严格执行法规规范。医院装备规划会涉及各种法规、规范、标准，需要严格执行。涉及消防、生产安全、放射防护、电磁屏蔽、环保、卫生感控等强制法规规定和规范要求的，必须严格遵照相关规定要求进行规划；划定了底线要求的法规和规范，需要在满足这些底线要求的基础上，按照医院功能布局和运营发展的实际需求实事求是地进行规划配置。有时间阶段性限制的法规规定和规范要求，需要根据医院功能布局和运营发展的实际需求进行规划。例如直线加速器等列入国家卫生行政部门大型医用设备管理品目录的设备，需要获得审批才能配置，但是在进行医院装备规划时，不能因为当前没有获得批复就不进行配置规划或只按现在批复的数量进行规划，而是应该按照区域卫生规划、医院功能布局和运营发展的实际需求，科学论证合理的规划数量，并预留安装的条件。因为这些大型设备占地大，对建筑空间和结构等要求特殊，如果不在医院建筑设计阶段进行规划，医院建成后就无法改变安装条件，将会对未来医院运营发展造成阻碍。第二，装备种类、型号和数量等规划要基于真实合理的调研数据。不可以机械照搬同类医院的规划方案，也不能简单直接的按照同类医院的平均数规划；更不能直接按照临床科室诉求和医院后勤部门经验估计进行规划，而是需要通过广泛认真的调查研究，在相关方面获得第一手翔实的需求调研和市场调研数据资料的基础上，进行科学的分析，并计算发展的趋势，作出有预见性的科学合理的判断，以使医院装备规划方案能够更加符合医院未来运营发展的需求。第三，要实事求是地进行科学论证。医院装备规划不能盲目地追求高精尖的装备，要匹配医院功能布局和运营发展需求，在广泛收集装备产品相关技术和价格资料的基础上，进行经济效益分析和运行成本预测，采用循证科学的研究分析方法和系统科学的论证评估方法，对医院装备规划方案进行系统性、全面性、可行性、专业性、合理性、公平性、经济性、前瞻性等方面的科学论证，不断修改完善规划方案，确保规划方案最大限度契合医院未来运营发展的需求。

6）医院装备要统一规划，分步实施

大型医院的装备数量多、构成复杂，安装条件各有不同，为了避免医院装备安装条件参数信息滞后导致设计条件缺失，造成医院装备安装条件预留不足，影响医院装备的选型采购和安装，保障医院装备规划的统一性、完整性，需要对医院装备进行统一规划。但部分大型医院建筑竣工后，由于人才招聘等各种因素需要分阶段开放营业，为了避免装备闲置浪费资源和运维费用，医院装备规划需要与医院运营规划相结合分步实施。为使医院装备规划分步实施方案科学、合理、切实可行，应结合医院每期开设的科室业务规模、楼层分区等对配套装备的需求规划分步实施方案，使医院装备规划分步实施方案与医院建设运营相衔接，确保医院运营发展目标的顺利实现。第一，要优先加强首期实施的内容。由于首期实施的医院装备是医院开业发展的基础，需要结合医院运营规划，预计医院开业首阶段门急诊人次、住院人次、手术人次和临床各学科的发展情况，保障医院初期的正常运营需求，此外要考虑预留向下一期过渡的医院运营发展的设备需求，要优先加强首期实施部分设备规划数量，但又要兼顾设备的使用率，避免闲置浪费。在实施后期规划方案时要注意收集医院运营过程中首期设备使用和需求情况，根据医院运营状况、学科建设发展情况和医院装备技术发展情况进行适当调整，实现医院装备规划进一步优化。第二，要平衡基础装备和高精尖技术装备。医院装备与医院建筑一起构成了医院开展医疗、教学、科研等工作的物质基础，也是体现医院医疗水平和综合实力的重要因素。为了保障医院快速发展，必须在首期实施时既要落实满足医疗工作所需的基础性通用设备，也要超前考虑医院未来学科的发展需要，实施新技术项目和高技术附加值项目所依赖的高精尖技术设备，使医用设备规划与医院建设及运营计划相衔接，确保医院运营发展目标的顺利实现。但由于高精尖技术设备发展更新换代很快，需要结合重点学科的发展情况合理地分期逐步实施，不宜太过超前实施，避免造成资源浪费。但对于可能产生突破性成果、预期效益巨大的技术项目，在进行充分论证的基础上，可以优先实施。第三，要做好各学科配套装备的协调发展。首期的医院装备投资往往是有限的，在开展医院装备规划分步实施时，要充分考虑各学科间的平衡协调。需要按照重点学科在技术发展阶段上的差异性，突出重点学科建设和高经济效益特色专科建设，把首期可利用的有限经费，用于选购最急需的、最能充分发挥经济效益的设备上，最大限度地提高设备的使用效率和经济效率。

7）医院装备规划考虑必要冗余和预留发展条件

大型医院除了需要承担日常医疗服务的功能外，还要承担突发性重大灾难灾害事故应急救治功能和重大公共卫生事件应急救治功能，因此医院装备规划除了满足日常医疗服务的功能需求之外，还要按照由国家发改委等发布的《公共卫生防控救治能力建设方案》（发改社会〔2020〕0735 号）等相关文件的要求加强相关装备的建设，相关装备需要有一定的必要冗余，满足重大突发公共卫生事件救治的要求，确保突发事件医疗救治的高效、有序进行，并能同时维护正常医疗秩序，保障人民群众的身体健康和生命安全。为了保障医疗安全和医疗服务的持续稳定，医院很多装备需要不间断地持续运行，有些装备系统出现故障后难以及时维修恢复功能，会对医疗服务产生严重不良的影响，这些医院装备及配套系统都需要进行冗余规划。

医院装备也是体现医院医疗水平和综合实力的重要因素，持续增加新型医疗装备是提升医院竞争力的方式之一。随着医疗装备技术的快速发展，不断有新的高科技医疗装备出现，医院装备规划需要预留未来先进医疗装备的安装空间和未来设备更新换代的空间，保障医院的可持续发展。

3.1.4　医院装备规划创新对策

1）委托专业咨询研究机构负责

医院装备规划往往是由医院后勤部门或医院筹建部门承担，但医院后勤部门或医院筹建部门缺乏足够的人才和经验开展这项工作。并且医院装备建设会涉及医院的设计方、建设方，此外还有可能涉及行政主管部门和发改部门，需要大量的专业沟通，增加了医院装备规划的难度。医院装备规划过程中需要综合考虑多方面的因素，进行研究发现、权衡取舍，所以任何医院都很难做到完美，经常会造成医院落成后仍存在部分问题和缺陷。因此，专业的事情最好交给专业的机构和团队负责。

2）加强 BIM 技术的应用

医院装备规划可以使用 BIM 技术辅助开展装备的布局规划，使用 BIM 技术对重要空间节点进行模拟论证，对各项设备的安装条件进行模拟测试，提前发现规划缺漏和图纸错漏，有效衔接医院装备规划、建筑设计与专项设计之间的图纸问题，并形成设计、工程管理、建设施工、设备厂商等各方高效的信息沟通与对接，防止信息不对称产生的诸多问题。可以对复杂结构进行仿真检测，通过管线综合优化，深化机电管线空间方案，提前协调各装备专业管线安装，减少实施阶段的设计变更，避免后期拆改。在运营阶段，根据最终深化完成的 BIM 竣工模型，构建以 BIM 可视化模型数据为核心，将医院的装备维护管理与建筑空间管理、室内环境监控等专业集成到一个集中监控系统平台中，实现医院后勤智慧化、一体化管理。

3.2 核磁共振采购安装过程的常见问题与对策

3.2.1 经费立项与大型医用设备配置许可证的申请

笔者所在的深圳市某妇幼保健院是公立医院，医疗设备采购费用需申请政府财政预算。

当医院决定要购置一台 1.5T 的磁共振成像系统（MR）后，首先面对的问题是先申请政府经费预算立项还是先申请大型医用设备配置许可证？这是一个先有鸡还是先有蛋的问题。

按照广东省《大型医用设备配置与使用管理办法》（卫规财发〔2004〕474 号）第十四条规定，配置大型医用设备的程序是："医疗机构获得大型医用设备配置许可证后，方可购置大型医用设备。"而申报大型医用设备配置许可证需要申报合法经费来源。因此，2015 年 9 月深圳市某妇幼保健院开始申报预算立项。经过多轮论证，2016 年春，该设备的采购预算经南山区人大会议审批通过，之后开始申请大型医用设备配置许可证。然而经过层层审批，终于拿到那张许可证的时候，已经到了 2016 年底，当年无法完成设备的采购工作。按照政府投资预算相关管理规定，设备采购类的预算必须当年内完成采购，否则会影响第二年设备采购预算的审批，于是只能提交延期申请，又经过层层审批，终于申请到投资预算的延期。

后来我们总结经验，如果再次遇到类似问题，解决的策略是"两手一起抓"。针对医院必备的大型设备，申请经费立项和申报大型医用设备配置许可证可以同时进行。此外，由于招标文件的制定需要反复调研、论证、修改，也会花费很长的时间，所以在申请经费立项的同时，可以一并开展招标文件的制作工作。一旦预算审批通过，可以立即开展招标工作，这样就能大大加快采购进度流程。

另外，根据国家卫生健康委员会 2018 年 4 月 9 日发布的《大型医用设备配置许可管理目录（2018 年）》（表 3-1），1.5T 以下的 MR 和 64 排以下的 CT 均不用申请大型医用设备配置许可证了；此外，据报道，上海已经开始试点民营医院首次采购大型医院设备不再受限制。

表 3-1　大型医用设备配置许可管理目录（2018 年）

设备类型		目录
甲类（国家卫生健康委员会负责配置管理）	一	重离子放射治疗系统
	二	质子放射治疗系统
	三	正电子发射型磁共振成像系统（英文简称 PET/MR）
	四	高端放射治疗设备。指集合了多模态影像、人工智能、复杂动态调强、高精度大剂量率等精确放疗技术的放射治疗设备，目前包括 X 线立体定向放射治疗系统（英文简称 Cyberknife）、螺旋断层放射治疗系统（英文简称 Tomo）HD 和 HDA 两个型号、Edge 和 Versa HD 等型号直线加速器
	五	首次配置的单台（套）价格在 3000 万元人民币（或 400 万美元）及以上的大型医疗器械

设备类型		目录
乙类（省级卫生计生委负责配置管理）	一	X线正电子发射断层扫描仪（英文简称 PET/CT，含 PET）
	二	内窥镜手术器械控制系统（手术机器人）
	三	64 排及以上 X 线计算机断层扫描仪（64 排及以上 CT）
	四	1.5T 及以上磁共振成像系统（1.5T 及以上 MR）
	五	直线加速器（含 X 刀，不包括列入甲类管理目录的放射治疗设备）
	六	伽马射线立体定向放射治疗系统（包括用于头部、体部和全身）
	七	首次配置的单台（套）价格在 1000 万 ~3000 万元人民币的大型医疗器械

3.2.2 机房选址问题

很多医院在建设时没有预留足够的大型医疗设备安装场地，或者预留的场地不符合安装要求，深圳市某妇幼保健院也遇到过类似问题。在初建放射影像科时预留了一间 50 m² 的机房（5 m×10 m）以及一间 10 m² 的控制室。从面积要求来说，看上去是符合核磁共振机房面积所需要的 42 m² 的。当准备招标文件，把几家核磁共振厂家工程师请过来查看机房选址时，才发现预留的房间不能满足装机的需求，只能另外选址安装。因为磁共振机房除了检查室面积以外，选址还要满足以下要求：

① 1.5T 核磁共振机房检查室长度不能小于 7 m，宽度不能小于 5 m，机房的大门必须开在长轴靠控制室一端，控制室与机房长轴连接。以方便控制室医务人员观察到机器内的病人和进入检查室门口的人员，保障机房安全运行。

② 核磁共振机房除了检查室和控制室，还必须配套设备间、注射室、更衣室，以及多机房共用的抢救室、阅片室和登记室。

③ 如果机房不是贴地层，还必须考虑楼板承重是否足够。1.5 T 核磁共振设备自重重量 3~4 t，水泥基座重 5~8 t，如果检查室面积为 40 m²，每平方米需要荷载 200~300 kg，按照《建筑结构荷载规范》（GB 50009—2012），一般的医院建筑活荷载取 2.0 kN/ m²（也就是每平方活荷载是 200 kg），因此普通楼板一般难以承受核磁共振设备之重。

④ 核磁共振机房检查室屋顶不能有管线，尤其是水管、消防管穿过，核磁共振主机上方需尽可能避开大梁等钢铁含量较大的结构设施，机房不能靠近铁路、公路、车库、电梯等磁场波动较大的场所，否则会影响核磁共振成像，一般要求直线距离超过 20 m。

⑤ 选取的机房检查室位置必须要确保有途径能够把高 2.5 m、宽 2.2 m、重 3 t 的核磁共振主机运送进机房检查室。这个大家伙进不了电梯，人力抬不动，如果不是安装在一楼，就需要起重机起吊，机房临时开口位置附近需要有起重机停放和操作的空间。

由此得出的经验是：医院建筑设计一定要预留好符合要求的磁共振机房。随着中国制造 2025 战略的推进，核磁共振设备国产化将会加速，设备价格将会不断下降；并且随着"健康中国"发展纲要的落实，为了解决人民群众对医疗健康服务不断增长的需求，所有二级以上医院配备核磁共振设备是可以预见的趋势。因此符合等级要求的新建医院均需预留好符合要求的核磁共振机房。此外，核磁共振机房主机安装的检查室需要建设高 20~30cm 的水泥基座，因此，医院建设项目设计预留核磁共振机房时，主机所在检查室的地板标高需要比同层地板标高下降 20~30 cm。医院建筑设计预留机房时需要请有经验的专家进行论证审核，确保预留机房符合机器安装需求（图3-1）。

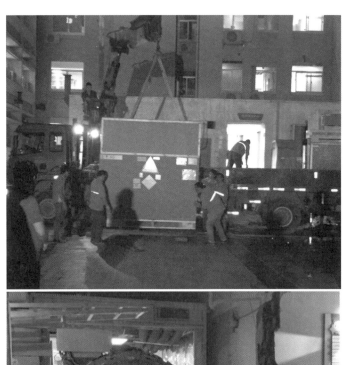

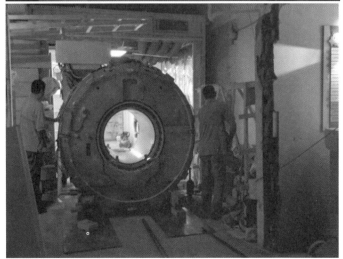

图 3-1　某医院机房正在进行设备安装

采购核磁共振设备前，需要请有经验的专家或有意向采购机器品牌的厂家派工程师现场考察预留机房是否符合要求或协助进行机房选址。最重要的是，制定招标流程时一定要设定机房现场查勘环节，要求投标的厂商必须派工程师现场查勘机房条件，确认选定的安装场地能满足设备的安装条件，并要求投标文件中必须附带厂家场地满足安装条件的确认函，否则禁止参加投标。

3.2.3　机房装修

各家医院的设备采购招投标一般都是由使用科室、设备科和招标采购办公室负责进行，基建部门不参与。但是签订设备采购合同之后，基建部门需要承担机房装修工作，而设备安装又对机房装修有着特殊的要求，如果信息沟通不及时或专业程度不够，就会造成工程不达标或返工，导致时间和经济上的浪费，原因主要有以下几方面：

① 不同品牌的设备对机房的装修要求和标准是不同的。一般来说厂家会提供装修要求说明，但是进口设备的装修要求说明可能是外文或不甚详细，这也会导致施工的难度增大或因装修不达标而返工。

② 施工单位经验不足。由于医院设备的特殊性，没有相关经验的施工队不熟悉设备场地装修要求，很容易造成施工不合格或返工。

③ 院方基建部门如果缺乏磁共振装修经验，很难对施工进行监管。设备采购合同一般都会有甲方安装场地不能满足安装要求的乙方免责条款，由于缺乏经验，一旦违反这个条款，容易造成甲乙双方的矛盾，耽误设备安装进度。

要解决这些问题：基建部门需要主动介入大型设备采购安装过程，并协同设备生产厂家一起对机房装修进行招标与监管。有两种方式，一是设备机房装修施工费用打包在设备采购招标价格中，由中标厂商总包，负责机房装修施工发包和施工管理，即在医院现有场地条件下负责设备安装所需的全部工作，直到设备验收合格交付使用。二是由医院方自行进行机房装修施工项目发包，但要求设备中标厂家承担机房装修项目的设计、施工技术指导和监督管理等技术总责任，保障机房装修完全符合设备安装的需求。

深圳市南山妇幼保健院采用了方式一，在设备招标书技术要求条款中明确加入装修施工总包条款，将机房装修主体责任交给设备厂商，由设备厂商负责设备安装场地的全部装修施工。保健院还在采购招标文件中加入以下条款："采购人提供装机所需场地，中标人需免费提供场地设计、装机、屏蔽工程、装修工程等施工服务，并确保最终通过相关部门审核。本项目内部装修施工图纸需经采购方审核同意后方可施工。"

但是在后面的实施过程中发现，其实这还是远远不够完善的，招标文件中还是有很多的不足，造成装修安装过程还遇到很多的问题。

3.2.4　招标文件描述不够细致明确的问题

在完成招标后，中标商派设计师进行了场地设计测量，并由设计师给出设计方案，但由于中标商的施工经验不足，低估了工程造价，所以无法按照合同约定组织施工。经过院方和中标商的反复沟通与谈判，各方互相让步，由医院自行承担部分配套用房装修施工，其余全部装修改造和安装施工由中标商完成。

这件事情暴露了合同文件不严谨以及甲乙双方沟通不到位的问题。招标文件中与装修工程相关的描述不够严谨，对中标商承担装修施工的范围没有进行细化的描述，导致双方责任和工作界面划分不明确，例如从供配电房到磁共振安装机房距离 100 m 左右，需要布设两根三相五芯电缆（95 mm² ×3+50 mm² ×2，120 mm² ×3+70 mm² ×2），合计约 5 万元。招标部门在标书中简化成了"整套装机电缆"，形成"工程所需全部电缆"与"机器设备所附带的全套电缆"的语义误区。由于双方沟通不到位，院方对中标商的施工经验了解不足，造成了工程造价的低估，从而延误了施工进度。

由此可知，招标文件的描述一定要科学严谨。比如装修需求，要把装修范围、内容、所有设施、所有材料材质规格要求等一一详细写明，切忌笼统地描述为"满足现行规范要求"，而是尽量要描述到精确数字，要把能想到的全部细节要求都写进招标技术需求条款中。招标时一定要和投标商反复沟通确认工作范围及工作要求以及大致工程造价等内容，以免出现低估工程造价的状况。

3.2.5 施工图纸设计精度和图纸审核的问题

设备机房装修施工无论是由医院方发包还是设备厂商发包，为了保障机房及配套功能用房的设计满足使用要求、院感控制要求及医疗流程合理性要求，并监督机房装修质量，设备机房内部装修施工项目图纸需经采购方审核同意后方可施工。但由于在招标文件中这个要求条文太过简略，对施工图纸设计精度没有做出明确要求，在实施过程中也遇到了很多问题：

① 由于没有明确设计图纸的深度要求，设计师仅提供设计平面图和天花平面图，没有立面图、管线图、效果图，更没有施工大样图，导致图纸审核只能对平面图布置和医疗流线合理性进行审核，无法通过图纸审核管控施工工艺质量及施工材料质量。

② 中标商委托的设计师可能缺乏对医院建筑的了解，不熟悉抢救室、注射室、登记室、阅片室等配套功能用房布局及配置设施要求、院感控制要求及医疗流程合理性要求，其设计方案有可能会存在缺漏及缺陷，例如检查室缺漏氧气设备带、控制室缺漏空调、设备间照明需安装防爆灯等，需要注意并进行院内相关科室会审审核，以及请专家进行论证。

设计图纸设计深度需要深化至 1：50 比例或更精细，尽可能地细致体现各项安装需求。另外，尽可能地要求提供 BIM 建模，实现三维可视化设计，对管线布局等进行碰撞试验，避免设计缺陷。图纸审核要细致，应组织使用科室、院感控制科室、防保科、医务科等院内论证和院外经验丰富的专家进行多轮论证审核，避免设计缺漏和缺陷。

3.2.6 施工过程监管的问题

因为招标文件和设计图纸没有对设备安装机房装修配套设施清单、所有的建筑材料规格进行明确的要求，为了节省施工费用并且尽快完工，有的施工标准和装修材料并没有达到医疗建筑材料的要求，从而导致工程质量不达标或返工。另外，由于没有相应的规范标准依据，甲方无法对施工材料进行明确的要求，例如国家有关规范标准中没有对医疗建筑的橡胶板和橡胶地板的明确要求，所以就没有办法要求施工方使用价格较高的医用橡胶板和高级 PVC 塑胶地板。

要解决此类问题，首先要在招标文件中加入尽可能详细的需求清单，包括详细的施工验收规范标准，并在招标文件中明确要求："本项目内部装修施工所有施工材料、配套设施产品质量规格需与医院正在使用的一致，所有使用的施工材料、配套设施产品必须将样品报送医院方，经医院基建部门审核同意后方可进行安装施工。"核磁共振机房的装修需要预留磁体主机进场的通道孔洞，只有磁体主机进场后才能完成施工，因此竣工验收无法在磁体主机进场前完成。核磁共振安装通磁后，机房内是不允许出现金属制品的，因此即使发现装修材料质量问题也很难整改，所以施工过程的材料检查和施工质量监管尤其重要。并且需在核磁共振磁体主机通磁前完成机房装修项目的竣工验收及整改。

3.2.7 磁体检查室消防和噪声问题

磁体检查室需要做完整的磁屏蔽，是个密闭的无窗房间，因此按照《建筑内部装修设计防火规范》（GB 50222—2017）第 4.0.8 条规定，无窗房间内部装修材料的燃烧性能等级除 A 级外，应在表 3-2 所规定的基础上提高一级。因此磁体检查室的装修材料除了固定家具材料的燃烧性能等级至少 B₁ 级以外，其他装修材料必须为 A 级。另外，因为磁体检查室的装修为了保障设备图像质量，需避免有磁类的消防水管、喷淋头等材料，但目前国内基本没有无磁的消防水管、喷淋头等材料，因此磁体检查室装修的消防问题是一个非常令人头疼的问题。磁体检查室是密闭的无窗房间，磁体主机运行时会产生较大的噪声，因此磁体检查室的装修还需要考虑噪声控制问题。

表 3-2 单层、多层民用建筑内部各部位装修材料的燃烧性能等级

建筑物及场所	装修材料燃烧性能等级							
	顶棚	墙面	地面	隔断	固定家具	装饰织物		其他装修装饰材料
						窗帘	帷幕	
医院的病房区、诊疗区、手术区	A	A	B₁	B₁	B₂	B₁	—	B₂

经验教训与解决问题的策略：由于深圳市某妇幼保健院项目在新的防火规范之前启动，因此部分装修材料没有达到新消防规范的要求。由于磁体检查室无法安装消防水管、喷淋头等消防设施，要求厂商配置两组无磁灭火器。目前新的防火规范已经于 2018 年 4 月 1 日起生效，新的核磁共振机房装修项目需要按照新防火规范执行，磁体检查室的天花、地面、墙壁、隔断等需要选用燃烧性能等级为 A 级并且无磁性的材料，同时还需要考虑满足吸声的性能要求，例如天花可选择玻璃纤维吸声天花板等材料。磁体检查室还需要配置无磁的灭火设备设施，照明等电线需使用高质量的纯铜电线并套铜管，电线截面面积要比相关规范大一个等级，防止电线超负荷发热短路引起火灾。

3.2.8 磁体检查室配套供氧、监护设施等问题

由于设计建设时考虑不周，目前大部分医院核磁共振机房、磁体检查室没有配套供氧、血氧饱和度监测和心电监护等设施，磁体检查室又是个密闭的磁屏蔽房间，为避免破坏磁屏蔽效果，后期无法进行穿管等施工。但由于核磁共振检查需要较长的时间，吸氧、检测血氧饱和度或心电监护等带磁设备无法带入机房，导致一些危重病人无法开展磁共振检查。

因此，核磁共振机房装修设计时需考虑在磁体检查室安装无磁供氧终端，以及心电监护探头管线等，并且在磁体检查室磁屏蔽工程施工时同步做好管线安装工作。一般心电监护设备主机安装在控制室，将探头线套铜管引入磁体检查室，且需要安装备用探头线。

综上所述，核磁共振设备采购安装是涉及多专业的较为复杂的项目，过程中可能会遇到很多问题，甚至有些问题是无法补救的，因此要做好核磁共振设备采购安装、减少缺陷和遗憾的最佳策略是，提前预判，全面推导论证，反复咨询，尤其是要做好招标文件的咨询论证，让招标文件尽可能地完善，并要做好设计及施工工程监管，保障工程质量。

3.3 新建医院项目预留核磁共振机房设计方案评审实例

本节就新建设医院项目核磁共振机房选址等问题进一步探讨，下面就以一个二甲综合医院改扩建项目中核磁共振预留机房的设计方案为例，详细介绍新建设医院项目设计方案中关于预留核磁共振机房的评审方法。

该医院建设项目占地 2.2 万 m²，建筑面积 11 万 m²。设计方案主建筑为医疗综合楼，裙楼 5 层，为门诊及医技，6~18 层塔楼为住院病房。放射影像科位于医疗综合楼的一层，设计预留核磁共振机房位于放射影像科中间（图 3-2）。对核磁共振机房选址评审内容包括以下几方面：

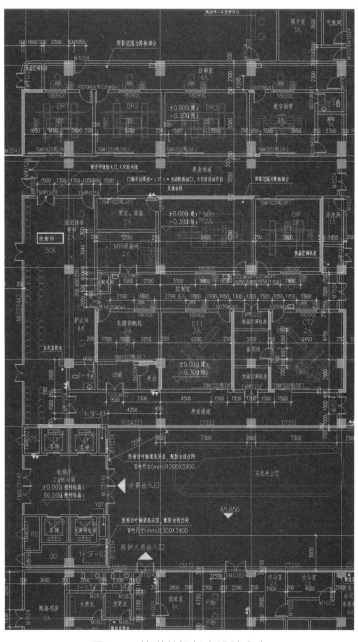

图 3-2　核磁共振机房设计方案

① 考察核磁共振机房内外是否存在影响电磁场问题。该机房周围及上下楼层没有机动车道及电梯等引起磁场波动较大的因素，核磁共振主机上方没有大梁、消防管等钢铁含量较大的影响磁共振成像的结构设施。本项目设计方案符合要求。

② 考察机房有无主机安装搬运通道。选取的机房检查室位置必须要确保有途径能够把高 2.5 m、宽 2.2 m、厚 2 m、重 3 t 的核磁共振主机运送放进机房检查室。本项目机房在一楼且患者通道大于 2.5 m，基本符合要求，但患者通道大门为 1.5 m，安装时需要拆除。

③ 考察机房是否有漏水隐患。机房周边墙壁及上方天花不可以有影响电磁屏蔽绝缘效果的漏水隐患，机房内天花不应该有水管、消防管和排水管等管线设施穿过，上方天花及周边相邻房间不应有卫生间等存在漏水的隐患因素。本项目设计方案符合要求。

④ 考察机房楼板承重、层高及降板式建筑结构是否合适。机房如果不是贴地层，须考虑楼板承重是否足够，核磁共振机房要求每平方米荷载大于 300 kg，按照《建筑结构荷载规范》（GB 50009 - 2012），一般的医院建筑活荷载取 2.0 kN/ m²（也就是每平方活荷载位 200 kg），因此需要在结构设计时增加荷载设计。此外机房层高要求大于 3 m，地板需要降板 30 cm 浇筑基座。本项目设计方案符合要求。

⑤ 考察机房面积及布局。核磁共振机房检查室长度大于 7 m，宽度大于 5 m，本项目设计方案为长 8.4 m、宽 6.3 m，面积和长宽都符合要求（图 3-3）。该核磁共振机房检查室的大门从更衣室进入符合尽量远离机器磁体的要求，但不符合尽量与机器长轴垂直的要求。控制室窗口与机房长轴垂直，不方便控制室医务人员观察到机器内的病人和进入检查室门口的人员，不符合要求。

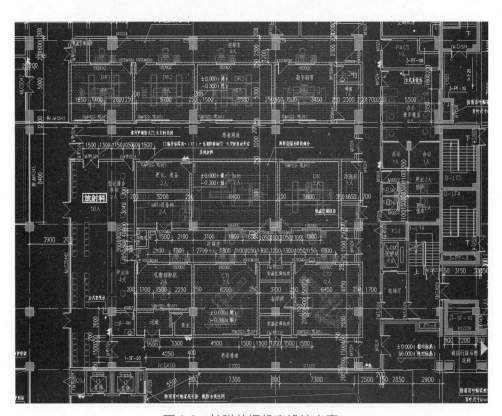

图 3-3 核磁共振机房设计方案

⑥ 考察机房配套功能用房和配套设施。磁共振机房除了检查室和控制室，还必须配套设备间、注射室、更衣室，如果没有公用抢救室、阅片室和登记室，则需要配套（图3-4）。本项目放射影像科没有设计配置抢救室和注射室，因此不符合要求，需设计增补。

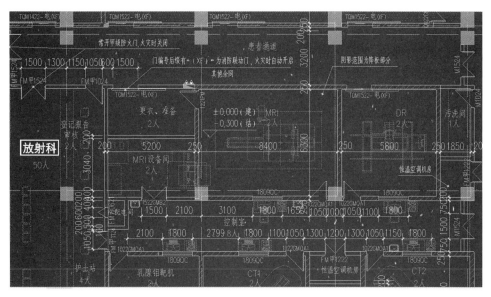

图 3-4　核磁共振机房设计方案

⑦ 其他问题。例如在医院医疗工艺流程上，患者运送是否便捷，为了防止患者误入检查室需要有缓冲空间等，本项目设计方案符合要求。

经审核，本项目预留核磁共振机房设计存在多个问题，需调整设计。由此可见，核磁共振安装机房是涉及多专业的特殊要求，因此医院建设项目设计方案如果涉及预留核磁共振机房时，需要请有经验的专家进行论证审核，全盘考虑，才能确保预留机房符合机器安装需求。

3.4 大型综合医院放射治疗设备机房设计要点

大型综合医院的放射诊疗工作一般分为放射治疗、核医学、介入治疗和 X 线影像诊断四个类别。放射治疗是利用放射线治疗肿瘤的一种局部治疗方法，目前已成为治疗恶性肿瘤的主要手段之一，至少一半以上的肿瘤患者在治疗肿瘤的过程中需要用放射治疗，因此放射治疗科往往是大型综合医院需要重点建设的科室。由于放射治疗需要涉及诸多先进并且价格昂贵的大型医疗设备，且设备运行都有放射性，其机房需要严格按照《中华人民共和国职业病防治法》和放射治疗防护相关规定和规范进行射线屏蔽设计，满足肿瘤诊疗服务的空间需求。由于机房特殊的放射防护结构，施工后就不可能进行改造，因此机房设计还需要考虑契合肿瘤医学未来学科进展的需求放射治疗设备机房的规划布局和设计是医院建筑设计的重点。

3.4.1 放射治疗主要诊疗设备

1）医用电子直线加速器

用于远距离照射治疗的设备一般包括医用电子直线加速器和质子、重离子放疗系统。由于质子、重离子放疗系统需要较大的安装场地、复杂的技术和昂贵的价格等，导致其普及度较低，往往是大型肿瘤专科医院才会配置。因此医用电子直线加速器是目前综合医院最主要的远距离照射放疗设备。

2）后装治疗系统

用于近距离照射的后装治疗系统主要包括放射源（铱-192、钴-60 等）、施源器、近距离放疗计划系统和施源主机等。近距离照射指放射源置于病灶附近照射，包括腔内管内放疗、组织间插植放疗、粒子植入、敷贴治疗、术中置管术后放疗等方式。

3）用于诊断、计划和模拟的辅助设备

包括计算机体层成像（CT）、磁共振成像（MRI）等；单光子发射计算机断层显像（SPECT，简称 ECT）、正电子发射计算机断层显像（PET）等，以及 SPECT、PET 分别和 CT 结合形成 SPECT/CT、PET/CT。还有放疗计划系统（TPS）和相关验证设备、模拟定位机等。

3.4.2 放射治疗设备机房整体布局

由于放射治疗设备机房需要设计厚重的辐射防护结构，因此一般设计布局独立于医院主体建筑之外，基于考虑机房承重的需要往往布置在贴地层，为了便于做好辐射防护结构，减少放射防护结构的面积，一般布置在地下空间。综合以上因素，放射治疗设备机房一般选址在邻近肿瘤诊疗门诊或住院建筑的地下空间，需要尽量远离儿科、妇产科诊疗区以及人流密集区域。

由于放射治疗学科技术和放射治疗设备发展更新很快，新的设备不断出现，但医院项目建设周期又比较长，并且放射治疗设备机房施工后很难改造，因此放射治疗设备机房整体布局需要做好充分的论证，紧跟肿瘤医学未来学科和放射治疗设备的发展趋势，适当预留未来发展新增设备空间。

为了实现为肿瘤患者提供便捷的一站式服务，一般将放射治疗和核医学一起统一规划布局或邻近布局。放射治疗科室布局需要结合肿瘤患者诊断治疗的流程，将医用电子直线加速器机房、后装治疗系统机房、诊断计划模拟等辅助设备机房和医护办公室、其他诊疗业务用房以及辅助

用房等空间需求统筹布局，并契合医疗工艺流程的需求。

放射治疗设备很多都是重达数吨的大型设备，因此需要规划好每一个将设备搬运到机房内的路线。

3.4.3　部分放射治疗设备机房设计要点

放射治疗设备机房的设计需要按《放射治疗机房屏蔽规范》等现行相关规范和设备厂家相关技术要求进行设计，并需要按照《中华人民共和国职业病防治法》等相关法规和规范通过设计方案预评价、施工质量控制性评价和验收评审，同时还需要通过辐射项目环境影响评价，以及取得卫生监督部门和环保部门的审批通过。

1）螺旋断层放射治疗系统（TOMO）机房

螺旋断层放射治疗系统（TOMO），是集调强适形放射治疗（IMRT）、影像引导调强适形放射治疗（IGRT）、剂量引导调强适形放射治疗（DGRT）于一体的尖端肿瘤放射治疗设备（图3-5）。其把 6 MV 直线加速器安装在 CT 滑环机架上，能在 CT 引导下 360°聚焦断层照射肿瘤，对恶性肿瘤患者进行高效、精确、安全的治疗。

TOMO 机房设计一般为迷路式布局，由于其自身带有铅挡块屏蔽，因此螺旋断层放射治疗系统的机房放射防护屏蔽厚度没有普通直线加速器治疗系统那么厚，一般防护混凝土厚度为 1500 mm。诊疗室机房空间一般为 7.6 m×5.2 m，面积不小于 30 ㎡。室内天花吊顶净空高度一般要求不低于 3 m，地面一般需要降板设计并预留线槽。门洞一般要求 1.5~1.8 m 宽、2.2 m 高。电源要求三相 380 V，功率不低于 50 kVA，另外需要冗余设计 70~80 KVA 的供电容量，需要有专用安全接地线。还需要设计空调机房、控制设备机房、控制室、医生工作站、更衣间等配套用房（图3-6）。

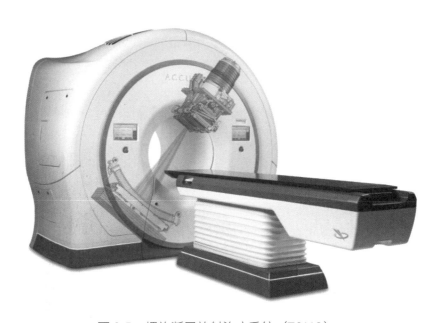

图 3-5　螺旋断层放射治疗系统（TOMO）

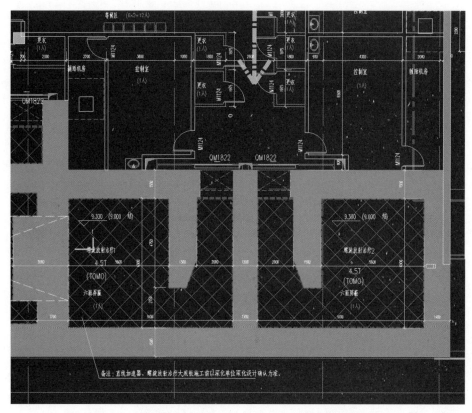

图 3-6　螺旋断层放射治疗系统（TOMO）机房设计

2）医用电子直线加速器治疗系统机房

医用电子直线加速器是利用微波电场对电子进行加速，产生高能射线，用于肿瘤远距离外照射放射治疗的大型医疗设备。医用电子直线加速器可以产生 X 线辐射和（或）电子辐射束。高能 X 线具有高穿透性、较低的皮肤剂量、较高的射线均匀度等特点，适用于治疗深部肿瘤。电子束具有一定的射程特性，穿透能力较低，用来治疗浅表肿瘤。一般能量范围 X 线在 6~16 MeV 之间，电子束在 4~20 MeV 之间。

机房设计一般为迷路式布局，需要满足中华人民共和国国家职业卫生标准《放射治疗机房的辐射屏蔽规范》（GBZ/T 201.2—2011）第 2 部分电子直线加速器放射治疗机房的相关要求。一般能量大于 10 MeV 的设备机房，一般主屏蔽区防护混凝土厚度为 3000 mm，次屏蔽区的防护混凝土厚度为 1700 mm。诊疗室机房的长宽尺寸要求一般为 8 m×8 m，最小不能低于 7 m×7 m。室内水泥结构净空高度一般要求不低于 4 m，天花吊顶完成后净高不低于 3 m，房顶预留吊装设备轨道，地面需要预留基坑和电缆槽，基坑承重不低于 13 t，预留排水地漏，墙壁预埋各种穿墙管线。门洞要求宽度一般不小于 1.8 m、高度不低于 2.2 m，搬运通道需要能够承重 5 t 以上，净高不低于 2.5 m，如果是预留吊装口，一般不小于 2.5 m×4 m。电源要求三相 380V，功率不低于 120 kVA，另外冗余设计供电容量预留 150 kVA 左右，需要有专用安全接地线。需要设计空调机房、控制设备机房、控制室、医生工作站、更衣间等配套用房（图 3-7）。

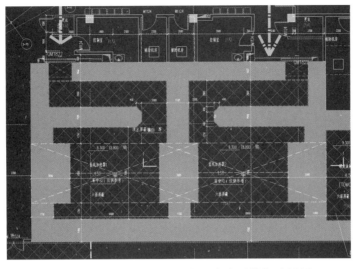

图 3-7　医用电子直线加速器治疗系统机房设计

3）后装治疗系统机房

后装治疗系统即近距离后装治疗机，治疗时先将不带放射源的治疗容器（施源器）置于治疗部位，然后在安全防护条件下用遥控装置将放射源通过导管送到已安装在患者体腔内的施源器内，使用放射核素产生的射束近距离治疗肿瘤。后装治疗机的结构组成为：施源主机、放射源、控制系统、监视系统、附属安全设备和施源器、治疗床，部分一体化后装治疗主机配有定位用 X 线 C 形臂。

后装治疗系统机房设计一般为迷路式布局，机房放射防护屏蔽混凝土厚度为 700 mm。诊疗室机房完工后的长宽度尺寸要求一般不低于 5 m×4 m。室内水泥天花净空高度要求一般不低于 3.5 m，地面需要预留线槽。门洞一般要求为 1.5 m。电源要求三相 380V，功率不低于 15 kVA，需要有专用安全接地线。需要设计控制室、小型消毒间、刷手间、回复区、医生工作站、更衣间等配套用房。此外，最好设计预留废放射源暂存间（图 3-8）。

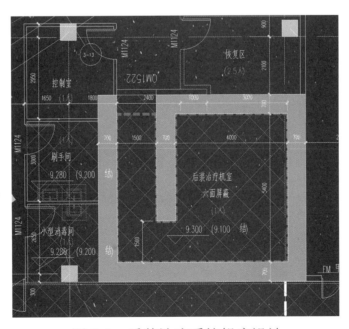

图 3-8　后装治疗系统机房设计

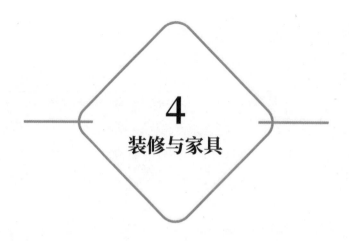

4

装修与家具

由于医院是承载医疗服务功能的特殊公共场所，医院居住环境的特殊性使医院装修设计材料选择比普通建筑有更高的标准和要求，包括但不限于以下 6 项：

① 满足医疗功能及医疗安全需求。

② 满足消防安全防火规范要求。

③ 满足院内感染控制需求。

④ 满足医院环境安全要求。

⑤ 满足医院噪声控制要求。

⑥ 满足医院节能环保及疗愈环境等的要求。

4.1 医院新建项目家具配置原则和方法

医院新建项目的家具包括办公家具、公共场所家具、医用家具及实验室家具等，品种、样式繁多，使用功能各异，还要考虑满足安全、环保、舒适、空间布局、色彩搭配及耐腐蚀等多方面的特殊需求，要真正做好医院新建项目家具配置具有较大的挑战性。本节从医院新建项目家具配置基本原则，制定医院家具配置设计方案的流程方法，聘请专业机构提供监理、咨询服务 3 个方面介绍医院新建项目家具配置的成功实施方案。

4.1.1 医院新建项目家具配置基本原则

医院家具的使用对象主要是医护人员、患者和陪护者，其中大部分是妇女（尤其是孕产妇）、儿童、老人和体弱者，都是需要特别关怀和爱护的人群。家具配置必须将保障使用者安全健康的目标与原则放在第一位，必须坚持安全、环保、质量最高的标准和规范。深圳市南山区保健院相关专家与聘请的专业家具设计机构和监理顾问机构医院多方沟通论证，制定了该医院家具配置项目所应遵循的 7 个基本原则。

① 最高安全标准的原则。医院是儿童、孕产妇和体弱者人流密集的公共场所，家具配置在质量安全可靠方面，应符合国家或行业现行最高级别的质量标准要求。家具配置设计必须符合《儿童家具通用技术条件 》（GB 28007—2011）和其他现行家具行业强制性质量、安全规范和标准，以及医疗、环保等方面的国家现行相关规范和标准。例如产品不应有危险锐利边缘及危险锐利尖端，棱角及边缘部位应经倒圆或倒角处理；产品不应有危险突出物；所有高桌台及高度大于 600mm 的柜类产品，应提供固定产品于建筑物上的连接件等。

② 高环保标准的原则。医院家具的使用和接触人群多为儿童、孕产妇、体弱者，而且多数安装环境通风不理想，为了保障孕产妇、育龄妇女及婴幼儿等特殊人群的安全健康，所有家具主要材料的环保指标需要达到欧洲 1 级的环保标准。最大限度地保证产品出厂时、消费使用过程中无毒、无害（无腐蚀性、无放射性、无生物危害、无有害挥发物）；所有非固定零部件（如门板、椅脚、轮等）均经降噪及保护地面的处理，措施包括但不限于采用二段力铰链、消声软垫等。

③ 高质量标准的原则。所有原料辅料、成品的环保质量应符合国家现行有效的质量标准要求。例如：所有桌面木板厚度均大于或等于 18 mm；铝合金原料的质量等级、型号不低于 6063 系列，壁厚为 1.0 mm 以上，表面保护层的厚度为 8 μm 以上；钢材类产品、零部件质量要求所有制品的材料等级均不低于 304 不锈钢材质；五金配件导轨符合 QB/T 2454—2013；器械柜、药柜、实验室家具等特殊专业家具需要符合防腐、防酸碱、防生物污染等特殊专业规范的要求。

④ 高度人性化的原则。医院家具的使用对象主要是医护人员、患者和陪护者，其中大部分是妇女（尤其是孕产妇）、儿童、老人和体弱者。家具的设计应尽可能地考虑对使用者进行人性化关怀的理念，尽可能提高使用者的舒适性和便捷性体验。所有候诊区的座椅，均使用带皮坐垫和靠背垫的座椅，提高舒适度；孕妇学校和产科诊室，则选用 C 形包围靠背软包休闲沙发椅，体现对孕妇的人性化关怀；输液室的座椅选用三人位软包沙发，可坐可躺，提高舒适性体验。考虑到妇产科等的医护人员大部分是女性，平均坐高偏低 2 cm 的特点，将该区域绝大多数医护办公桌的高度降低 2 cm，提高舒适性。诊桌设计为 T 形，对于右利手，则在右边桌靠墙放置打印机、纸张、

鼠标等，提高使用便捷性，中间突出部分设计为圆弧，便于医患互动，减少移动距离和磕碰。行政办公卡座中则设计了隐藏折叠床，可以打开午休。诸多细节都尽可能地体现人性化关怀的理念，例如所有抽屉的把手均设计为 C 形，方便抓手并减少挂碰。

⑤ 环境亲和性的原则。家具整体风格的设计应契合医院整体风格，与建筑室内外装修风格相统一。家具的布局设计应尽可能与建筑空间、医疗流程相契合，尽量减少平面空间浪费，避免形成狭小角落、边缝，避免堵塞通道。例如壁柜要与墙壁完全贴合并顶到天花，与房间融为一个整体；病人陪护椅选择用折叠沙发椅，白天折叠成椅子减少占用空间，晚上打开可以作为陪护床。色彩和造型的选择需要和房间空间的使用功能相吻合，与周围环境、灯光相搭配，营造令使用者心情平和的亲和气氛。例如，产科家具选择暖色调，烘托温馨和谐的气氛，儿童输液室则选择青绿偏冷的色调，营造宁静舒适的环境。

⑥ 符合院内感染控制规范的原则。医院的家具必须便于清洁卫生和消毒，家具表面要选用容易擦洗的材料，例如可擦抹的仿皮人造革、可拆洗的布套等。配药桌柜、治疗桌柜等需要避免出现缝隙，内直角接缝要做椭圆化填塞处理，便于清洁。处置室、治疗室等柜台下方要设计便于丢垃圾的分类垃圾收纳柜桶。家具设计方案需要经过院感控制管理部门审核。

⑦ 符合消防安全要求的原则。医院内大部分是妇女（尤其是孕产妇）、儿童、老人，都是火灾中逃生能力较低或无逃生能力的人群，家具配置必须符合《建筑内部装修设计防火规范》（GB 50222—2017）等消防安全相关规范的标准要求。近期发生的韩国密阳市世宗医院和中国台湾新北市台北医院火灾案例，人员伤亡都非常惨重，而造成人员伤亡的主要原因是医院家具易燃性材料快速燃烧并产生大量浓烟。因此为了保障使用者安全，医院家具选材应该尽可能选择不燃性材料如不锈钢等，如果必须选用一些软包装材料，也应该尽量挑选消防燃烧性能等级较高的非易燃材料（如 B_1 级），以及燃烧不产生或较少产生化学毒烟的纯棉麻等材料。

为了保障医院使用者的安全和健康，医院家具配置的设计、招标、制造、安装施工和验收等关键环节需尽可能地遵循以上 7 个原则，加强监督核查，实现医院家具配置成果达到安全、环保、质量最高标准的目标。

4.1.2 制定医院家具配置设计方案的流程方法

医院新建项目家具配置设计方案的制定是医院家具配置最关键的环节。在医院新建项目基建工程的室内装修设计方案完成前后，一般在预定搬迁开业前 18 个月左右，搬迁新址家具配置工作组就需要开始启动家具配置设计方案制定工作，一般需要经历调研学习、征集配置需求、配置方案设计、论证定稿等流程。通常需要在搬迁开业前 2 个月完成新址家具配置，保障医院新址项目能够按时搬迁开业。

1）参观学习

在医院新址项目装修设计启动后，家具配置工作组需多次组织科室主任、护士长等中层干部到国内外新建的、先进的医院参观、培训，学习新建医院的流程布局、装修风格、家具配置等知识经验。在正式启动家具配置工作后，医院应专门组织总务、护理、基建等职能部门和临床、医技科室的主任、护士长分批到多家新建医院和民营高端医疗机构，就家具配置知识和经验进行专题参观学习，开阔眼界和思维，提高家具配置需求的水平。

2）征集配置需求

家具配置工作组按照医院室内装修图纸，制定家具配置需求表，列明每个房间的编号、用途和长宽、面积，将家具配置需求表和图纸分发到所有科室主任、护士长手中，让他们填写家具配置需求，列明具体家具需求及数量，并注明特殊要求。由搬迁工作组收集并汇总，形成家具配置需求初步方案。

3）家具配置设计方案制定方法

目前国内医院的家具配置方案设计工作多采用向家具制造厂商征集方案的方式，为了打造更理想、科学的方案，建议打破常规，聘请家具研究开发专业机构负责设计。以深圳市某妇幼保健院为例，经过招标，深圳市某妇幼保健院的家具配置项目由广东省某家居研究院中标，为该院家具配置项目的需求整理、规划配置、前期设计、选型设计、技术顾问等工作提供专业性支持。设计机构派出专业设计研究团队，阅读室内装修工程项目设计图纸和效果图，并实地勘测场地，听取医院领导和各科室的需求意见，根据安装场地和需求完成与建筑室内风格相一致的家具配置方案，完成家具配置平面布置图；完成家具配置清单和造价预算编制，详细列出全部家具产品各子项的规格、材料配件具体要求、做法、预算价格、数量和效果图（或样品照片）；完成所有需定制的家具单体结构图的绘制，出具详细的制作施工图纸、大样图和效果图；完成家具单体制作材料和制作方法等技术指标的编制，完成家具配置初步设计方案（图 4-1~ 图 4-9）。

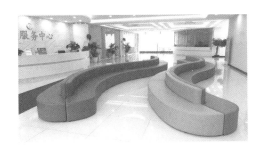

图 4-2　候诊椅

门诊二次候诊厅的候诊椅采用皮沙发，提高舒适度，颜色与环境匹配。

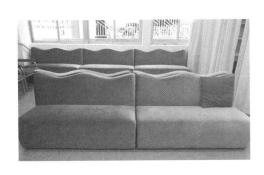

图 4-4　办公卡座及附带的折叠床

医院办公卡座附带折叠午休床，给予员工人性化关怀。

图 4-1　S 形拼接沙发

门诊服务中心大厅的 S 形拼接沙发，使用人群多为带儿童的客户，无角软包保障儿童安全，高度偏低适合儿童使用，色彩和造型与空间相契合。

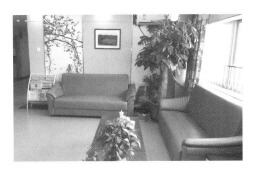

图 4-3　儿童输液室的沙发

儿童输液室的布套沙发，可坐可躺，布套可拆除进行洗涤消毒。

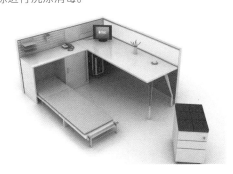

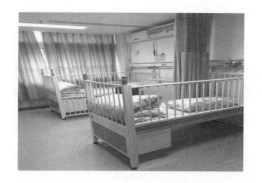

图 4-5 儿童康复病床

为保障儿童安全，儿童康复病床采用高围栏固定脚病床。

图 4-6 分诊台

护士站、分诊台均采用低平台面开放式设计，方便患者坐下进行无障碍沟通。圆角设计减少磕碰。

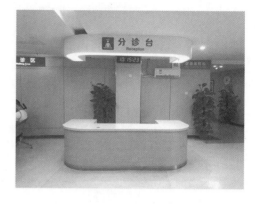

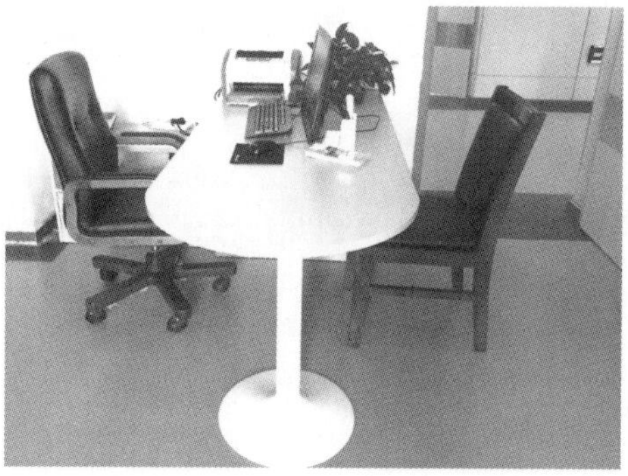

图 4-7 诊桌和座椅

L形诊桌，圆弧独脚设计方便医患沟通互动，患者椅子采用实木皮垫椅，提高牢固度、安全、舒适度，医生椅子带滑轮，方便医生的诊疗活动。

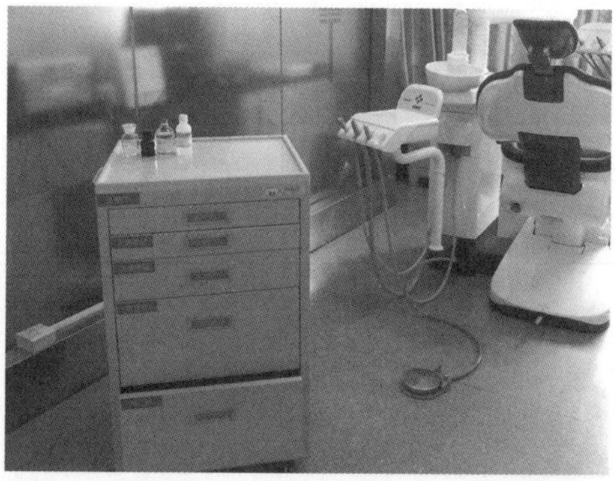

图 4-8 活动边柜

口腔诊室的活动边柜，方便医护操作。

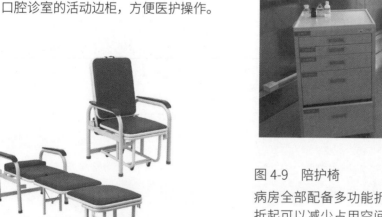

图 4-9 陪护椅

病房全部配备多功能折叠陪护椅，白天折起可以减少占用空间，晚上打开可以作为陪护床，深受住院患者赞许。

4）家具配置设计方案论证定稿

向该院员工展示家具配置初步设计方案，集思广益、收集意见，并另外聘请专业家具监理咨询机构对方案进行审查，包括是否满足相关专业技术规范和医院家具配置基本原则等标准要求，并组织医院院感、医务、护理等相关部门专家、医院家具行业专家、基建工程室内装修设计方等相关人员对方案进行论证优化。经过三次论证和优化，形成院领导、中层干部和员工均高度满意的家具配置方案。最后，将设计成果汇总编制成家具配置项目采购招标文件的商务技术需求清单，进行招标采购。

5）聘请第三方专业机构负责设计配置方案的原因和优点

通过查询文献和走访国内部分医院了解到，国内新建医院项目的家具配置方案工作一般交由家具生产厂家负责设计编制。因为医院家具项目拨款或预算普遍只有购置费一项，不会像基建工程项目一样包含设计、监理等项目前期和项目管理费用，将家具配置方案设计工作交由家具生产厂家负责，可以节省设计费用。深圳市某妇幼保健院家具配置方案设计工作起初也曾经尝试交由家具生产厂家负责设计编制，邀请了3家有医院家具配置成功案例的家具生产厂商提供家具配置方案和报价方案。受邀家具生产厂家和多家闻风而来的家具生产厂商均积极派出设计师到现场勘测，沟通、了解家具配置需求，最后有5家厂商提供了设计方案和报价方案。家具配置工作组将各厂商的设计方案向全院领导和科室主任、护士长展示，并征集意见。随后将征集到的意见向厂商反馈，进行修改优化。但因家具生产厂商固有的逐利性本能等方面因素的影响和制约，最终所有厂商的家具配置设计方案和报价方案均没有达到院领导和科室主任、护士长的理想要求，并在这一过程中发现以下几点问题。

① 医院家具与普通办公楼家具相比数量、种类繁多，很多家具形状、规格需要根据安装位置、空间尺寸和使用功能要求进行特别的定制，需要详细勘测现场，逐个绘制结构图纸，而且需要反复论证修改，工作量巨大，一两个设计师很难单独完成，需要一个设计团队来完成。家具生产厂家基于人力成本和维持正常生产的需要，不可能派出一个设计团队来为医院长时间免费服务。因此，家具生产厂家的设计方案很难做到满足医院家具个性化设计的理想要求。

② 家具生产厂家负责设计工作明确带有中标采购项目的功利性目标，因此做出的设计方案会有意无意地隐含有利于厂家的内容，例如配置带有独家外观或专利技术配件的家具，尽量争取配置本厂家生产的现成家具而避开非本厂家生产的现成家具，以及尽量配置利润较高的家具而导致整个项目造价预算偏高等。

③ 一般给医院设计方案的厂家多为办公家私生产厂家，其设计师没有医用家具和实验室家具等特殊家具的设计经验和知识，很难独立完成整个医院不同类别家具的配置设计。

④ 由家具生产厂家负责设计方案，且又参与项目采购的投标，存在廉政风险。

基于发现了以上的问题，该院家具配置工作组大胆打破常规，聘请独立于家具生产厂家（或家具代理商）和甲方之外的第三方家具研究开发专业机构负责设计配置方案，成功地避开了上述问题，以打造更理想、更科学的家具配置设计方案。因为在招标设计机构的招标文件中已经明确列明了需要设计的内容和要求，明确了设计团队人员的数量和专业能力要求，设计机构中标后按照招标文件的要求派出了包含办公家具设计师、不锈钢家具设计师、实验室（净化）家具设计师等专业人员，并具备2个以上新建医院家具配置设计案例经验的团队来负责设计工作。专业的团队带来了令人信服的设计理念和科学依据，顺利按时完成了令人满意的设计方案。配置方案的造价预算比生产厂家的方案要低30%左右，设计费用仅为项目采购费用的2%左右，效益良好。

4.1.3 聘请专业机构提供监理、咨询服务

目前国内医院的家具配置采购很少有对家具制造过程和使用材料的监督，验收过程缺乏专业检测，最后导致家具质量和环保性能不理想。为了确保家具配置设计方案的科学性，并保障相关技术要求能够在制造过程中得到不折不扣的实现，需要为家具配置项目创新性地引进监理咨询服务，聘请专业的家具监理咨询机构，提供全程监理、咨询、检测、验收服务。

1) 专业家具监理咨询机构的服务内容

① 负责组织设计方案论证和审查，确保设计方案符合《儿童家具通用技术条件 》（GB 28007—2011）、《生物安全实验室建筑技术规范》（GB 50346—2011）以及医疗、环保及消防等国家现行相关规范和标准，符合医院家具配置项目所应遵循的7项基本原则，并提供专业，科学的优化意见。

② 提供招标咨询服务，按照国家或行业现行最高级别的质量标准要求，协助编制招标文件货物技术标准和货物质量验收标准，保证货物的环保性、安全性。

③ 深化对设计图纸及打样样品的评审。组织中标家具厂商和设计公司勘测安装现场，按照现场精确测量的数据进行家具生产图纸的深化设计，并对深化设计图纸及打样样品进行评审，确保生产的家具符合招标文件和现场安装的需求。

④ 负责对生产的监督抽样及检测工作。按照招标文件的规定，在生产前对中标家具厂商的实际生产场所进行检查评审，杜绝转包和分包，对原材料和配件进行抽检，检测合格后，方可进入生产阶段。在生产过程中，不定时突击进行原材料、配件和半成品、成品抽样，抽样结果合格后方可运输到安装现场。在安装现场对安装工人的技术资质、原材料和配件进行抽检，全部合格后方可进场安装，并对安装过程进行监督。

⑤ 组织验收。组织采购方和生产厂商按照招标文件清单清点、移交货物。对安装成品和室内空气环境进行抽检。全程所有抽检样品均委托具备 CMA 中国计量认证资质的质量检测机构进行检测，所有原材料及货物检测完毕，且所有的检测结果合格后，编制并提交《货物质量验收报告》。

2) 聘请专业机构提供全程监理咨询服务的原因和优点

国内新建医院项目的家具配置采购工作很少会聘请监理服务。设计方案的论证工作一般由主管院长牵头，采购部门配合家具厂家的设计师负责个别沟通、设计、统计、论证，最后由院领导班子、相关行政中层、临床医技中层，对整个方案进行集中论证。这样的做法显然存在很多弊端。参加论证的大多都是医务人员，只能从使用需求上提出意见，很难对家具配置的整体风格、布局、样式、功能、色彩搭配等原则提出科学的意见，难以发现家具结构功能缺陷、质量缺陷等问题，更难以判断设计是否符合国家现行相关规范和标准。

验收工作一般也是由主管院长牵头，采购部门组织科室主任、护士长来完成验收工作，一般只能做清点数量，看看外观有没有破损，试一试家具是不是结实、稳固等表面性的工作，很难发现是否存在偷工减料和质量缺陷问题，有些医院还会收到员工和患者的投诉说家具有异味，但没办法找到确切证据要求厂家退货、换货。

深圳市某妇幼保健院家具配置工作组参考基建工程管理的模式，创新性地为家具配置项目引进全程监理服务，聘请专业家具研究开发机构提供全程的监理、检测和咨询服务，取得了良好的效果。

由专业机构负责组织设计方案的论证和审查，确保设计方案符合医疗、环保等国家现行相关

规范和标准。由其负责收集、整理、甄别、优化意见，并提供专业科学指导，更能取得统一意见，避免不合理需求意见对设计方案的干扰。

由第三方专业监理机构对招标过程提供咨询，可以保障招标文件更加严谨、合理。

第三方专业监理机构对生产、安装和验收全程的监督、抽样及检测工作，可以督促厂家不折不扣地按照招标需求和设计方案进行生产，尽量避免分包、偷工减料、以次充好等问题，保障家具产品的质量。由于采取在生产前对原材料进行检测的措施，曾经发现一批胶水存在问题，要求厂家进行撤换。在验收中，抽样检测了80余项样品，包括多个放置家具的室内空气样品，检测结果全部合格，保障了该项目产品的质量。

4.1.4 总结

家具配置是医院新建项目开始营业前必须安装到位的重要项目，其涉及的家具数量、种类繁多，部分需要特别定制，设计方案需要反复论证，招标采购、生产安装和验收过程环节众多，具有很强的专业性。制定安全、环保、舒适、空间布局、色彩搭配及耐腐蚀等多方面的基本原则，聘请第三方专业机构负责配置方案设计，提供监理、咨询、检测服务，将专业的事情交给专业的机构和团队去处理，可以取得比较满意的效果。深圳市某妇幼保健院新址项目投入营业使用已经近3年，医院家具配置得到了包括院领导、医护人员、就医群众等使用者的好评。3年来没有发现家具设计缺陷和质量问题，没有接收到员工和就医群众关于家具问题的投诉和不良事件报告（包括使用不适，导致摔跤、磕碰等）。根据政府委托第三方调查公司每个季度对医院的患者满意度调查结果显示，该院的患者满意度近2年来一直在深圳市名列前茅，其中就医环境满意度最高达99%，表明该项目家具配置经过实践的检验获得了较大的成功。

4.2 医院装修设计材料选择基本原则

医院是救死扶伤的特殊人居环境，其建筑装修首先必须满足其医疗服务的使用功能。在医院工作的人员和来医院就诊的患者都希望在安全、整洁、安静、健康、舒适的环境中工作或接受诊疗。创造一个这样的医居环境是医院建设者以及包括医护员工、就诊者及其陪同探视者在内的使用者的共同目标。医疗服务功能及医居环境的特殊性使医院装修设计材料选择比普通建筑有更高的标准和要求，必须满足医疗安全等诸多方面的原则要求和相关规范标准。医院内部装修设计材料选择的基本原则主要包括以下几方面。

4.2.1 满足医疗功能及医疗安全需求

医院建筑内部装修设计材料的选择必须满足其医疗服务使用功能，并保障医疗安全的基本需求。所有的内部装修设计材料必须以不对诊疗服务产生干扰并保障医疗服务安全为基本原则。且不同的医疗功能用房有不同的内部装修要求及标准，内部装修设计材料也有不同的选择要求。现行相关标准有《综合医院建筑设计规范》（GB 51039—2014）、《综合医院建设标准》（建标110—2021）、《医院洁净手术部建筑技术规范》（GB 50333—2013）、《医用 X 射线诊断放射防护要求》（GBZ 130—2013）等。

选择医院建筑装修设计材料常见的错误在于医院建筑装修色彩设计和室内照明材料选择不当。《综合医院建设标准》（建标110—2021）明确要求"综合医院的建设应贯彻安全、适用、经济、绿色、美观的原则，建筑装修和环境设计充分考虑使用人群的生理和心理特点，构建舒适、怡人的诊疗环境"。很多没有医院装修设计经验的设计师往往只注意到后一句要求"构建舒适、怡人的诊疗环境"，并且当今很流行追求疗愈环境的设计，对诊疗场所一味追求色彩的创新应用，往往忽略并违反了前一句"安全、适用"的要求，尤其是要适用于医疗服务环境，保障医疗安全的要求。例如，医院诊疗场所的玻璃窗应该选择无色玻璃，因为如果选择有色玻璃，阳光透过玻璃，导致光线变色，会影响医护人员对患者的视诊和病情观察。同样，医院诊疗场所的墙壁，应尽量避免使用有色反光材料。灯具需要选择色温接近太阳光的发光源，否则会影响医护人员对患者的视诊和病情观察。曾经有过一个案例，某医院新生儿科护士抱一名新生儿患者从病房到医技楼进行检查，到了半途发现患者脸色、唇色发绀，以为病情恶化、缺氧，赶紧返回，但回到新生儿科病房后，医生却没有发现异常。后来发现是新生儿科病房到医技楼的连廊灯光采用了色温偏冷的LED 灯导致的。

除了色彩设计和室内照明外，医院诊疗场所装修材料的选择还需要注意尽量避免对诊疗服务的听觉干扰、静电干扰等诸多方面的特殊要求。

4.2.2 满足消防安全防火规范要求

2017 年 7 月 31 日，随着住房和城乡建设部发布《建筑内部装修设计防火规范》（GB 50222—2017）并于 2018 年 4 月 1 日开始施行，对医院内部装修防火设计材料的选择提出了更高的标准，单层、多层及地下室的具体要求详见表 3-2、表 4-1、表 4-2。因为医院是老弱病残人群最集中的公共场所之一，这些人应对火灾发生时的逃生能力与其他公共场所内的人群相比更弱，对医院内部装修材料的消防安全防火等级提出更高的标准要求是理所当然的, 而且应该得到无条件地执行。

表 4-1　　地下民用建筑内部各部位装修材料的燃烧性能等级

建筑物及场所	装修材料燃烧性能等级						
	顶棚	墙面	地面	隔断	固定家具	装饰织物	其他装修装饰材料
医院的诊疗区、手术区	A	A	B_1	B_1	B_1	B_1	B_2

表 4-2　　高层民用建筑内部各部位装修材料的燃烧性能等级

建筑物及场所	装修材料燃烧性能等级									
	顶棚	墙面	地面	隔断	固定家具	装饰织物				其他装修装饰材料
						窗帘	帷幕	床罩	家具包布	
医院的病房区、诊疗区、手术区	A	A	B_1	B_1	B_2	B_1	B_1	—	B_2	B_1

尤其值得注意的是《建筑内部装修设计防火规范》（GB 50222—2017）4.0.8 规定: 无窗房间内部装修材料的燃烧性能等级除 A 级外, 应在相关规定的基础上提高一级。医院建筑无窗房间主要涉及两部分, 一部分是手术室、重症监护室、产房等有洁净要求的专业医疗用房, 另一部分是核磁共振机房、放射机房以及水泵房等设备机房。按新规范要求, 无窗专业医疗用房和重要设备机房的顶棚、墙面、地面、隔断和窗帘等均需要使用 A 级防火材料。对于水泵房等设备机房, 按照新消防规范要求, 不存在装修设计和选材困难。但是, 手术室、重症监护室、产房等有洁净要求的专业医疗用房, 因为其内部装修除了要满足消防规范以外, 还需要满足其医疗功能的各方面需求, 包括洁净、通风、气压、温湿度、灯光、噪声控制, 甚至还有辐射防护、电磁屏蔽等。而目前手术室等有洁净要求的专业医疗用房常规使用的绝大多数墙面、地面装修材料, 包括PVC、橡胶等, 基本上没有燃烧性能等级能够达到 A 级的产品。

从消防安全与保护使用者的角度考虑, 降级使用材料等解决方案并不可取。因此建议, 医院在进行建筑装修设计时应尽量减少无窗房间的设计, 包括将手术室、重症监护室、产房等有洁净要求的专业医疗用房尽量设计为有窗房间, 既可以解决装修选材难题, 又可以给这些专业医疗用房的使用者们（包括医护人员和患者）更多的阳光和温暖。从规范上来说,《综合医院建筑设计规范》（GB 51039—2014）、《医院洁净手术部建筑技术规范》（GB 50333—2013）等均没有禁止手术室、重症监护室、产房等有洁净要求的专业医疗用房设计窗户的规定。从施工技术上来说, 给这些专业医疗用房增加一扇窗户, 并能够满足洁净、通风、气压、温湿度、灯光、噪声控制, 甚至满足辐射防护、电磁屏蔽等要求并没有什么困难, 只要做好关闭时的密封施工就可以（发生火灾时可以打开）。

对于确实无法设计窗户的无窗房间, 顶棚、墙面、地面、隔断可以选择水泥、石材、金属等达到防火 A 级的材料, 进行表面喷漆处理, 达到洁净和院感控制等其他相关要求。

4.2.3　满足院内感染控制需求

医院既是为各种患者包括感染性疾病患者提供诊疗服务的场所，又是老弱病残、孕妇、儿童等对感染抵抗能力较弱的易感染人群最集中的公共场所。因此，医院无论从建筑设计还是装修材料选择上，应符合《医院洁净手术部建筑技术规范》（GB 50333—2013）、《医院消毒卫生标准》（GB 15982—2012）等院感控制相关规范的要求，要尽可能满足医院院内感染控制的需求，有效遏制细菌和病毒的传播，减少患者交叉感染机会，保证医居环境的安全、整洁和健康。例如，地面、墙壁的材料应该有利于清洁消毒，地脚线应尽量选用圆弧造型的材料施工，减少藏污纳垢的缝隙等。尤其是南方沿海地区湿度较大，可能存在"回南天"的地区，地面、天花、墙壁和家具等尽量选择防潮、防霉的材料。

4.2.4　满足医院环境安全要求

医院是老弱病残等行动不便人群最集中的公共场所之一，因而对医院建材的安全性能提出了很高的要求。医院装饰材料安全性包括力学强度性能、耐老化性能、有害物阻隔性能等，应符合国家相关标准的规定。医院的内部装修设计材料选择需要考虑尽可能地保障环境安全及无障碍设计的要求，避免患者受到二次伤害。例如走廊、诊疗服务区域和房间墙面应使用平滑、不易擦伤的材料，儿童诊疗服务等区域还应选择带缓冲性的材料等，墙面阳角最好处理成圆角或用弹性材料做护角，避免磕碰受伤。地面铺装应选用 PVC 等平整、防滑材料，以防止不必要的跌倒。楼梯应运用做过防滑处理的材料，诊室和病房不应该设置门槛，卫生间、走廊等公共空间要设置扶手，并且安装扶手时应注意避免使用水平向的扶手固定件，避免对手的平移造成阻挡，扶手的末端应采取向墙壁或下方弯曲的设计，以防止使用者被勾住而摔倒。医院走廊等通道的隔断应尽量避免使用玻璃，尽可能避免使用全玻璃门和落地窗玻璃。如果局部非用透明材料不可，可尽量选择不容易破碎的透明亚克力板等替代，防止因被运送患者的车床等碰撞而破碎，造成二次伤害。

医院家具设计和材料选择需符合《儿童家具通用技术条件》（GB 28007—2011）等规范的要求，保障医院家具的使用安全。

4.2.5　满足医院噪声控制要求

医院是个特殊的人居环境，医生、护士从事高强度的脑力工作，噪声过大很容易对他们和患者造成不良的情绪影响，影响诊疗服务的开展，且来医院就诊的患者都希望在安静、健康、舒适的环境中接受诊疗。所以在装修设计时要考虑噪声的问题，最大程度为医护人员营造一个安静的诊疗环境，为患者营造一个安静、舒适的康复环境。因此，医院内部装修设计应从整体结构布局上尽量避免造成人员高度集中和拥挤，将人员快速分流，在装修材料选择上可以选择隔声、吸声降噪的材料。吸声降噪材料利用材料多孔的特性来吸收一部分声波，当声波进入多孔材料后，声能就会转变成热能而消散掉，从而起到吸声降噪作用。通过吸声材料的应用和吸声结构的设计，能有效改善医居环境噪声污染境况。尤其是医院大厅、走廊、候诊区等人员密集区域，墙壁、天花应尽可能地采用吸声降噪的材料，地面应尽可能采用塑胶材料（如 PVC 防滑地板）降低鞋底踩踏产生的噪声及声音反射。

4.2.6 满足以人为本、节能环保和疗愈环境等的要求

医院内部装修设计材料选择在满足医疗功能及各种规范要求的基本需求外，应尽可能充分考虑以人为本、节能环保、特色文化、温馨舒适等众多因素。宽敞明亮、安静整洁的环境中适当加入绿树、鲜花、装饰画，各种装饰元素的合理融入，可以在一定程度上缓和患者和家属的不良情绪，缓解医生、护士工作时紧张的精神状态。医院尽量加强自然采光和自然通风的设计，最大程度地将自然光线和景观引入室内，营造一种融入大自然的节能环保、自然舒适的疗愈环境。医院内部环境装修需采用符合国家强制环保标准的材料，保障材料在长时间的使用过程中基本无毒无害，对人体健康无不良影响。首选天然的、无有害物质释放的材料，在选用有机合成材料时，要符合甲醛、苯系物、VOC 等有害物质的排放标准。

综上所述，医院建筑因其功能的特殊性，内部装修材料的选择需满足医疗功能及医疗安全、消防安全、防火规范、院内感染控制、医院环境安全、医院噪声控制和医院节能环保及疗愈环境等的要求。按照不同的医疗用房功能需求进行材料的选择与应用，创造真正满足医护和患者良好使用体验的医居环境。

4.3 如何打造治愈系教学示范基地

秦皇岛市第一医院教学基地是河北省秦皇岛市国家级住院医师规范化培训基地（图4-10）。其坐落在环境优美的海港区北部工业园区，总占地面积约2300 ㎡，分A座、B座，总使用面积约22000 ㎡，建设耗资近1.48亿元，是河北省内领先的临床技能实践教学基地。该教学基地空间宽敞、环境优美、功能齐全，可同时容纳近1000名学员的学习和生活，具备技能培训、考试考核、多媒体教学和食宿生活等功能。基地还设置了临床技能培训中心，该中心设有17间智慧技能培训室，全部采用信息化管理，室内配备了现代化模拟教学和培训设施，其家具简约、时尚，满足实用功能。

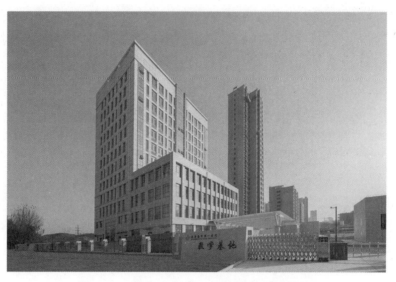

图4-10 秦皇岛市第一医院教学基地外景

该基地的家具设计由佛山市南海誉德医养家具科技有限公司负责。在最初的设计中，设计师通过医疗空间行为逻辑，如基本行为、行为组、行为单元、行为子系统等，将培训中心分为小型弹性空间、特殊固定空间和情景模拟空间三个行为空间（图4-11）。

小型弹性空间	特殊固定空间	情景模拟空间
1. 心肺复苏、插管（地面）	1. 临床思维训练	1. 手术室情景模拟
2. 器官训练	2. 体格检查，心肺听诊	2. 重症ICU情景模拟
3. 儿科技能训练	3. 腰穿、腹穿（桌）	3. 产房情景模拟
4. 骨盆测量、会阴侧切、四步触诊、后穹窿穿刺	4. 胸穿（椅）	4. 模拟病房
5. 包扎、缝合、清创、换药、固定、穿刺、抽液、导尿	5. 眼科、耳鼻喉科、口腔科	5. 技能考试
	6. 护理技能培训	6. 院外转运（心脑血管、伤损）
	7. 针灸按摩	
	8. 学员宿舍	

图4-11 行为空间划分

4.3.1 小型弹性空间

小型弹性空间是根据空间行为来规划动线，从而设计的产品。通过移动推车实现房间功能的转换，满足内、外、妇产、儿科等基本技能训练（图4-12、图4-13）。

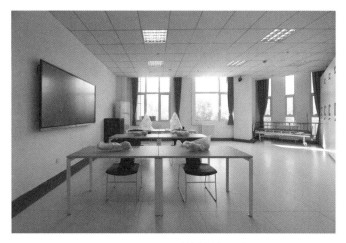

图 4-12 儿科技能培训室

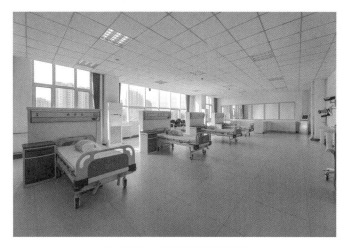

图 4-13 护理技能培训室

4.3.2 特殊固定空间

特殊固定空间可用于临床思维训练、体格检查、心肺听诊、腰穿、腹穿、胸穿、眼科、耳鼻喉科、口腔科、护理技能培训、针灸按摩等（图4-14、图4-15、图4-16）。

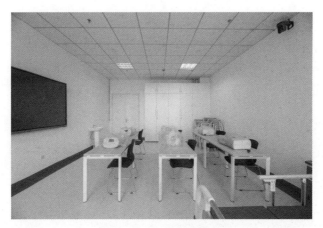

图 4-14　通用教室

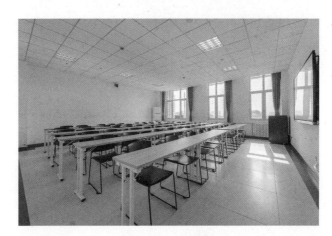

图 4-15　自习室

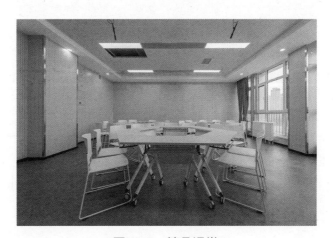

图 4-16　精品课堂

4.3.3　情景模拟空间

情景模拟空间可用于手术室情景模拟、重症 ICU 情景模拟、产房情景模拟和模拟病房，满足技能考核的需要（图 4-17）。

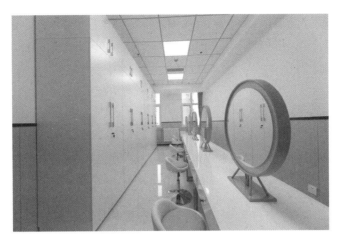

图 4-17　模拟化妆室

4.3.4　其他空间

教学基地还专门设置了临床考试中心，考试中心设有 24 间标准化考场、中控室、计算机考场、候考区、保密室、阅卷室、成绩录入室、考务办公室、物品发放室、库房等（图 4-18、图 4-19）。

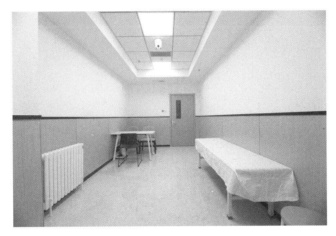

图 4-18　考场

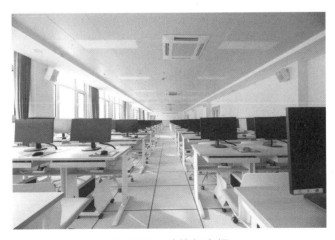

图 4-19　计算机考场

为全面提升教学效果，基地还配备有精品录播室1间、多媒体教室2间、阶梯教室2间、计算机室2间。精品录播室采用环形设计，更偏重以学生为中心的小组合作学习方式；多媒体教室配备有高端的现代化多媒体教学设备；阶梯教室以人性化的设计理念，选用的座椅能够360°旋转，有自动复位功能，坐感舒适；计算机室设施先进，可完成人机对话考试及临床思维训练。

与此同时，考虑到教学区的学生需要愉悦持久的学习氛围，誉德医养为学员创造了温馨、舒适、便捷的学习和生活环境，设置了宿舍、食堂和学生接待室等。其中考虑到学生物品较多，宿舍通过精心设计满足学生储物与安全需求（图4-20）。

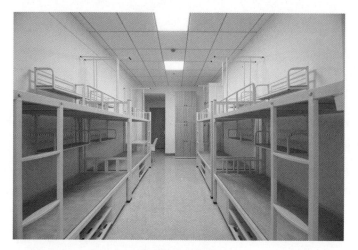

图 4-20　宿舍

智慧餐厅采用炫彩靓丽的色彩，通过色彩传递情感（图4-21）。

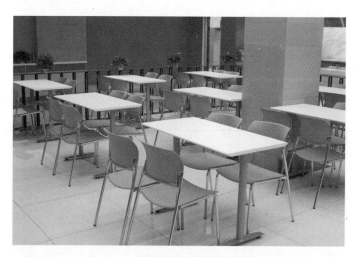

图 4-21　餐厅

学生接待室环境舒适、气氛温馨、颜色明亮，专供学生放松、活动、娱乐和阅读。

4.4 医院新址窗帘、隔帘和导轨采购安装实施方案

窗帘、隔帘及导轨的采购安装是医院新建项目开办的一项重要内容，包括各式窗帘、纱窗、隔帘和窗帘隔帘导轨、输液导轨等，品种样式繁多，使用功能各异，还要考虑满足消防、安全、环保、院感控制和空间环境色彩搭配等多方面的特殊需求。本节从设计、采购安装、验收3个方面介绍医院新建项目窗帘、隔帘及导轨在安装过程中的常见问题及解决方案。

4.4.1 医院窗帘、隔帘及导轨设计选型的基本原则

在医院这个特殊的公共场所，医院窗帘、隔帘及导轨的使用对象主要是医护人员、患者和陪护者，其中大部分是妇女（尤其是孕产妇）、儿童和体弱者，都是需要特别关怀和爱护的特殊人群。医院窗帘、隔帘及导轨的设计方案和材料选型需要遵循一些特殊的基本原则。

1）符合消防安全规范的原则

医院是人员密集的公共建筑，并且患者中有很多是妇女（尤其是孕产妇）、儿童、体弱者等火灾逃生能力弱、自救能力差的人员，甚至有部分属于生活无法自理、根本无火灾逃生能力的人群，例如严重骨折的病人、动手术的病人和需要生命支持医疗设备维持生命的危重病人等。一旦发生火灾，疏散任务重，疏散难度大，疏散时人员拥挤，极易造成群死群伤的严重后果。而从国内外医院火灾案例可以看到，窗帘、隔帘是火灾中燃烧的主要物品之一，因此医院窗帘、隔帘及导轨必须符合《建筑内部装修设计防火规范》（GB 50222—2017）等消防安全相关规范的标准，要求医院窗帘、隔帘等为防火 B_1 级难燃性材料。并且需为永久性阻燃布料，即使用周期内经过多次洗消后仍然有较好的阻燃作用，其在空气中遇明火或在高温作用下难起火，不易很快发生蔓延，且当火源移开后，燃烧立即停止。由于火灾导致人员伤亡的直接原因多是烟雾窒息，因此窗帘、隔帘应该尽可能挑选燃烧不产生或较少产生化学毒烟的材料。导轨应尽可能选择不燃性金属材料，尽量避免选用塑料材料。医院火灾大部分起火是电气因素所致，因此，采用电动窗帘、隔帘导轨时，电动机和电线需做好隔离保护措施，应使用不燃性材料，如不锈钢板等，将电动机与窗帘、隔帘隔离，防止电动机短路产生火花，引燃窗帘、隔帘。隔帘导轨需避开照明和空调出风口，避免因散热不良及高温烘烤起火。

2）较高质量安全标准的原则

医院窗帘、隔帘及导轨在设计和材料选型时，应坚持较高的质量标准以提高产品的安全可靠性，应符合国家或行业现行较高级别的质量标准和安全规范。一般要求窗帘、隔帘布的破裂强力为：按《纺织品织物拉伸性能》（GB/T 3923.1—2013）测试，断裂强力直向大于 400 N，按《纺织品顶破强力的测定》（GB/T 19976—2005），顶破强力大于 2400 N。窗帘、隔帘布离地面 2 m 以下不应有孔洞、缝隙等，避免牵挂导致摔倒。导轨采用铝合金或不锈钢材质，厚度应大于 1.4 mm，需为一体成型，减少拼接，导轨及挂钩等产品，不应有危险锐利边缘及危险锐利尖端，棱角及边缘部位应经倒圆或倒角打磨处理。导轨安装需牢固，应固定于建筑物上，不能固定在石膏板等天花上，每米承重大于或等于 20 kg。导轨尽量选择滑轮内置式 C 形轨道（图 4-22 左），尽量不要选用滑轮外置的 T 形轨道（图 4-22 右），确保每个滑轮承重大于或等于 15 kg，避免出现安全隐患。输液导轨需要具有锁止设置，吊杆固定后不能自动滑动。

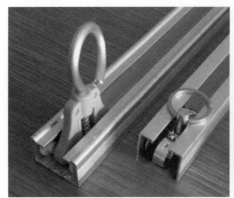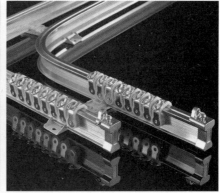

图 4-22　导轨

3）高环保标准的原则

医院窗帘、隔帘多数安装环境通风不理想，为了保障孕产妇、育龄妇女及婴幼儿等特殊人群的安全健康，所有窗帘、隔帘主要材料的环保指标需要达到《国家纺织产品基本安全技术规范》（GB 18401—2010）的 B 类或以上的环保标准，甲醛含量小于或等于 75 mg/kg；无异味，不能检测出芳香胺等致癌物质（表 4-3）。最大限度地保证产品出厂时及消费使用过程中无毒、无害，以实现安全、环保、健康、卫生的目标。所有滑轮等非固定零部件均经降噪处理，包括采用消声软垫等尽量降低噪声。

表 4-3　纺织产品的基本安全技术要求

项目		A 类	B 类	C 类
甲醛含量 /（mg/kg）		0~20	20~75	75~300
pH 值 [a]		4.0~7.5	4.0~8.5	4.0~9.0
染色牢度 [b]/级　≥	耐水（变色、沾色）	3~4	3	3
	耐酸汗渍（变色、沾色）	3~4	3	3
	耐碱汗渍（变色、沾色）	3~4	3	3
	耐干摩擦	4	3	3
	耐唾液（变色、沾色）	4	—	—
异味		无		
可分解致癌芳香胺染料 [c]/（mg/kg）		禁用		

a 后续加工工艺中必须要经过湿处理的非最终产品，pH 值可放宽至 4.0~10.5。
b 对需经洗涤褪色工艺的非最终产品、本色及漂白产品不做要求；扎染、蜡染等传统的手工着色产品不做要求；
　耐唾液色牢度仅考核婴幼儿纺织产品。
c 致癌芳香胺限量值小于或等于 20mg/kg。

4）符合院感控制要求的原则

医院的窗帘、隔帘和纱窗等，必须便于清洁卫生和拆洗消毒。窗帘、隔帘材料应选用经国家认可的产品质量认证机构出具的具有抗菌性认证证明的产品；纱窗应采用 304 不锈钢材质。导轨等安装需要紧贴天花板，避免存在缝隙积灰尘，内直角接缝要做椭圆化填塞处理，便于清洁。每扇窗帘、隔帘布需采用一体成型方式无接缝织造而成，即每扇窗帘、隔帘均为同一块布，不能由 2 块及 2 块以上的布拼接、缝接。医用窗帘、隔帘应满足在 100℃ 以内的高温下进行洗涤、消毒杀菌后保持不变形、不褪色，抗菌、阻燃性能不受影响。为了便于拆洗，窗帘、隔帘上沿布头需采用洗涤后不易生锈的铝合金或不锈钢金属材质的鸡眼扣环制作（不采用白布带插勾缝制方式），并每0.2 m制作1个扣环，使用S形钩吊挂，该制作挂扣方式的拆洗、安装速度较带插勾缝制方式快5倍以上（图4-23）。

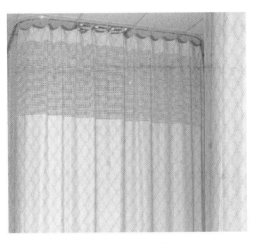

图4-23　窗帘、隔帘

5) 环境亲和性及人性化的原则

医院窗帘、隔帘设计需要与房间的使用功能和整体风格相契合。色彩和造型的选择需要和房间空间的使用功能相吻合，与周围环境、灯光相搭配，营造令使用者心情舒畅的亲和气氛及疗愈环境。例如产科家具选择暖色调，烘托温馨和谐的气氛，儿童输液室则选择青绿偏冷色调，营造宁静舒适的环境，儿童病房采用卡通图案，超声诊室的窗帘、隔帘需使用有避光性能的窗帘等。同一科室或病区采用同一图案、色彩搭配的窗帘与隔帘，使整个医疗空间协调一致，营造简约、宁静、高雅的医疗环境。并且医院的窗帘、隔帘整体风格应与医院室内外装修风格相融合。医院窗帘、隔帘的使用对象主要是医护人员、患者和陪护者，其中部分是行动不便的人群，窗帘、隔帘设计应尽可能体现对使用者的人性化关怀的理念，尽可能提高使用者的舒适性体验和便捷性体验。例如骨科等病房尽量采用电动窗帘，并且应在床头安装控制按钮，方便行动不便的患者控制。

4.4.2　医院窗帘、隔帘及导轨的安装

1) 医院窗帘、隔帘及导轨的设计

由于医院窗帘、隔帘设计需要与房间的使用功能和整体风格相契合，并且应与医院室内外装修整体风格相融合，因此医院窗帘、隔帘及导轨的设计工作应与室内环境装修设计同步进行。使用BIM模型统一进行室内环境一体化设计，可以使窗帘、隔帘与整个医疗空间环境协调搭配，营造整体舒适、宁静、高雅的疗愈环境。且使用BIM模型设计技术可以实现隔帘导轨布局避开照明和空调出风口，提前为采用电动导轨的电动机预留安全的安装位置并与窗帘、隔帘布分隔，可以让天花板更加整齐美观，并能消除消防安全隐患。在南方蚊子较多的地区，群众往往喜欢开窗通风，因此低楼层和靠近平台花园的楼层窗户在设计时应尽量同时设计防蚊纱窗的安装条件，例如设计

使用平移推拉窗，应选用带防蚊纱窗安装轨道的窗框型材。

2）导轨的安装应纳入装修项目与天花板同步施工

为了窗帘、隔帘导轨和输液导轨能达到安全的承重要求，需要使用膨胀钉、螺纹吊杆等直接固定在建筑结构上，如果天花板装修施工完成后再进行导轨安装，将需要打开或破坏天花板。为了避免类似的错误，窗帘、隔帘导轨和输液导轨应纳入室内装修项目，与天花板装饰同步施工。但需要在装修项目招标需求中对导轨的参数进行细致的描述，包括轨道材质、重量、厚度、横截面尺寸、每米轨道配滑轮数、静音、承重等。此外，部分房间需要安装双层窗帘，安装双轨道，应使用 BIM 模型核对，确保没有遗漏。

3）医院窗帘、隔帘及纱窗的招标采购

使用 BIM 模型测量、统计各楼层的各种窗帘、隔帘及纱窗的尺寸和数量，汇总形成招标采购清单（表4-4），并对各种需求产品制定明确细致的参数要求。按照国家或行业现行较高级别的质量标准要求编制招标文件的货物技术标准和货物质量验收标准，保证货物的环保性、安全性。最后将成果汇总编制成为项目采购招标文件的商务技术需求清单，进行招标采购。

表 4-4　货物清单

序号	货物名称	尺寸		外观颜色参考图片
1	收费窗口、食堂、会议室等公共区域的浅蓝色卷帘	窗帘面积（m²）	377.8	
2	大厅、候诊厅、新生儿病房等的天蓝色风景背景卡通图案卷帘	窗帘面积（m²）	416.7	
3	门诊楼诊室的肉粉色医用窗帘	窗帘轨道长度（m）	449.2	
		窗帘横向长度小计（m）	898.4	
4	门诊楼诊室的肉粉色医用隔帘	隔帘轨道长度小计（m）	378.1	
		隔帘横向长度小计（m）	567.2	
5	儿童健康中心及儿科住院部的土黄色卡通图案医用窗帘	窗帘轨道长度（m）	216.7	
		窗帘横向长度小计（m）	433.4	

4）中标后的深化设计与选样

为了确保实际采购安装的窗帘、隔帘的设计效果，由中标厂商按照 BIM 模型设计方案的风格色调，进行深化设计及样品配对，每个产品提供多个符合质量标准和设计风格色调的样品，组织院领导和科室主任、护士长进行样品选样，最后确定每个产品的选样。

4.4.3　窗帘、隔帘的验收

为了确保医院窗帘隔帘及导轨的产品质量和安全，在招标文件中明确提出要求，乙方必须在投标文件中明确加工制造工厂地址，中标后不得变更加工制造工厂，必须无条件配合甲方对制造过程和使用材料进行监督抽检。

按照招标文件的规定，在生产前对中标厂商的实际生产场所进行检查评审，杜绝转包和分包，对原材料和配件进行抽检，原材料检测合格后，中标方方可进入生产阶段。在生产过程中，不定时突击进行原材料、配件和半成品、成品抽样，抽样结果合格后方可运输到安装现场。在安装现场对安装工人的技术资质、原材料和配件进行抽检，全部合格后方可进场安装。产品安装完成后，验收时还需进行样品抽检和室内空气环境检测。全程所有抽样样品均委托具备 CMA 中国计量认证资质的质量检测机构进行检测，所有原材料及货物检测完毕，所有的检测结果合格后，才能编制《货物质量验收报告》。

4.5 窗帘、隔帘案例简介

4.5.1 上海名沪装饰布艺有限公司

2000年，受浙江大学医学院附属邵逸夫医院委托，上海名沪装饰布艺有限公司采用经编机开创性地研发、制作出一体式病床隔帘，该制作工艺为国内首创，领先于欧美先进国家。

上海名沪装饰布艺有限公司于2001年注册成立，是全国首家专业研发、设计生产医院专用窗帘、隔帘系列产品的机构，创立"柯易·安德森"品牌，是中国病患隐私的开创者、引领者。产品不但具有抗菌、防火、抗静电等多种功能，而且在新冠疫情下与时俱进地推出抗病毒系列产品，包括医用隔帘、窗帘、床品和医护人员服装等。

产品主要以单色、复色和花色组成，为医院提供多元化、定制化解决方案；全国已服务1300多家医院，国内排名百强医院中有84家为上海名沪装饰布艺有限公司客户（图4-24）。

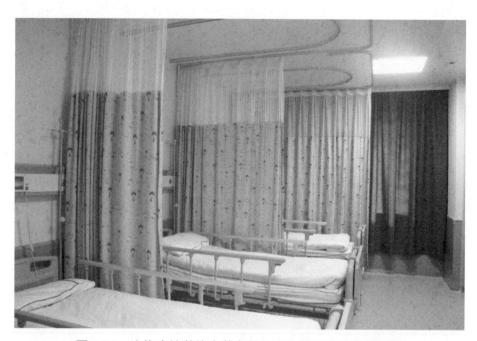

图4-24　上海名沪装饰布艺有限公司为某医院设计的隔帘

4.5.2 产品介绍

1）产品特点

① 抗菌抗病毒：将特殊抗菌抗病毒材料在高温下与织物反应并自身交联，形成不溶于水的化合物，在水中不流失，通过接触式抗菌抗病毒，达到长久非溶出性抗菌抗病毒效果。对黄色葡萄球菌、肺炎克雷伯氏菌、大肠杆菌、白色念珠菌的抑菌率可达99%；对H1N1甲型流感病毒和H3N2流感病毒抗病毒活性率高达99%。

② 完全阻燃：上海名沪装饰布艺有限公司的产品为永久阻燃标准，产品通过GB8624—1997、GB/T5455—1997验证，符合中国建筑材料燃烧性能分级方法中高等级中B_1级规定，离火即灭；无论水洗多少次，其阻燃功能绝不改变。

③ 制造负氧离子：产品在聚酯合成过程中，添加负离子纳米材料，其面料极氧指数使产品大于等于 32%，具有永久性释放负氧离子功能，负氧离子释放量大于等于 1000 个 /cm³。既可净化空气又能提高人体免疫力。

④ 永不变形：超强的抗拉强度，超强抗破裂能力，水洗后不变形，不缩水。

⑤ 永不褪色：浆料色泽自然，色牢度高，通过 400 次清洗测试不褪色。

⑥ 安全环保：无甲醛、无异味、不含重金属、无致癌物质。

2）产品认证标准

① 质量管理体系认证标准：GB/T19001—2008（idt ISO9001:2008）

② 环境管理体系认证标准：GB/T24001—2004（idt ISO14001:2008）

③ 工程建设施工企业质量管理规范：GB/T50430—2007

3）产品技术参数

依据 GB 20286—2006《公共场所阻燃制品及组件燃烧性能要求和标识》

① 医用窗帘、医用隔帘幅宽 280cm

② 阻燃标准：符合 GB8624—2012 B₁ 级标准（织物耐水洗 101 次），符合 GB/T5454—1997、GB/T5455—2014 经向 / 纬向氧指数大于等于 32%，损毁长度小于等于 150mm，续燃时间小于等于 5s，阴燃时间小于等于 15s，燃烧滴落物未引起脱脂棉燃烧或阴燃。

③ 抗病毒活性：经检测 H1N1，其抗病毒活性值大于等于 1.0，抗病毒活性率（%）大于等于 90；检测依据 ISO18184:2014（E）。

④ 抗菌性能：（吸收法）水洗 20 次以上：金黄色葡萄球菌、大肠杆菌、肺炎克雷伯氏菌大于等于 90%，检测标准 GB/T20944.2—2007。

⑤ 甲醛含量：符合 18401—2010《国家纺织产品基本安全规范》C 类标准或更优标准（GB18401—2010B 类或 A 类），检测标准 GB/T2912.1—2009。

⑥ 可分解致癌芳香胺染料：符合 18401—2010《国家纺织产品基本安全规范》禁用标准，检测标准 GB/T17592—2011，不能检测出有致癌物质。

⑦ pH 酸碱度：符合 18401—2010《国家纺织产品基本安全规范》C 类标准或更优标准（GB18401—2010B 类或 A 类），检测标准 GB/T7573—2009。

⑧ 异味：符合 18401—2010《国家纺织产品基本安全规范》标准，实测无异味，检测标准 GB18401—2010。

⑨ 胀破强度：依据 GB/T7742.1—2005《纺织品 装饰用织物》一等品标准，（kpa）大于等于 220 kpa。

⑩ 缩水率：依据 GB/T19817—2005《纺织品 装饰用织物》水洗尺寸变化率：可水洗、机洗、缩水率小于 1%。

⑪ 耐皂洗色牢度：变色、沾色符合大于等于 4 级，检测标准 GB/T12490—2014。

⑫ 耐水色牢度：符合大于等于 4 级，检测标准 GB/T5713—2013。

⑬ 耐干摩擦色牢度：符合大于等于 4 级，检测标准 GB/T3920—2008。

⑭ 耐湿摩擦色牢度：符合大于等于 4 级，检测标准 GB/T3920—2008。

4）产品使用范围

所有病房、ICU、门诊诊室、检查室、换药室、功能科室检查床、产房待产室。

工程案例

北京协和医院	上海交通大学瑞金医院
中国人民解放军总医院（301 医院）	第二军医大学附属长征医院
北京积水潭医院	第二军医大学附属长海医院
北京大学第一医院	上海复旦大学中山医院
天津医科大学总医院	上海复旦大学华山医院
天津医科大学第一中心医院	浙江大学附属一院
天津医科大学肿瘤医院	浙江大学附属二院
山东省立医院	浙江大学附属邵逸夫医院
山东大学齐鲁医院	中南大学湘雅医院
吉林大学第一医院	中南大学湘雅二院
兰州大学第一医院	中山大学附属第一医院
兰州大学第二医院	中山大学附属第二医院
四川大学华西医院	第一军医大学南方医院
四川省人民医院	华中科技大学附属协和医院
中国医科大学附属第一医院	华中科技大学附属同济医院
第三军医大学西南医院	武汉大学人民医院
重庆医科大学第一附属医院	江苏省人民医院
西安西京医院	原南京军区南京总医院
西安交通大学第一附属医院	南京大学附属鼓楼医院
西安唐都医院	中国科学技术大学附属医院
河北省人民医院	广西医科大学附属医院
西藏军区总医院	福建省立医院
青海省人民医院	云南省第一人民医院
贵州省人民医院	

4.6 医院建筑玻璃破裂的安全对策

2019年4月21日，有新闻报道，上海虹桥机场自动扶梯玻璃被为明星接机的粉丝挤碎（图4-25），所幸无人受伤。航空安全无小事，此前也曾发生过类似事件。2015年10月在杭州萧山机场，粉丝为了近距离接触偶像，疯狂拥挤，导致机场接机大厅前的玻璃防护栏被硬生生挤碎，不少人被玻璃伤到，导致流血受伤。类似的玻璃破裂事件对广大旅客的安全造成隐患。

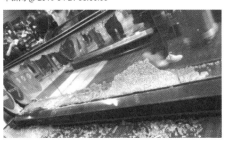

图4-25　上海虹桥机场玻璃被挤碎

与机场一样同属于公共建筑的医院建筑，也是人流密集的公共场所。而近年来国内医院建筑设计、建设及装修过程中大量使用玻璃材料。由于玻璃制造过程中存在一些不可避免的杂质和瑕疵，所以有一定比例的自爆率，尤其是玻璃材料的不当使用和不规范施工，增加了玻璃破碎的风险，会对医院内的患者及其陪护人、访客、医院员工等人群产生安全隐患。笔者在医院后勤管理中，经历了多起各种原因导致的医院建筑玻璃的破裂事件。

4.6.1　各种医院建筑玻璃的破裂事件

1）建筑中庭天幕玻璃破裂

笔者近年来经历了两例建筑中庭天幕玻璃破裂事件（图4-26），其中1例是疑似高空坠物导致的，另1例是天幕玻璃自动爆裂。所幸中庭天幕安装的是双层杂胶钢化玻璃，两例玻璃破裂事件均仅为上层玻璃破裂，下层玻璃没有破裂，没有造成人员受伤。

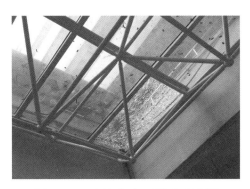

图4-26　建筑中庭天幕玻璃破裂

2）建筑连廊顶棚玻璃破裂

笔者近年来经历了3例建筑连廊雨棚玻璃破裂事件（图4-27），都是玻璃自动爆裂。所幸安装的是双层杂胶钢化玻璃。3例玻璃破裂事件均仅为上层玻璃破裂，下层玻璃没有破裂，没有造成人员受伤。

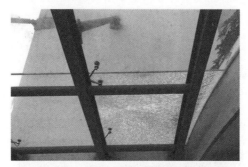

图4-27　建筑连廊雨棚玻璃破裂

3）建筑玻璃墙破裂

笔者最近经历了1例建筑玻璃墙破裂事件（图4-28），疑似为玻璃自动爆裂。由于安装的是双层杂胶钢化玻璃，仅为外层玻璃破裂，内层玻璃没有破裂，没有造成人员受伤。

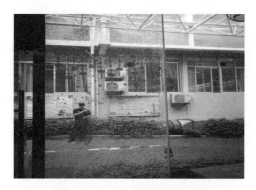

图4-28　建筑玻璃墙破裂

4）NICU玻璃窗自动破裂

笔者近年来经历了1例NICU玻璃窗破裂事件，疑似为室内外温差较大导致的玻璃自动爆裂（图4-29）。安装的是单层钢化玻璃，所幸玻璃窗上粘贴了防爆膜，玻璃碎片没有分散坠落，未造成人员受伤。

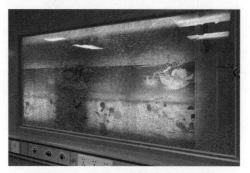

图4-29　NICU玻璃窗自动破裂

5）感应电动玻璃门破裂

笔者近年来经历了多例感应电动玻璃门破裂事件（图 4-30），均为人为撞击导致的爆裂，包括急诊推车撞击，患者家属匆忙跑动不注意看路，并且速度超过感应电动门开门的速度造成撞击，儿童碰撞等原因。由于安装的是单层钢化玻璃，玻璃破裂后碎片散开坠落，使人员受惊。

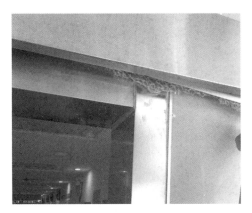

图 4-30　电动玻璃门破裂后玻璃碎片散开坠落

6）人为打破窗玻璃

笔者近年来经历了 1 例人为打破窗玻璃事件（图 4-31），为患者家属打破客服接待室的窗玻璃。安装的是单层钢化玻璃，虽然有贴膜，但仍有部分玻璃碎片散开坠落，所幸没有造成人员受伤。

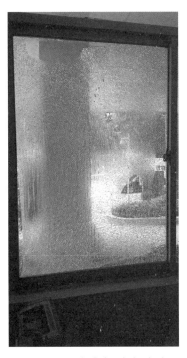

图 4-31　人为打破窗玻璃

7）台风吹破窗玻璃

2018 年第 22 号台风"山竹"于 9 月 16 日袭击深圳，深圳市某妇幼保健院待装修的一间房间由于没有门板，导致落地玻璃窗被吹破（图4-32）。该落地玻璃窗安装的是双层杂胶普通玻璃，虽然两层玻璃均破裂，但玻璃碎片没有坠落，没有造成人员受伤。

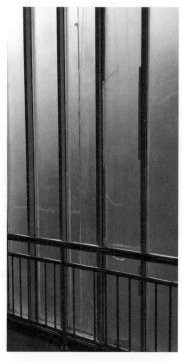

图4-32 台风吹破窗玻璃

8）台风吹倒屋顶玻璃围栏

同样是2018年，在台风"山竹"的袭击下，深圳市某妇幼保健院天台的一个钢结构玻璃围栏被台风吹倒，导致玻璃破裂（图4-33）。玻璃窗安装的是双层杂胶普通玻璃，虽然两层玻璃均破裂，但玻璃碎片没有坠落，没有造成人员受伤。

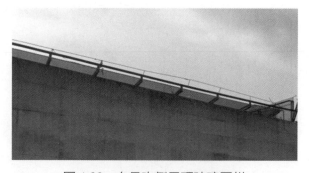

图4-33 台风吹倒屋顶玻璃围栏

4.6.2 医院建筑玻璃破裂事件的原因及安全对策

由于建筑使用玻璃有利于采光，具有隔热功能，美观又节能，还能反射室外噪声，更能有效阻挡外界声音入侵，具有降噪性能良好等诸多优点，因此被大量应用于现代医院建筑。但是，玻璃也具有容易破裂等缺点。根据上述玻璃破裂事件，医院建筑玻璃破裂的原因包括自动破裂、高空坠物、台风、人为造成破裂等。因此医院建筑设计采用玻璃时，应尽可能考虑规避造成玻璃破裂的危险因素，降低玻璃破裂后导致人员受伤及财产损失的可能性，减少更换玻璃的频率和修缮成本。

1）应对玻璃自动破裂的对策

根据科研文献记载，玻璃难免有一定比例的自动破裂率（一般不会超过3%），玻璃自动破裂的主要原因是硫化镍和热应力。硫化镍是玻璃生产过程中不可避免的有害杂质，本身对玻璃并无任何损害，只是当含有硫化镍的玻璃因被太阳光照射等原因而温度升高时，引起硫化镍体积出现微小的变化，使玻璃内部产生细小的裂缝，这些裂缝透过钢化玻璃的张力层后将内部的能量释放出来，造成玻璃破碎。热应力是导致玻璃破碎的另外一个重要原因。玻璃受热会膨胀，如果受热均匀，则玻璃边缘和中央部分同时均匀膨胀。但如果边缘和内部受热不均匀，在玻璃内部会产生热应力，当玻璃边缘有裂痕或微小裂纹时，这些瑕疵很容易受到热应力的影响，随着温差的增大，裂痕逐步加大，最后导致玻璃破碎。

因医院建筑使用的玻璃，尤其是天幕玻璃、幕墙玻璃等安装在高空，一旦破裂，更换十分困难，故应尽量选用大品牌且具有现代化生产厂房、钢化加工厂房及现代化玻璃生产加工流水线的玻璃制造厂家生产的玻璃。由于这些现代化玻璃制造厂家能对玻璃制造过程进行全程监控，能尽量减少含镍材料与玻璃原材料的接触，降低玻璃自动破裂率。另外，施工前和施工后，需要运用以照相方式检测硫化镍杂质的技术对天幕玻璃、幕墙玻璃进行检测，如果发现含有硫化镍杂质，要及时进行必要的更换，防止玻璃破碎后伤人。

为了减少热应力造成的玻璃破碎，首先在玻璃制造施工时需要求工人对玻璃边缘进行精加工处理，采用细磨边或者抛光边等方式以减少微小裂纹的存在；其次是将玻璃进行钢化处理，以增强玻璃抵抗温度变化的能力；第三是在玻璃加工、搬运、安装过程中，对玻璃必须进行适当的保护，注意不要将玻璃边缘与其他坚硬物体碰撞、摩擦，严格遵守操作规程。特别是在安装过程中，如果框架不合适（太小或扭曲变形），一定记住不要用钳子夹掉玻璃边角，而是要矫正框架，使之适应玻璃的大小。

此外，对于玻璃破裂后有可能导致人员受伤的地方，应尽可能设计安装双层杂胶钢化玻璃，如果玻璃破碎，碎片仍旧黏附在胶片上，不至于散开坠落而对地面人员造成伤害。

2）应对高空坠物导致玻璃破裂的对策

对于有高空坠物风险的玻璃结构，尽量选择安装双层杂胶玻璃，防止玻璃碎片散开坠落。但即使是双层杂胶玻璃，面对高空坠物也非常脆弱易碎，如果玻璃结构上方有建筑，高空坠物的危害是非常大的，一个细小的物品就可能导致玻璃破碎，所以重点在于防止高空坠物的发生。严禁在玻璃结构上方建筑立面的阳台栏杆边缘摆放任何物品。严禁安装突出式防盗网及外置式窗外储物架。禁止在窗户外悬挂杂物、衣架等。定期检查楼房外置式雨水管道与外立面的连接处是否牢靠，防止管道脱落。定期检查楼宇外立面墙皮有无脱落的迹象，及时进行维修处理。加强高层建筑玻璃幕墙以及门窗玻璃的安全防护措施。注意检查窗户边沿螺丝、窗扇及窗网边框是否出现松动脱落。玻璃结构上方的建筑立面上尽量不要安装空调外挂主机。在进行高空维修、修补、清洗外墙面等高空作业时，做好防护措施，防止物品不慎坠落。玻璃结构上方建筑内如果有病房，要加强设置警示标志宣传，提醒患者及陪护人不要高空抛撒垃圾。在一些高空抛物多发部位安装专门用于监控高空坠物的摄像头，起到震慑高空坠物行为和事后追责取证等作用。

3）应对人为因素造成玻璃破裂的对策

对于医院建筑玻璃围栏、玻璃隔墙、落地窗玻璃等人群可以靠近的公共区域玻璃结构，应尽量选用双层杂胶钢化玻璃，防止玻璃碎片划伤人群，此外应尽量增加不锈钢保护围栏（图4-34），为玻璃结构提供安全屏障。对于客服接待室、儿科诊室、急诊诊室、精神诊室等房间的窗户玻璃，也应尽量选用双层杂胶钢化玻璃。近年来，笔者经历了多例感应电动玻璃门破裂事件，随后采取积极应对措施，包括调高感应电动玻璃门的开门速度，增加感应探头，将无框玻璃门（图4-35）改换为金属框玻璃门（图4-36）等，均取得了良好效果，大大减少了人为撞击导致玻璃门爆裂的发生。

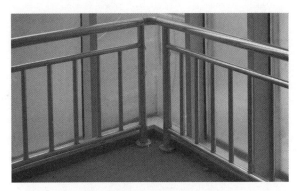

图 4-34　落地窗玻璃边增加不锈钢保护围栏

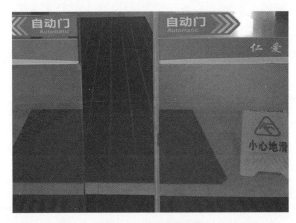

图 4-35　无框玻璃门

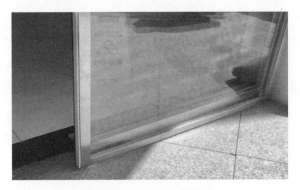

图 4-36　金属框玻璃门

4）应对台风导致玻璃破裂的对策

深圳市地处沿海，每年都会受到多个台风袭击。每次台风袭击，医院最容易受损的就是玻璃。医院玻璃窗应尽量设计为平移推拉窗，避免平推玻璃窗因没有关紧而被强风吹动拍打导致破碎，并且应尽量选择双层夹胶钢化玻璃。屋顶围栏等尽量不要使用玻璃围栏结构，如果非要做，尽量不要设计成连续整体结构，应设计为小块间断结构，间断的块状间保留缝隙，降低迎风风压。台风来临前，要注意把所有门窗关紧，防止出现正面风压和背面抽离负压叠加，增强压力导致玻璃破损（图4-37），必要时在玻璃窗上贴上"米"字形封口胶带，增强抵御强台风能力。

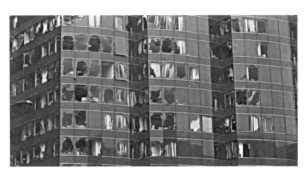

图4-37　因台风破损的某大厦背风面幕墙玻璃

4.7　新消防规范施行后的手术室和ICU装修设计新思路

住房和城乡建设部于 2017 年发布《建筑内部装修设计防火规范》（GB 50222—2017）并于 2018 年 4 月 1 日开始施行，在医院建设者中引起了关注和热议，有多位医院相关人员、设计师和材料供应商表示，由于"新消防规范"限制了医院橡胶、塑胶等 B_1 级材料的使用，造成了设计师无材可选，医院面临无材可用的困境。笔者在该规范征求意见稿发布时就开始关注该文件，并开始思考在新规范发布施行之后的医院内部装修防火设计和选材解决方案。而作为一名在重症监护室工作过多年的医生，对于备受关注的手术室、重症监护室等无窗医疗用房的内部装修防火设计和选材，经过与多位重症监护医疗专家、院感控制专家等讨论，从使用者的角度，提出解决问题的新思路，抛砖引玉，期盼医院建设者们集思广益，找到解决问题的最佳方案。

按照常规来说，医院建筑无窗房间主要涉及两部分，一部分是手术室、重症监护室、产房等有洁净要求的专业医疗用房，另一部分是水泵房等设备机房。"新消防规范"规定：无窗房间内部装修材料的燃烧性能等级除 A 级外，应在规定的基础上提高一级。因此，手术室等无窗专业医疗用房和重要设备机房的顶棚、墙面、地面、隔断和窗帘等均需要使用 A 级防火材料。对于水泵房等设备机房，按照新消防规范要求，装修不存在设计和选材困难，而存在问题的是手术室、重症监护室、产房等有洁净要求的专业医疗用房，因为这些专业医疗用房内部装修除了要满足消防规范以外，还需要满足其医疗功能的各方面需求，包括洁净、通风、气压、温湿度、灯光、噪声控制，甚至需要辐射防护、电磁屏蔽等。而目前这种房间常规使用的绝大多数墙面、地面装修材料包括 PVC、橡胶等，基本上没有燃烧性能等级能够达到 A 级的产品。这就是很多医院建设者和材料供应商感叹无材可选、无材可用的原因，因此提出了向消防部门申请降级使用材料等解决方案（表 4-5）。

表 4-5　单层、多层民用建筑内部各部位装修材料的燃烧性能等级

建筑物及场所	装修材料燃烧性能等级							
	顶棚	墙面	地面	隔断	固定家具	装饰织物		其他装修装饰材料
						窗帘	帷幕	
医院的病房区、诊疗区、手术区	A	A	B_1	B_1	B_2	B_1	—	B_2

经过向多位消防专家、消防工程设计师、重症监护医疗专家、院感控制专家咨询并共同讨论，笔者认为从消防安全与保护使用者的角度考虑，降级使用材料等解决方案并不可取。因为，从规范制定的原意来看，之所以对医院无窗诊疗专业医疗用房的装修材料提出更高的燃烧性能等级要求，就是因为诊疗专业医疗用房的使用者往往是火灾逃生能力弱的人，甚至是完全没有逃生能力的人，而没有窗户的密闭房间，更容易因为火灾烟雾导致人员伤亡。从全世界的火灾案例都可以看出，医院火灾往往比普通建筑火灾更容易出现人员伤亡。为了保护火灾逃生能力缺陷的人群的安全，也为了保护救死扶伤的医护人员的安全（有人员伤亡的医院火灾案例中，很多都有医护人员伤亡，因为医护人员的职业道德要求他们不可能抛弃患者独自逃生），医院建设项目不应该考虑降低建筑装修材料的燃烧性能等级。

因此，随着《建筑内部装修设计防火规范》（GB 50222—2017）已于2018年4月1日开始施行，有实力的医院装修材料生产厂商，应该加强研发，尽快研究并生产出符合新规范的材料，以占得市场先机。

在市场能供应符合新规范的建筑装修材料前，建议医院建设项目的设计师和项目管理者们换一个思路，给手术室、重症监护室、产房等有洁净要求的专业医疗用房设计一扇窗户，既可以解决消防规范的难题，又可以给这些专业医疗用房的使用者们（包括医护人员和患者）更多的阳光和温暖。

从规范上来说，《综合医院建筑设计规范》（GB 51039—2014）、《医院洁净手术部建筑技术规范》（GB 50333—2013）等均没有禁止手术室、重症监护室、产房等有洁净要求的专业医疗用房设计窗户的规定。

从技术上来说，给手术室、重症监护室、产房等有洁净要求的专业医疗用房设计一扇窗户，能够满足洁净、通风、气压、温湿度、灯光、噪声控制，甚至辐射防护、电磁屏蔽等要求并没有什么困难，只要做好关闭时的密封施工就可以（发生火灾时可以打开）。避光窗帘可以装在窗户外侧，在手术时控制关闭，不影响手术操作时的灯光要求。在一些不可以装玻璃窗的特殊手术室，可以装不透光材料的窗户，至少能满足有窗房间的消防要求。

从院感控制的角度，手术室、重症监护室、产房等有洁净要求的专业医疗用房本来就更应该尽量设计单独的污物通道，将产生的污物从另外的通道运走，实现完全的洁污分流。因此，增加设计窗户与院感控制的要求并没有什么冲突。

从人文理念的角度，给手术室、重症监护室、产房等有洁净要求的专业医疗用房设计窗户，让置身其中的医护人员和患者在非手术时看到自然光和窗外景色，更符合医疗建筑人文关怀的理念和使用者的需求。有手术室护士曾经说过："我最怕的是阴雨天，因为每天早晨出门时，太阳还未升起；晚上回家路上，月亮已经挂在空中；白天的时间永远都在开着无影灯、密闭不通风的手术室里，连太阳是什么样子都快忘记了，我们快成了一群'不见阳光的人'。"在技术条件允许的情况下，给手术室一扇窗户，在非手术操作时间让医护人员和患者看几眼自然光，相信会让他们心情更加舒畅。重症监护室的医护人员和患者也同样需要阳光。

国外有部分医院的手术室等有洁净要求的专业医疗用房是有窗户的。期望医院建设者们在建设医院的时候，在满足规范和技术允许的条件下能尽量考虑给医护人员和患者更多的阳光和温暖。

4.8 医院实验室类项目建设四大痛点及建设模式研究

医院实验室类项目至少包括检验科、病理科、中心实验室、蛋白组学实验室、IP实验室等内容。在医院学科序列中，实验室类科室属于医技科室，承担临床诊断任务，为给患者制定精准治疗方案提供数据支撑。因此，医院实验室类项目建设非常重要，但是在建设过程中经常出现各类问题，影响项目建设的质量、安全、进度、造价等，最终对临床服务带来负面影响。究其原因，实验室类项目建设存在以下四大痛点。

4.8.1 实验室类项目建设存在的四大痛点

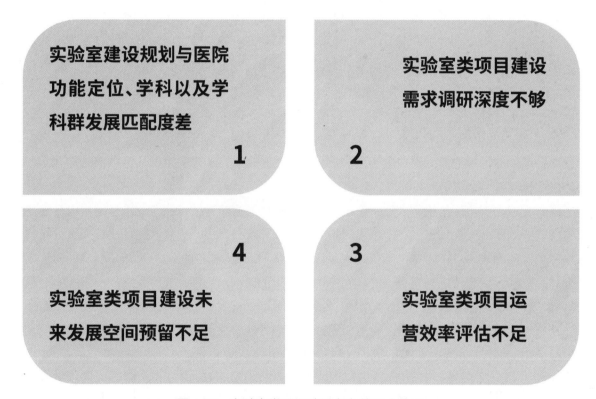

图 4-38　实验室类项目建设存在的四大痛点

1）实验室建设规划与医院功能定位、学科以及学科群发展匹配度差

医院发展核心工作是做好医院功能定位，规划好学科以及学科群发展。

在医院定位清晰、学科及学科群规划得当的前提下，很多医院可能依然未做好实验室类项目定位及发展，仅凭借经验或者临床自然需求，逐渐完善实验室检测服务项目的类别和内容，而未做到有序发展。因此实验室类项目建设一定要服务并匹配于医院功能定位、学科以及学科群发展目标，能够为临床诊断和治疗提供有力支撑和保障。

2）实验室类项目建设需求调研深度不够

医院实验室类项目建设，在医疗资源及建筑资源分配上，只有基于深度需求调研，才可以逐步高效完成实验室定位、服务能力规划、建筑空间定位等内容，这是确定实验室类项目建设规模、检测检验服务项目以及建筑资源分配的依据。

以某生物实验室建设为例，甲方各生物实验室平台均有相关负责人，其在做需求调研时，分别与各个平台负责人对接。在调研过程中，因调研对象只对自己的平台负责，提出自己平台的需求时仅仅基于现有状态，对未来发展以及实验室平台之间的互动均无法提出具体要求和相关条件参数。

在项目工期紧、需求调研深度不够的情况下，推进实验室建设。在投入使用后发现生物平台、PCR平台、分子细胞平台、NGS平台等实验室之间实验配合度不够、使用效率低等问题。

若项目前期调研深度足够，并按照实验室建设管理模式完成调研，同时甲方实验室总负责人能协调配合与统一规划，即可避免以上相关问题。

3）实验室类项目运营效率评估不足

医院实验室类项目建设、验收、投入使用后，对实验室运营效率持续评估做得不够。为解决该问题，须从三个方面思考实验室类项目的运行效率：

① 实验室服务效率，判断从接样到上机再到出报告是否高效；若出报告高效，既可减少门诊患者在院无效等待时间，也可以减轻患者的心理压力，提升服务效率，提升临床支撑效率。

② 实验室内部运行效率，包括质控、设备设施开机率等方面。有些实验室管理不严格，检测、检验设备设施未按国家规定要求完成相应的室内质控与室间质控等质量管理工作，更不用说对设备开机率、使用率、故障率、耗材、闲置率、检测数据分析等相关情况进行研究和讨论。也未建立用以提升实验室类项目运行效率的持续改进体系。

③ 实验室类项目的建设地点，极大影响服务效率，决定了患者采样、送样是否方便。因此，建设选址须符合科室功能布局最优原则，要在初始建筑空间布局时，即开展医疗工艺一级流程时，确定实验室类项目与临床、住院等单元的工作流线关系。如无法做到最优，可通过评估、利用智慧物流传输、信息技术等手段提升工作效率。

4）实验室类项目建设未来发展空间预留不足

实验室类项目建设亦需要思考未来发展，须从两个方面规划。一方面，满足医院学科需要，并根据医院专业发展方向，进行匹配式规划。另一方面，基于实验室自身区域性定位，若为区域、国家级实验室，则紧跟相关领域前沿动态，做好系统规划及相关技术攻关，并考察学习其他优秀机构，为未来发展预留空间。

某医院2019年需扩建PCR实验室。在建设之初，其强调以满足当前医院PCR检测需求为基础，做PCR实验建设功能规划、图纸设计、施工工作，并未针对PCR实验室检测能力及未来发展空间做仔细思考。

恰逢2019年底新冠肺炎疫情暴发，急需对新冠肺炎病毒进行检测，但因前期未考虑PCR实验室空间扩展需要，以及新增检测项目的物理条件，导致刚建成的PCR实验室无法满足新冠病毒的检测要求，且无法对其进行整改，致使后期只能重新建设PCR实验室，造成时间、空间等资源的巨大浪费。

所以，实验室类项目，除了基于医院定位及学科发展，确定未来自身业务的发展方向和规模外，也需要预留建筑空间、水电、暖通、网络等基础条件。

4.8.2 实验室类项目建设模型——一个核心、两个基础、五大策略

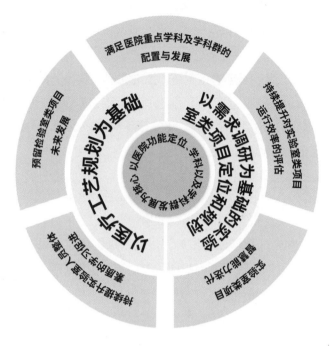

图 4-39　实验室类项目建设模型

1）一个核心

以医院功能定位、学科以及学科群发展为核心，确定实验室类项目定位和发展方向，支撑临床诊疗服务。

2）两个基础

（1）以需求调研为基础的实验室类项目定位和规划

需求调研的核心是解决甲方对实验室类项目建设的需求问题。如何全面、真实、深度了解甲方需求，需从以下两方面入手：

① 建立多层次调研目标，并回答几个问题。

问题 1：医院规模与级别如何？

问题 2：医院定位、学科设置以及学科群发展规划如何？

问题 3：具体临床科室建设以及临床服务水平如何？

问题 4：实验室类项目定位与规划如何？

问题 5：基本实验室服务项目及重点检测项目有哪些？

完成统计分析，建立数据逻辑。

② 访谈对象。

根据调研所需要实现的多层次目标，与甲方确定调研对象，包括主管院领导、主管职能科室负责人、相关临床负责人、实验室类项目科室负责人以及具体科室员工等，并动态调整，以满足设计方对整体情况的把控。

同时也需要设计方派出精干调研队伍，细致、稳妥地完成调研任务，为项目建设提供依据。

（2）以医疗工艺规划为基础

医院实验室类项目建设的核心目标，即满足临床疾病诊断需求，并为治疗方案提供精准依据。

因此，实验室建设亦需要完成医疗工艺规划设计，并以之指导实验室的建筑设计和施工。

实验室医疗工艺（图 4-40）主要包括以下几个内容：

① 分析及梳理主要功能用房，包括样本采集区与工作区，分清洁区、缓冲区、污染区、生活区等功能区。

② 确定各功能房间建设物理参数要求，如采集区配套功能房间配置、检测主要项目分类以及检测设备、流水线设置等内容。

③ 实验室类中的特种功能单位包括微生物实验室、PCR 实验室、HIV 初筛实验室等，需重点研究其环境的特殊性、专项功能配套、洁净、生物安全等要求。

④ 做好实验室类项目的医疗工艺条件设计，具体包括确定通风、给排水、空调、供配电、内部装修等物理条件参数。

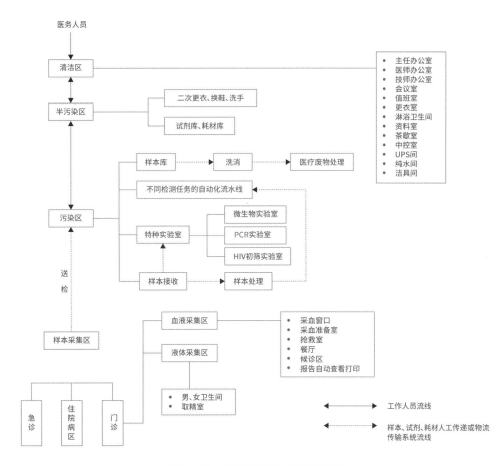

图 4-40　实验室医疗工艺流程

以实验室给排水为例，实验室给水系统包括检验实验、生活以及消防给水系统；而实验室给水又分为普通实验用水和实验用纯水两种；根据实验室用水国家标准，实验用水可分为一级、二级、三级，各级别纯水生产工艺、实验用途、导电率等均有差异。另外，实验室给水系统可集中中央供水，亦可分散供水，可以根据实验室规模做成本效益分析后确定。

需要强调的是，实验室排水系统要求更为严格，需要根据国家相关规定，做到污、废分离排放，同时废水流向应规划从清洁区至污染区，并对实验室废水进行预处理，符合排放标准后达标排放，避免对环境造成伤害。

3）五大策略

（1）满足医院重点学科及学科群的配置与发展

实验室类项目建设，既需要满足医院功能定位、学科发展等目标，也需要确定自身定位和规划。自身定位和规划需要从以下几个方面思考：

① 实验室类项目为谁服务。

如果仅为本院学科及学科群发展服务，则需要了解医院各专业学科所涉及的实验室诊断项目及类型，在各科具体需求基础上，建立和完善各相关检测服务项目，并配置相应设备设施。

② 以提供检测服务项目产品为基础，做好检测设备设施规划。

基于检测、检验科室的自身功能定位和重点专业设置，根据临床标本采集量确定流水线以及设备品类和数量，做好实验室类诊断科室设备规划工作。

（2）持续提升对实验室类项目运行效率的评估

实验室类项目建好后，甲方就需要结合国家对实验室类项目的管理标准，建立稳定的项目运行评估机制。可以从以下几个方面思考具体指标：

① 国家规定评估的实验室运行相关指标。

② 设备开机率、故障率评价指标。

③ 实验室运行年度经济指标。

④ 实验室类项目人员学习成长指标等。

除了按照国家规定建立全面的质量管理体系，确定实验室运行指标，包括室内质控与室间质控等质量管理工作，并与省或国家临检中心进行室间质评，在确保检测结果真实、可靠外，其他均可根据医院实验室类项目运行过程中存在的阶段性问题进行调整，进而建立实验室类项目持续改进、成长的管理体系。

（3）实验室类项目智慧能力迭代

智慧实验室是未来实验室建设的发展方向，但智慧实验室需要融入智慧医院建设体系之中，既需要依托医院基础 IT 架构平台承载，又需要系统软件支撑。因此在智慧医院建设体系下，智慧实验室建设目标如下：

目标 1：与相关方实现互联互通、数据共享。

在万物互联的基础上，所有检测诊断数据都可以随时在相应权限管理体系下，被需要方方便获取，或主动推送给需要方，提升服务效率和效果。

目标 2：智慧能力迭代。

在智慧医院整体规划下，逐渐建立智慧实验室服务体系，打好软、硬件建设基础，建立智慧服务有序迭代能力，更有力地支撑临床业务需求与发展。

（4）持续提升实验室人员整体素质的学习促进

实验室类项目运行好坏，与科室人员的素质水平有极大相关性，既涉及学科带头人、科室成员的专业技术能力，也包含科室全员的人文素养。因此需要通过学习促进策略，提升实验室人员整体素质及专业水平。可以从以下两方面尝试：

① 建立高效、促进学习成长的科室文化氛围。

② 建立可提升设备运行效率、人员技能水平和人文素养的科室分配激励机制。

通过以上两方面，推动和促进实验室人员整体素质的提高，能更好地服务临床科室。

（5）预留实验室类项目未来发展

随着检验医学的发展及现代医学管理模式的改变，检验学在诊断、治疗、预防及健康管理检查等方面发挥极大作用，因此必须为检验类项目的未来发展预留空间：

① 跟进临床学科及学科群发展脉络，制定检测服务项目增加计划。

② 紧跟国内、国际检测诊断技术发展步伐，制定设备更新计划。

③ 预留未来配套建筑空间、水电、暖通、网络等物理条件。

4.8.3 总结

总之，实验室类项目的建设，应以医院定位、学科以及学科群发展为核心，提高实验室建设需求调研的精度与深度，既要符合医院近期以及远期发展需求，又需要考量自身在区域内的诊断地位，确定实验室规划与建设目标；并以实验室医疗工艺为基础，提升各业务流线运行效率，降低院感风险，提升实验室诊断精度；同时，通过五大策略的具体实施，逐渐建立持续改进实验室类项目建设运营的生态系统，最终为临床提供优质、高效的诊断服务。

4.9 智慧医院标识导视系统的前世、今生与未来

医院标识导视系统是医院现代化建设中不可缺少的重要组成部分，是提升医院整体就诊环境最便捷、最直观、最具影响力的方法和手段之一。医院环境是一种极为特殊的人员密集的公共环境，其多数由数栋复杂建筑组成，走道纵横，甚至有连廊穿梭于建筑中，科室繁多。由于患者求诊心切，如果医院标识导视系统做不好，将影响患者就医体验，增加患者不满意度甚至有引发医疗纠纷的风险。笔者曾经到某个大型新建医院参观，其主管建设的院领导带领参观团都能走迷路，更何况是初次到医院就诊的患者呢？简明、规范、科学、人性化的医院标识导向系统有助于提高人流、物流的合理性，让来医院的求医者能迅速、有序地找到所要去的部门、科室，能够有效避免迷宫式的就医环境对患者造成的困惑和消极影响，为来访者提供舒适、便利的氛围，是现代医院倡导"以人为本"理念之必然。

4.9.1 医院标识导视系统的内容

医院标识导视系统种类繁多，一般包括一级导向标识、二级导向标识、三级导向标识以及各种宣传告示栏等。一级导向标识是指引就医者进入医院及各个单体目标建筑的导向信息，主要包括医院名称标识、医院总平面图、各单体建筑名称标识、院区道路导向标识等。二级导向标识是就医者进入某一单体建筑后，指引就医者到达目的楼层及就医科室的导向信息，主要包括楼层索引标识、楼层及科室标识、功能区域标识、楼道多向指示标识等。三级导向标识是导视系统的终端标识牌，主要包括房间及公共设施标识牌、导向牌、安全及消防类警示牌等。宣传告示栏主要包括医院专科及专家介绍牌、专家出诊表、温馨公益标语牌、各种公告及健康教育宣传栏等。

4.9.2 传统医院标识导视系统设计制作经历的三个发展阶段

第一代医院标识导视系统可以称为无光源标识阶段（图4-41）。各种标识牌及宣传告示栏多采用铝型材、镀锌板、亚克力、PVC板、玻璃、塑料布、双色板、不锈钢板材、铁板材还有实木等材料制作，内部不带光源，需依靠外部光源照射。其缺陷是显而易见的，在光线较差的情况下，会影响传递指引信息的功能。

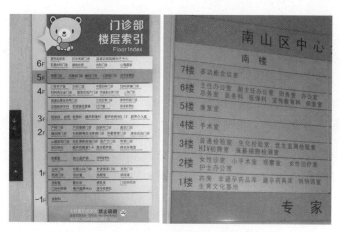

图4-41　第一代医院无光源标识

第二代医院标识导视系统可以称为发光标识阶段（图 4-42）。随着改革开放的推进，港澳台及国外五彩斑斓的霓虹灯箱发光标识逐渐被引进到国内，但由于制造成本过高及不符合医院宁静环境要求等原因，较少引入到医院标识导视系统中，往往仅使用于急诊标识灯箱等极个别的地方。直到 LED 发光标识的出现，由于其制造成本低，经久耐用，高效节能，耗电量低，产生热量少，防水、防爆，消防安全性能良好，并且发光均匀，高亮超薄，可多样化设计，外观精美小巧，不需依靠外部光源照射，近十年来被大量应用于医院标识导视系统，尤其是一、二级导向标识，目前基本上均采用了 LED 发光标识。

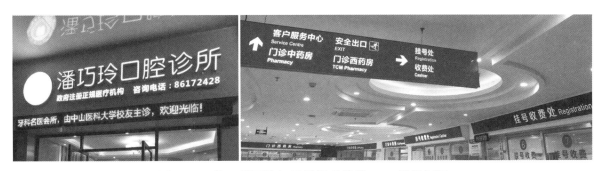

图 4-42　第二代医院标识导视系统的 LED 发光标识

第三代医院标识导视系统可以称为显示屏阶段。由于医院需要不断发布大量的宣传告示和健康教育信息，并且其中一部分需要临时发布，例如一些学术会议布告、变更出诊信息等，传统的印刷制品标识由于制作成本和制作时限等限制，不能满足医院信息发布、宣传、导视的需求。随着 LED 显示屏、液晶平板显示屏等价格的不断下降，近几年在医院标识导视系统中得到大量的使用，包括室内外显示屏横幅、室内外宣传大屏幕、健康教育宣传广告平板机等。刚开始使用的时候，这些显示屏往往是单独控制的，目前部分医院已经开始逐渐组建局域网，将所有的显示屏集中在一个局域平台进行统一控制。显示屏在医院标识导视系统的使用大幅度减少了医院各种横幅、会议海报、临时指引海报、健康教育宣传海报等的制作和张贴，可以减轻医院乱张贴的情况，改善医院环境（图 4-43、图 4-44）。

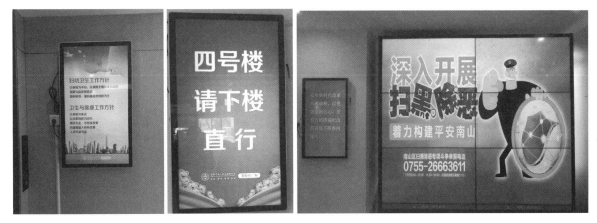

图 4-43　第三代医院标识导视系统的各种显示屏

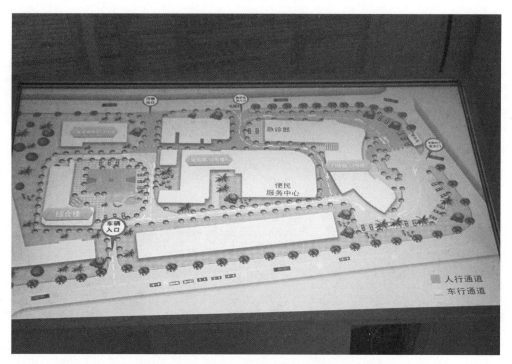

图 4-44　第三代医院标识导视系统室内导航地图查询触摸控制显示屏

4.9.3　智慧医院标识导视系统迈向智能化的发展趋势

当前，我国大型医院多数由数栋复杂建筑组成，走道纵横，甚至有连廊穿梭，科室繁多，传统医院引导标识系统已经很难满足指引就诊患者以最快捷的方式到达诊室的要求。并且，国内传统医院引导标识多由广告牌公司设计制作，设计师对医院医疗流程往往缺少了解，导致传统医院引导标识难以完全切合医院的需求，存在很多缺陷和问题。尤其是新建医院，由于医院业务磨合及迅速发展的需要，经常有一些楼层或房间使用功能的调整，从而使引导标识内容需要不断随之调整。而传统引导标识系统的变动往往"牵一发而动全身"，一个区域或科室名称改变，整栋楼的所有楼层索引和科室分布图都需要调整。有些引导标识系统的内容调整限不上或遗漏可能会导致指引错误的后果。为了解决传统引导标识存在的部分问题，医院标识导视系统设计方案中需要引入智能化系统，构建医院智能导航系统、人工智能导诊咨询系统、智能信息发布互动宣教平台等，进一步展现医院人性化服务理念，提升医院服务体验和整体品牌形象。

1）医院智能化导航系统

目前，智能化停车引导系统、室内导航系统等技术不断发展成熟，已经在很多大型购物中心得到应用，极大地方便了商场顾客，提升了顾客的购物体验。随着智能化科技的快速发展，大型医院建设智能化导航系统的技术已经成熟（图 4-45）。医院智能化导航系统可以整合 BIM 建筑空间管理、智能化停车引导查询功能、智能化室内三维导航功能，并打通与医院预约挂号平台、交通导航平台等的无缝连接，患者手机预约挂号后就可以获得实时导航指引信息，包括停车场车位情况和院内交通步行路线等信息，可以引导患者以最便捷的方式和途径到达目标诊室，并且提供室内位置共享、反向寻车等，满足智慧医院一站式服务对医院导视系统更高人性化服务的需求。

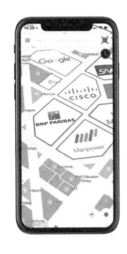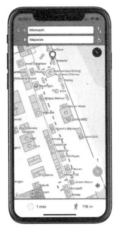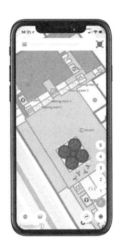

图 4-45　室内导航

2）人工智能导诊咨询系统

大数据统计分析显示，患者到医院前台咨询的问题，超过三分之二与流程和位置有关。由于医院就诊人数很多，导诊人员往往分身之术，医院各种流程繁多，并且可能不断变动，导致导诊人员难以应对。为了解决导诊人员人数不足和应对问题困难，部分医院已经开始引进智能导诊咨询机器人系统。智能导诊咨询机器人系统使用人工智能技术，拥有语音识别、语义理解、人脸识别、智能导航、智能避障、自动充电等基础功能及业务咨询、问路指引、疾病导诊、排班查询、挂号缴费等服务功能。患者可通过语音或触摸屏来实现交互服务功能。尤其是基于室内定位技术的智能化导航系统，提供查询和导航服务，犹如有专人指引患者方便地查找目标科室，提供自动分诊，引导至就诊区域、治疗和取药的具体地点等全流程自动提示和导诊服务、便民服务设施，一键到达最近的卫生间、哺乳间、手机充电站等指路服务。

3）智能信息发布互动宣教平台

传统的医院标识导视系统的信息发布和健康宣教，无论是通过印刷制品还是电视、显示屏等，都是单向的信息传播，患者被动接受信息，不但信息传播效果较差，还可能导致医院出现乱张贴、光污染、噪声污染等环境问题，导致患者体验不佳。智能信息发布互动宣教平台系统融合网络技术、信息技术、多媒体技术和人工智能技术，将医院所有的显示器、电视机、LED 屏、拼接墙、触摸屏、投影机等各类信息发布显示终端进行联网和智能化控制，将需要发布的信息和健康教育宣传内容素材使用音视频、图片、流媒体等多种方式编辑制作并统一控制播放，可以通过语音识别、手势识别、人脸识别等智能化技术，实现与医院员工、患者及访客的互动，可以智能化地控制不同的显示终端发布，显示不同的内容，并且可以控制任意显示终端按自由组合分屏的效果发布信息，将单向的信息传播改成智能化的信息互动，提升信息传播的效果和使用体验。

医院智能化导航系统、人工智能导诊咨询系统、智能信息发布互动宣教平台可以联网整合成为智慧医院智能化标识导视系统，并且还可以通过系统开放接口，对接 OA 系统、考勤系统、大屏幕系统、排队叫号、视频会议、现场直播等外部信息系统，完美兼容各种常用信息平台，实现更多服务功能的融合。利用科技手段、人工智能来打造智慧医院，提高医疗服务水平和满意度，不断增强人民群众的幸福感、获得感是未来医疗卫生建设发展的方向。智能化标识导视系统是智慧医院的重要一环，将得到快速的发展。

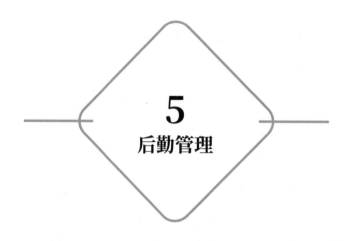

5

后勤管理

　　后勤保障部门是为员工和患者服务的，也是支撑医院医教研工作正常进行的基础，因此医院后勤服务对于医院来说与医教研工作同样重要。有些医院只注重医疗服务，忽视了后勤服务，而往往患者和员工对医院最不满意的地方，往往就在后勤服务领域。2017 年 12 月 8 日原国家卫生计生委召开例行发布会上提到，国家卫生计生委委托第三方对全国医疗机构开展满意度调查的结果，患者最不满意的是医院饮食。此外患者和员工对医院非常不满意的地方还包括卫生间保洁、停车难等问题。在十年前，患者和员工对医院最不满意的，通常是卫生间不卫生，后来大部分医院通过"厕所革命"全面加强卫生间的硬件设施改造和卫生管理，满意度逐渐增加，得到了明显的改变。近年来，随着私人汽车的普及，医院停车难成为患者最不满意的因素。很多医院通过加强停车场设施的建设，并利用信息化技术改善停车场服务，这方面也逐渐得到了改善。而随着医院饭堂逐渐对外承包的社会化改革，由于商业资本的逐利性，导致医院饮食逐渐成为了医院最不满意的方面。国家对公立医院的绩效考核方案将患者满意度和员工满意度均列入考核指标，所以医院需要做好后勤服务，全面提升患者和员工的满意度，显得尤其重要。

5.1 三处方解决医院停车难问题

停车困难、医院内和周边道路拥堵是目前国内大型医院普遍存在的交通问题，由此引起就医时间过长，医院院区环境混乱，消防风险大，成为激化医患关系的潜在因素之一，严重影响医院的群众满意度。公立医院群众满意度第三方测评结果显示，"停车难"成为患者不满意的主要因素。经过研究分析，医院停车难的原因主要包括三方面：

① 医院停车位配建数量过少，不能满足实际停车需求。

② 随着国家经济社会的快速发展，群众家庭拥车率及开私家车就诊率、上班率快速增长，超出医院停车位接受能力。

③ 医院周边的商业办公区或居民区停车场停车位不足，或医院停车位收费低于商业办公区等原因，会导致非就医相关车辆占用医院停车位资源。对于新建医院，增加停车位是解决"停车难"的主要措施，但对于已建成的老医院，很难通过建设更多停车位来解决，还有什么方法可以解决这个问题？通过研究诊断医院"停车难"的相关因素，对症下药，"三剂处方"齐下，可取得良好效果。

5.1.1 施行精准预约并简化就诊流程

传统的医院门诊就诊流程是预约或预约患者到医院挂号或缴费取号，到分诊台报到、等待分诊叫号、就诊、缴费、检验/检查、缴费、取药/治疗后离开医院。在这种模式下，患者每次到医院就诊基本上就要耗费半天甚至一天，但真正接受服务的时间仅占很少的比例，大量的时间都浪费在反复的排队等候中。通过分析可以发现，传统的就诊流程存在很多不可预知的环节，每遇到一个不可预知的环节，就需要花费更多的时间来应对这种不可预知性。例如挂号，当没有预约挂号时，为了确保能挂上号，就需要提前很长时间到医院排队抢号。当分诊环节规则为谁先到就排在队列前面时，就产生了排队前后的不可预知性，大家为了排在前面，都会一开诊就到分诊处报到，就造成了很多人同时在分诊候诊厅等候的局面（图 5-1）。在这种情况下，传统医院的人员流量折线图呈现典型锯齿状（图 5-2）。医院的人员流量高峰出现在早上 8 点 ~10 点（8 点开诊），最高峰时医院内的患者人数超过医院全天患者人员流量的 60%，次高峰出现在下午 2 点 ~3 点（2 点开诊）。

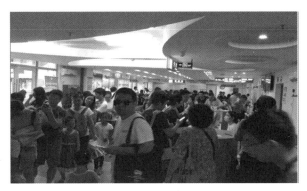

图 5-1　传统医疗流程，医院上午 8 点 ~9 点高峰期
候诊人员拥挤情况

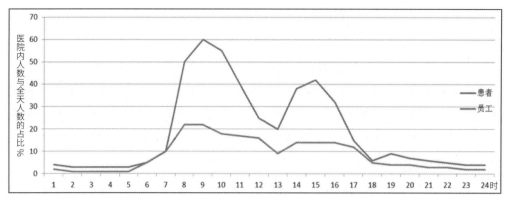

图 5-2　传统医疗流程下医院 24 小时人员流量情况

随之而来的是早上 8 点~10 点和下午 2 点~3 点医院出现车位不足，进而导致大量车辆无法进入院内，在医院入口外道路上排队，造成拥堵，有时候排队超过 100m 长（图 5-3）。停车难反过来进一步延长了患者在医院花费的时间，严重影响患者的就诊体验和满意度。

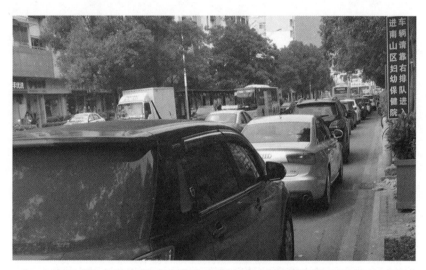

图 5-3　既往上午 9 点医院车辆入口车辆排长队拥挤情况

基于以上分析，为了减少患者停留在医院的时间，提升患者的就诊体验和满意度，在医院信息系统建设时，利用信息化技术对门诊流程进行彻底的改造，并不断调整优化，实现精准预约和门诊流程的简化。制定预约挂号医生和患者双实名制信息系统架构，患者可以直接预约挂号到每个医生名下，设定每个号的预定就诊时间，实现患者一预约挂号就获得精准的预定就诊时间，并且通过接入微信、支付宝等在线支付功能，取消了现场缴费取号、分诊等排队流程和环节，基本上实现患者从预约挂号预定就诊时间到直接预定医生诊室，等候时间基本上不超过 10 分钟就可以看诊。

此外，各项医技检查也实现精准预约检查。将患者就诊的各个不可预知时间的环节尽可能变成可精准预知时间的环节，从而实现大幅度减少患者停留在医院的时间，减少患者就诊所需花费的时间，大幅度提升患者的就诊体验和满意度。

举个例子，一个孕妇到医院产检，既往为了挂上医生的号，早上 7 点就要赶到医院排队挂号，挂完号后，到分诊护士台分诊，等待叫号，只能知道排在所有等候患者中的第几号，但不可预知准确的就诊时间，只能在候诊处等待，怕错过叫号又不敢走开，只能干等。医生看完诊后，开了超声检查，又要去缴费，然后到超声科分诊排队等候，也不知道什么时候能叫到号开始检查，有可能等到下午才能检查。其实她真正就诊、检查需要花费的时间只有产科医生看诊的 10 分钟加上超声检查 20 分钟，合计 30 分钟，却需要待在医院整整一天，浪费了大量的时间。实行精准预约后，孕妇就可以通过手机网络预约挂号，不但可以挑选自己心仪的医生，甚至还可以按自己的时间挑选预约就诊的时间，想睡个懒觉再去就诊，可以挑选时间晚一点的号进行预约挂号，在预约的时间前 5 分钟左右赶到医院就可以了。医生看诊后，可以立即预约超声检查，也可以预约自己方便的时间点，于是孕妇看完医生就可以离开医院，到预约检查的时间点再来超声科检查，检查完结果正常，就可以离开医院。

由于诸多不可预知时间的环节都变成了可预知时间的环节，因此患者可以节省大量为了应对不可预知性所要浪费的时间（例如为了挂到号需提前来排队挂号）和大量等候的时间，提升患者就诊体验和满意度，并实现大幅度减少患者停留在医院的时间，从而形成患者车辆快进快出的状态，极大提升医院停车位的周转次数和使用效率，达到缓解停车难的效果。

5.1.2　积极引导患者错峰就诊

尽管实现了精准预约挂号和预约检查，但通过分析发现，一部分患者还是习惯上午去医院就诊，尤其是一些可能要抽血检查的患者，因为要空腹抽血的惯性思维，有时候尽管预约挂号名额满了，没有在网上挂到号，但还是上午到医院就诊，要求现场加号挂号。因此医院内仍然出现上午的就诊人员流量远大于下午的情况，还是会造成上午就诊人员流量高峰带来的停车难和入口道路拥堵等问题。

因此，要积极采取措施引导患者错峰就诊。加强健康教育宣传力度，通过微信公众号等新媒体开展健康教育宣传，告知患者大部分检验、检查不需要空腹，哪些检验、检查可以在下午正常开展等知识。由于实行医生实名制预约挂号，加深了患者对医生的辨识度，并且可以在预约系统平台进行服务点评，有很多医生由于技术强、服务态度好，在患者中形成了良好口碑，收获了很多粉丝，造成一些专家、医生放出预约的号供不应求，甚至有"秒杀"的情况。同时，为了能让一些专家在上午有更多时间安排手术和查房，有计划地把患者吸引力很强的专家、医生出诊时间更多调整到下午。此外，通过预约挂号系统把检验、检查等服务号有计划地向下午倾斜调整，并增加开设夜门诊等措施，引导部分患者错峰就诊。适当降低上午早高峰的就诊人员流量，增加下午和夜间的就诊人员流量，让上、下午就诊人员流量更趋于平衡，从而缓解上午就诊人员流量高峰带来的停车难和入口道路拥堵等问题。

5.1.3　呼吁政府修改医院停车场收费标准

笔者在 2015 年通过调查发现，深圳的医院停车场中有很多停车位被医院周边商业区的办公人员或居民等非就医相关车辆占用，有的时候占地超过 60%。医院车位甚至停放了很多僵尸车，导致本来就严重不足的停车位更加雪上加霜。经过研究分析，其原因除了周边商业区和居民区存在停车场停车位不足的情况以外，最主要的原因是《深圳市机动车停放服务收费管理办法》（深价规〔2008〕1 号）规定医院的停车场收费标准明显低于商业区和居民区，因此医院大部分停车位被在附近公司、商店等工作的职员和购物、办事的社会车辆占用。并且《深圳市机动车停放服务收费管理办法》中关于公立医院配套的停车场的收费规定过于复杂，工作日高峰、非高峰时段以及非工作日的收费标准都不一样，有的时段有第一小时收费的规定，有的时段没有。而且停车场智能化收费系统无法自动区分载送病人前来看病的车辆和非载送病人车辆，导致公立医院配套的停车场不能使用无人值守、完全自动化的停车场智能自助收费系统，需要人工值守，增加了车辆进出的等候时间，并且经常出错，引起纠纷和拥堵。

有关人员从 2016 年开始向政府相关部门报告，呼吁深圳市政府修改《深圳市机动车停放服务收费管理办法》，调整提高医院停车场非就诊车辆的收费标准，以缓解医院停车难的问题，获得了政府的重视。深圳市政府于 2017 年开始征求意见并选择深圳市多家医院进行试点，在试点医院取得良好效果后，于 2018 年 9 月 1 日在全市统一施行新的停车收费标准。根据深圳医院停车场收费新规，高峰时段（7：30~19：30）机动车停放服务收费标准为：就诊人员车辆（凭当日门诊收费票据或者住院押金、住院费用收据等就医凭证认定，下同）10 元 / 辆 / 次，当日高峰时段内多次进场的不再另外收费；非就诊人员车辆第一小时内 15 元 / 辆，超过部分每半小时 3 元 / 辆。非高峰时段（19：30 至次日 7：30）机动车停放服务收费标准为：就诊人员车辆 5 元 / 辆 / 次，当日非高峰时段内多次进场的不再另外收费；非就诊人员车辆 10 元 / 辆 / 次。跨段计费：对就诊人员车辆跨高峰时段与非高峰时段停放不超过 12 小时的，最高收费 10 元 / 辆 / 次；超过 12 小时的，则按正常跨段计费标准收费。机动车停放时间不超过 30 分钟的，免收车辆停放服务费。通过调整，非就诊人员在车辆高峰期停车 12 小时收费达到 81 元，远远高于商业区和居民区停车场的收费标准，并且将原来高峰期的时间由上午 8：00 开始调整到上午 7：30 开始，使用市场经济的手段促使非就诊人员车辆更早地腾出车位给非就诊人员车辆，缓解医院停车难问题。

科学诊断与"三剂良药"齐下取得良好效果，医院"停车难"和医院入口车辆拥堵的问题得到了有效缓解，早高峰时间医院入口车辆排队情况明显好转（图 5-4）。

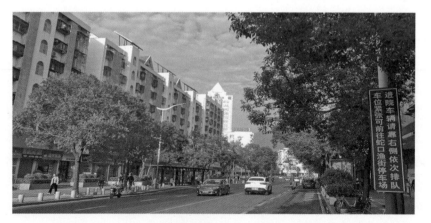

图 5-4　目前上午 9 点医院车辆入口基本没有车辆排队

5.2 医院消防安全管理思路

近几年，我国发生多起导致多人死亡的火灾及爆燃的重大消防事故，如 2019 年"3·30"四川省凉山州木里县森林火灾、2019 年"3·21"江苏省盐城市响水县化工园天嘉宜公司爆炸事故、2019 年"3·31"江苏省苏州市昆山汉鼎精密金属有限公司燃爆事故、2019 年"4·24"内蒙古乌兰察布市卓资县内蒙古伊东集团东兴化工有限责任公司车间爆燃事故等。这为我们的消防安全管理敲响了警钟！全国各地纷纷开展消防安全隐患大排查，梳理消防安全管理漏洞。医院消防安全管理工作也逐渐得到医院及上级主管部门的重视，将大型医院纳入消防安全隐患大排查的重点单位，并要求医院开展消防演习，防患于未然。

笔者曾应邀参观某医院的消防演习并协助排查存在的问题。该医院首先组织了疏散演习，模拟火灾发生后，按照应急预案，医生、护士和保安人员等抬着担架沿着消防通道的疏散路线走一遍，随后在广场点几个火桶，组织部分员工练习使用灭火器灭火。医院领导都非常重视消防安全问题，积极支持并参加消防演习。搜索网络上其他医院消防演习的相关新闻报道，发现当前国内大部分医院的消防演习都是这种有点流于形式的模式，演习的过程有点偏于"演"，"习"的成效欠佳，虽然可以满足应付消防部门检查的要求，但不能真正满足应对消防实战的要求。此外，很多医院没有真正能应对火灾实战的应急预案，哪怕有应急预案，也只限文字版用以应付检查，平时就束之高阁，一旦真正发生火灾，不能真正启动执行并有效应对消防实战，存在严重安全隐患。2018年发生的"韩国密阳市世宗医院火灾"（死亡至少 45 人）和"中国台湾新北市台北医院火灾"（死亡 14 人），均存在火灾发生后应对严重失误的教训。韩国消防部门认为，密阳市世宗医院没有安装自动灭火器，直接导致了悲剧的发生，工作人员在避难过程中没有将中央通道的防火门关闭，也是导致死亡人数增加的一大原因。据中国台湾新北市消防局初步调查，中国台湾新北市台北医院火灾原因是床铺电源线起火，此外，通报火警延误 9 分钟、疏散时未关闭火场的房门、床垫为易燃物是酿成此次重大伤亡的三大原因。因此，通过使用循证思维对多起医院火灾案例进行分析，认为医院消防安全管理应该重点做好"防""灭""逃"三个方面的工作。

5.2.1 "防"——防患于未"燃"

火灾的发生离不开三个因素，即可燃物、助燃剂（氧气）和火源。因此医院消防安全管理要重点做好这三个火灾危险因素的管理，消灭产生火灾的安全隐患，防患于未"燃"。

1）加强可燃物（尤其是易燃、易爆物品）的安全管理

医院可燃物主要有药品试剂耗材类、布草类、装修材料类、食材类、纸质类、清洁物品类和燃料类等。医院存储、使用的药品试剂耗材包含大量的可燃、易燃、易爆物品。药房药库中有大量的药品试剂是可燃、易燃物品，例如酒精及含酒精的药品、制剂，乙醚等药品；实验室使用的试剂和洗洁剂大部分都是可燃、易燃、易爆物品，例如二甲苯、丙酮、高锰酸钾等；医用耗材大部分也属于可燃、易燃物品，例如棉球、一次性隔离服、产科垫等。医院的布草类物品基本上都属于可燃、易燃物品，例如床单、床垫、窗帘、隔帘、病号服和医护工服等。医院装修材料类可燃、易燃物品包括各类板材、膜、木材、地毯、布艺、涂料、油漆等装饰材料，还有稀释剂、清洁剂（如天那水、香蕉水等）和焊接气体等。医院食材类可燃、易燃物品包括各类食用油、含油调味品、面粉、

白米、面条和其他含油脂及淀粉的食材，如肥肉、花生、大豆等。医院纸质类可燃、易燃物品包括病历处方资料、收费凭证、办公资料、图书、印刷宣传品等。医院清洁物品类可燃、易燃物品包括垃圾袋、清洁工具用品和有机溶剂，如烃类、氯代烃、醇类等。医院燃料类可燃、易燃物品包括食堂、锅炉、发电机等的燃料，以及实验室酒精灯使用的酒精等燃料。此外，尤其不能忽略的是上述可燃、易燃物品形成的垃圾废弃物也极有可能是可燃、易燃物品。

医院需要对以上可燃、易燃物品进行严格管理。按照国家相关规范制定医院可燃、易燃物品的存储和使用操作安全管理制度。严格按照相关规范和制度进行可燃、易燃物品的存储管理，禁止混合存放，同时保持一个良好状态。可燃、易燃物品的使用要严格遵守安全制度和操作规程。加强管理，防止可燃、易燃物品接触火源、热源，存储仓库需要加强电气安全管理，防止电气性火源，例如使用防爆灯代替普通灯具，仓库内禁止使用电茶壶等产热类电器等；仓库内禁止吸烟和使用其他火源；部分易燃物品存储仓库还要加强门禁管理和防控设施，防止人为纵火。医院消防安全管理部门需要加强安全巡查和督导，保障医院可燃、易燃物品的存储和使用操作安全管理制度得到不折不扣的落实。

2）加强助燃剂（氧气）的安全管理

医院使用的医用气体如氧气、笑气（一氧化二氮）、正压空气等均为助燃剂，此外氧焊施工使用的工业氧气等也是助燃剂，需要严格按照相关安全规范加强存储和使用过程的安全管理。存储和使用需要远离火源和可燃、易燃物品。液氧管道、设施要落实检修和保养，需要加强相关设施、管路、终端的安全检查，尤其是漏气监测，防止助燃剂的泄漏。有些偏远地区的病房中大都还使用氧气钢瓶，应随时检查瓶上是否有油污，要做到避热、禁油、防止撞击。高压氧舱要严格控制舱内火源，包括电气设备、静电及机械火花，严禁明火并有可靠接地，对舱内舱体结构及舱内棉质物品进行阻燃处理，严格控制舱内氧气浓度，运行中加强定期检查，发现问题及时处理。

3）加强起火危险因素的安全管理

根据医院火灾案例相关报道，医院火灾的起火原因主要包括电气起火、热源起火、明暗火源和人为纵火等。

电气起火是医院火灾最主要的原因。上述"韩国密阳市世宗医院火灾"和"中国台湾新北市台北医院火灾"均为电气起火。电气起火包括漏电产生火花或发热起火、线路短路产生电弧火花或发热起火、电流过负荷发热起火、接触电阻过大发热起火和电器设备长时间使用散热不良起火等。热源起火包括产热的设施如红外线灯、频谱治疗仪、取暖器等热量散发不良产生高温或热辐射烘烤等引起易燃物受热着火。明暗火源包括饭堂、锅炉房、实验室及艾灸治疗室等用火部门使用的火源，以及吸烟相关的火源，如烟头等。由于医患关系紧张和个别严重精神疾病患者的存在，医院不能完全排除人为纵火的安全隐患。2014年的湖北省黄石市第二医院火灾就是人为纵火事件。

医院需要加强针对以上起火因素的排查并采取严格的安全管理措施，将起火危险因素消灭在萌芽之前。加强对电气线路和电器设备的定期检查检测，尤其是老旧线路和老旧电气需要重点排查，发现问题尽早修缮更新，将不符合相关要求的电器线路予以更换，尽可能将安全隐患彻底消灭在"萌芽状态"。需要制定严格的电器使用安全管理制度，并加强执行检查的力度，防止私自拉电线和违规使用电器现象，禁止没有通过检验的电器接入医院内部的电器线路，增加新的用电设备一定要经过相关部门审批，禁止超负荷使用电器线路，尤其需要加强产热电器的安全管理，包括取暖电气和电茶壶、电单车充电器等。电器的使用必须远离可燃物、易燃物。需要对用火部门制定安全用火的操作规程，加强控烟宣传和管理，同时要加强火源周边和经常有人丢弃烟头等地方的可燃物、易燃物清理，消灭火灾隐患。目前医院的安全防护往往侧重于防盗安全，对反恐、防纵火等非传统安全防护意识淡薄，亟待加强建设。

5.2.2 "灭"——加强扑灭初期火灾能力建设

初起火灾一般指发生火灾初期15分钟之内的火灾，即"初期火灾"。该阶段特征是初起烟雾大，可燃物质燃烧面积小，火焰不高，辐射热不强，火势发展比较缓慢，这个阶段是灭火的最好时机。由于医院存在消防疏散难度大的特点，如果医院火灾不能在初期火灾阶段消灭，极有可能会产生较大程度的人员死伤、财产损失和社会影响。因此，加强扑灭初期火灾能力建设尤其重要，是控制医院火灾产生灾难性后果的重要措施。扑灭初期火灾能力建设包括消防设施的建设和维护、扑灭初起火灾预案及训练。

1）保障消防烟感报警系统和自动灭火系统时刻处于功能完好可用状态

美国等发达国家一直以来都在积极推动以自动喷水灭火系统为主的医院消防安全设施建设，美国的大多数病房中，不但在房间内设置标准喷头，而且在卫生间也设置有喷头。我国近十余年来也十分重视推动以自动喷水灭火系统为主的医院自动灭火系统，目前基本上所有医院都按照消防规范建设消防烟感报警系统和自动喷水灭火系统，部分现代化医院信息机房等重要部门还建设了惰性气体自动灭火系统等先进的消防灭火设施。但是有些医院的消防烟感报警系统和自动喷水灭火系统，由于疏于运维保养管理及人为等原因，不能保障时刻处于功能完好可用状态。例如，有些医院清洁工擅自使用消防水冲洗地面，导致消防水水压不足；有的时候因为某处消防水管漏水，关了消防水管水阀，事后忘了恢复；还有的消防监控值班人员因为经常有人吸烟会触动消防烟感报警系统，而把消防烟感报警系统关闭或调低探测灵敏度等。如果在消防烟感报警系统和自动喷水灭火系统功能失灵期间正好遇到火灾发生，将有可能导致严重后果。因此，医院需要加强消防设施的维护保养，定时检查测试，对于发现的问题需立即处理，保障消防烟感报警系统和自动灭火系统时刻处于功能完好可用状态，确保能及时发现火灾并能自动触发灭火系统，将火灾消灭在火灾初期。

2）应配备触手可及的手提灭火器

目前，医院一般都会根据消防规范的要求在走廊配置手提灭火器，但诸多火灾案例实践情况表明这是不能满足实际使用需求的。《医疗机构消防安全管理》（WS 308—2009）规定医院"室内灭火器的放置位置应醒目、便于取用，数量、规格型号符合本场所的灭火需要，并应定期检查和更换"。根据火灾案例实践情况，医院火灾由于易燃物、可燃物较多，一旦起火，火势可能会迅速蔓延，灭火必须争分夺秒，越早灭火越有利于控制火势。因此，医院消防安全重点部位，如药品库房、实验室、供氧站、门诊部、住院部、手术室、消防控制室、变配电室、消防水泵房等，特别是那些易燃易爆物品、电气设备和明火使用较多，需常年使用和储存医疗用氧、医用汽油、酒精等易燃易爆化学物品的地方，例如各住院病区、门急诊、药房、检验、病理、制剂、放射、CT、核磁共振、手术室等部门的医疗工作用房和值班办公用房，属于火灾发生危险系数较高的地方，应在触手可及和可见的地方配备手提灭火器，尽可能缩短寻找、取用灭火器的时间。例如，实验室使用酒精灯的实验台旁边或桌底，应放置手提灭火器，一旦起火，可立即取用灭火；在护士站，可把灭火器放在护士最常用座位的桌子底下或出入口的位置，一旦发生火灾，负责灭火的护士可以在最短的时间内取用灭火器。

3）制定简洁实用的消防应急预案并在显眼处张贴

随着近年来医院对消防安全的重视，基本上各个医院都制定了消防应急预案，但部分医院的消防应急预案有可能是洋洋洒洒数千乃至于上万字。姑且不论这些消防应急预案的科学合理性，仅仅这些长篇幅的应急预案员工都很难记住，就更难在火灾发生时的紧急状态下发挥应有的作用，只能用于应付检查并束之高阁。医院每个科室、部门都应该制定简洁实用的消防应急预案，这个预案应该是最简洁的，能被员工印在脑海里并随时可执行的，并需要明确三个问题：

① 初期火灾发生时谁负责灭火（初期火灾才能灭火，火势扩大后只能由消防人员或兼职消防人员进行灭火，判断标准应是手提灭火器是否可灭火）。

② 谁负责报警及拨打电话号码（可附带精准简练的报警语言内容模板）。

③ 谁负责组织疏散及疏散路径。为了让员工记住并且能在紧急状态下得到落实，应将预案张贴在科室最显眼处。图5-5为某医院护士站的消防应急预案照片，非常简洁、精确并易于执行。

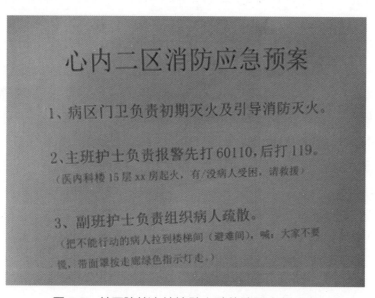

图 5-5　某医院护士站墙壁上贴的消防应急预案

4）开展全员使用灭火器训练和实战测验

目前，大部分医院的消防演习往往只是组织部分员工练习使用灭火器，这是不足的。医院应开展全员消防训练，像心肺复苏训练一样，要求每一个员工都要实际练习操作灭火器，并开展实战考核测验，确保全员都学会正确使用灭火器。

5.2.3　"逃"——加强火灾疏散逃生能力建设

医院人员高度集中，并且医院内有逃生能力弱、自救能力差的患者，如果发生火灾极易导致群死群伤的恶性事故，带来不可挽回的后果，对社会的影响非常大。近年来国内外发生的重大医院火灾事故案例大部分存在疏散缺陷，因此加强医院火灾疏散逃生能力建设相较其他公共场所更为重要。

1）加强消防避难间建设和维护

目前，医院设置避难间和避难层已经成为发达国家公认的高层建筑疏散人员的方法之一，一旦发生火灾，医务人员就可以将患者疏散到避难间或避难层。我国消防规范规定医院高层建筑及其裙楼必须按照规范建设避难间和避难层。但很多医院的避难间和避难层往往被另作他用，甚至医院及使用科室根本不知道避难间和避难层的概念，很多医院的消防疏散演习往往还是组织担架队直接往一楼地面疏散行动不便的患者。医院火灾往往发生在工作人员比较少的夜间，如果直接往一楼地面疏散行动不便的患者，由于路程远，很难将所有患者同时疏散，导致顾此失彼。2003年美国发生了一起致死 16 人的医院火灾，此次火灾震动了美国消防协会，从而重新确定了火灾时"就地避难"的安全疏散原则。因此，各医院应该加强学习先进的避难疏散理念，做好避难间的建设和维护，加强宣传和演练。行动受限的患者，平时应该使用有轮子、可移动的病床，在发生火灾的紧急情况下，医护人员可以直接将患者床推到疏散避难间，等待救援。

2）保障疏散通道畅通

医院需保障疏散通道畅通。医院内的疏散门和楼梯间的门不应被锁闭，禁止占用、堵塞疏散走道和楼梯间，安全出口、疏散走道、疏散楼梯上不应安装栅栏；当确需控制人员出入或设置门禁系统时，应采取措施使之能在火灾发生时自动开启，或无须管理人员帮助即能从内部向疏散方向开启。建筑内部装修确需改变原设计的，应经有关部门核准，不应改变疏散门的开启方向或减少安全出口、疏散出口的数量和宽度，影响疏散通行。疏散通道内不应该放置桌子、加床等。消防应急照明、灯光疏散指示标志和消防安全标识应完好、有效，不应遮挡，损坏时应及时维修、更换。此外，常闭式防火门应保持关闭，走道等部位需要经常保持开启状态的防火门，应保证发生火灾时能自动关闭；自动和手动关闭的装置应完好有效。

3）应配备触手可及的消防面罩

近年来医院火灾案例中人员死伤大部分是浓烟窒息所致。因此，医院应该在每个病房、诊室和医生办公室、值班室、护士站等配备触手可及的足够数量的消防面罩。例如，每个病房床头应该放置 2 个消防面罩（病人一个，陪护人一个），或者放在床头柜里，患者伸手就可以拿到。同时应该在消防面罩存放处张贴简洁的面罩使用方法图文介绍。

4）加强火灾疏散逃生宣传和训练

医院应在建筑内不同区域包括诊室、病房等的明显位置设置该区域的安全疏散指示图，指示图上应标明疏散路线、安全出口、人员所在位置和必要的文字说明。应在公众活动场所的明显位置通过图画、视频等形式向公众介绍医院的避难场地及各场所的消防应急疏散方法、路径、通道，宣传火灾危害、防火、灭火、应急疏散等知识。

此外，所有科室都应该开展逃生疏散实战训练和测验，让每一个员工都熟知不同位置火灾的最佳逃生疏散路径和疏散方案。每一个员工都应该练习消防面罩的使用，确保发生火灾时都能熟练指导患者快速正确使用消防面罩。医院应该在入院宣教时加强火灾疏散逃生内容，就像飞机航班起飞前常规进行安全宣教一样，让病人和陪护人都知道火灾发生时怎样使用消防面罩，以及应急疏散路线及注意事项等知识。

5.2.4　总结

随着新时代人民群众对医疗保健服务的需求不断增加和"健康中国"战略的推进，大量医疗机构新建、改扩建，医院建筑向大型化、高层化发展。然而大型、高层建筑一旦出现火灾，扑救、疏散以及逃生均较为困难。医院火灾极易出现群死群伤的恶性事故，带来不可挽回的后果，产生恶劣的社会影响。因此，医院消防安全管理不能以应付上级部门检查为目标，而是应该吸取国内外医院火灾案例的经验教训，切实重点做好"防""灭""逃"三个方面的管理工作，做到防微杜渐，尽可能消除火灾隐患，防患于未然。并且制定实用的消防应急预案，加强宣传培训、实战演练和考核，真正做到一旦发生火灾，有能力扑灭早期火灾，有能力完成人员安全疏散，保障医院人员生命和财产安全。

5.3   医院排水污水系统常见问题

随着国家生态文明建设战略不断推进，医院污水处理面临着越来越高的标准和越来越严格的监管及执法。党的十八大将生态文明纳入"五位一体"的总布局，提出"绿水青山就是金山银山"理念，建设美丽中国，党的十九大继续强调推进生态文明建设战略。因此，国家不断加强环境保护立法和执法工作。2015年4月25日，国务院发布《中共中央国务院关于加快推进生态文明建设的意见》明确了生态文明建设的总体要求和目标愿景。2016年12月25日，全国人大常委会更通过了《中华人民共和国环境保护法》，从法律层面实现对环境保护工作的推动。2017年4月10日，生态环境部发布《国家环境保护标准"十三五"发展规划》，进一步完善环境保护标准体系，充分发挥标准对改善环境质量、防范环境风险的积极作用。2017年6月27日，对《中华人民共和国水污染防治法》进行了第二次修正，加强对水污染违法行为的处罚力度。2018年1月10日，生态环境部《排污许可管理办法（试行）》公布并开始施行，对排污许可进行规范化严格管理。目前，深圳市要求所有三级医院严格按照《排污许可管理办法（试行）》的规定安装污水排放实时在线自动监测系统，所有监测数据必须通过网络实时传输到政府环保部门，这些监测数据是无法修改的，并将成为执法的依据（图5-6）。据了解，深圳市至少已经有2家医院因为污水排放不达标接到过政府环保部门最高达50万元的罚单。这种严格执法的管理措施目前也许仅在深圳特区试行，但相信会逐渐推向全国。因此，加强医院排水污水系统的建设和优化改造是每个医院需要面临的重要问题。

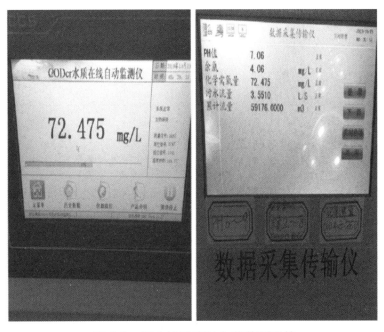

图5-6   污水排放实时在线监测系统

5.3.1   缺乏确保持续合法排污的冗余思维

既往医院污水处理系统的建设没有得到应有的重视。很多医院建设项目虽然也会依照《建筑给水排水设计规范》《综合医院建筑设计规范》《医院污水处理设计规范》《医疗机构水污染物排放标准》《医院污水处理工程技术规范》等相关规范标准进行设计建设，但往往都是按照规范的最低标准，只要求能通过相关部门的达标验收，获得排污许可证，医院能够开始运营就可以了。根本没有考虑医院长期发展的需求，更不考虑保障持续合法排污所需的应急冗余设计，绝大多数医院的污水处理系统都是单系统设计及运行，最多配套设计应急池作为应急设施，很少有医院的污水处理系统像供电系统一样进行高可靠性的双系统设计（图5-7）。一旦医院的污水处理系统超负荷或出现故障，往往违法超标排放或偷排。但随着国家对医院污水处理排放的监管及执法越来越严格，尤其是规定要求安装污水排放实时在线联网自动监测系统后，违法超标排放或偷排将面临越来越大的法律、行政处罚风险及代价，甚至严重影响医院业务的发展和正常运行。据了解，已经有多家三甲医院因为放射性污水衰变池的设计冗余量不足，不能满足放射诊疗业务的快速增长导致的污水处理排放量大增的需求，不能达到法规规定的存放天数，被环保部门要求暂停相关放射诊疗业务或限制业务量，还有更多的医院因为违法超标排放受到处罚。因此，医院建设项目的污水处理系统建设需要得到医院、政府及医院建设各方真正足够的重视，增加投资，在设计中加强冗余设计，包括标准冗余、发展冗余和故障冗余等，保障医院持续合法排污，满足医院长期发展的需求。此外，医院污水处理系统需要专业维保，以保障设备持续正常运行，减少故障发生概率，确保医院持续合法排污。

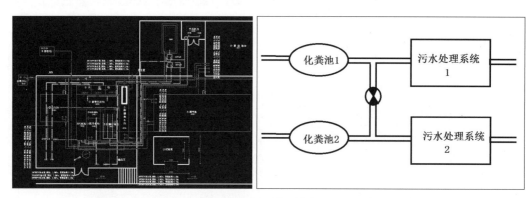

图5-7 医院污水处理单系统设计（左）、双系统设计（右）

5.3.2 排污水防臭设计施工缺陷

对于医院排水污水处理系统的防臭设计，《综合医院建筑设计规范》《医院污水处理设计规范》和《医院污水处理工程技术规范》都提出了相关的设计要求。但是很多医院在实际运行过程中还是会经常出现排污系统的臭气飘散出来污染医院环境的情况，主要还是防臭废气处理设计考虑不周到导致的。某医院新建成运营不久后，偶尔早晨院区内会有臭味飘散，严重影响医院环境，还被患者投诉。几个专家受邀前往，反复研究论证，当天找不到具体原因，查勘现场时发现废气处理系统运行正常，污水房也在医院夏季盛行风的下游角落。第二天早晨又出现臭味飘散，专家们终于发现，臭味飘散来源确实是污水处理房，原因是污水房为单废气处理系统，不可能每天连续24小时不间断运行，所以设计了凌晨停顿时间，在正常气候风向下，污水房废气处理系统停顿时间内臭味飘散出来会被风吹走，不影响医院环境。但在夏季天气炎热，臭味加重，偶尔风向反常，风吹向医院并且风力比较弱，污水房废气处理系统停顿时间内臭味飘向医院方向，并且不能被及时吹散，导致医院院区内闻到异常臭味。遇到这种问题，加装一套废气处理系统就可以解决（图5-8）。

因此新建医院项目污水房是否要设计双废气处理系统，是一个值得考虑的问题。

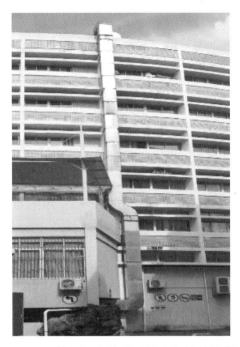

图 5-8　外置污水处理系统废气排放管道

此外，医院最常见的患者和员工投诉有臭味的原因是臭气从地漏、马桶、洗手盆等反冲出来。虽然 2014 年版《综合医院建筑设计规范》要求地漏要设计存水弯，并且附近有洗手盆时宜用洗手盆的排水给地漏存水弯补水，但很多医院依然有部分地漏没有设计补水，如果存水弯水分蒸发，臭气即可从地漏反冲出来。安装马桶时如果没有设计加装接口密封圈，仅靠基座边缘密封，长时间使用后基座密封松动出现缝隙，也经常容易使臭味散发出来。还有些设计施工单位把空调排水管接到污水排水系统，而且空调排水管没有设计存水弯，臭气可以从空调排水管反冲散发出来。在医院建设项目设计中，这些细节问题都要引起注意。

5.3.3　排污水管道堵塞

排污水管道堵塞是医院后勤运维管理中普遍存在的令人头疼的问题，例如卫生间马桶蹲坑堵塞、浴室地漏堵塞、污水井淤塞等。分析其原因，主要是两个方面。其一，医院建设项目设计施工往往是按照规范的最低标准管径设计排污水管道和马桶蹲坑。其二，医院是公共场所，有些不文明的人会把各种各样的东西丢到排污设施里，包括一次性塑料杯（纸杯）、饭菜渣、保鲜膜等，这些不文明行为很难杜绝。此外，使用者不小心把物品掉进下水道里，造成下水道堵塞，经过长时间的使用，平时洗澡脱落的毛发会流入下水道，而头发又会沾附在管壁，积累多了也会造成洗手间地漏堵塞、洗脸盆堵塞、浴缸堵塞、淋浴房堵塞等。因此，医院建设项目排污水管道和马桶蹲坑的管径设计应尽量在标准规范的基础上提升一个级别，例如将地漏排水管道由常规直径 50mm 改为 75mm 等，并且尽量缩短横向排污管道的长度，增加坡度，这样可以减少排污水管道堵塞的发生概率，降低运维成本。竖向排污管道底部和横向排污管道的拐弯衔接处是非常容易堵塞的一个部位，设计时除了加大污水管管径外，应尽量避免直接使用 90°角弯头，而是设计为 2

个135°角弯头，以减少堵塞发生概率。竖向排污管道与污水井之间的横向排污管道应适当增加高差坡度（应大于0.026°的通常标准坡度），降低堵塞风险（图5-9）。并且为了避免排污管道堵塞导致污水从底部楼层的地漏和厕所等反流涌出，底部楼层的污水应该另外设计单独的排污管道接到污水井，不要接到竖向排污管道（图5-10）。污水井到化粪池之间的排污管道在条件允许的情况下应尽量缩短距离，大型医院应该分设多个化粪池以缩短排污管道的长度，并尽量增加排污管道高差坡度。

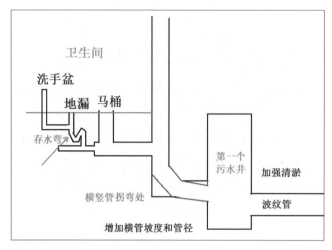

图5-9 排污水管道防堵设计

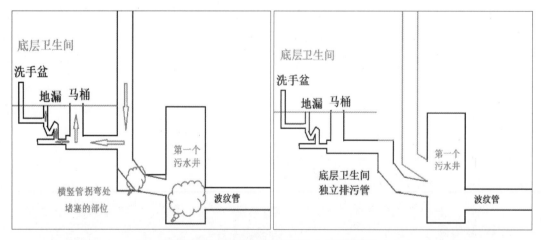

图5-10 防底层卫生间污水倒灌设计

此外，新建医院项目或装修项目在施工过程中需要注意加强对排污水管道的保护，防止水泥渣等垃圾进入管道内，尤其是防止进入管道存水弯等位置，增加排污水管道堵塞的风险。

5.3.4 排污水管道漏水

由于排污水管道内压力非常小，通常不会引起漏水，但在医院后勤运维管理过程中，还是会出现一些排污水管道漏水的情况，多数是施工质量和人为因素导致的。较为常见的是施工时PVC管道接口插入深度不足，在验收时无法发现，但经过长时间使用后连接口松脱；马桶排污口与下水口没对好，或者法兰圈失效变形等导致漏水；洗手盆下水管和排污管接口脱漏或存水弯堵塞，排水不畅导致接口处漏水等。排污水管道的材质、管接口填料质量不过关，存在裂缝或抗渗能力差，管道根底条件不良导致管道和根底出现不均匀沉陷，管道在外力作用下产生破损、接口开裂、井壁和与其连接管的结合处出现渗漏等。这些都需要加强施工过程监管，以避免出现漏水情况。

此外，偶尔会遇到因清洁工人在马桶、地漏等堵塞时暴力疏通，导致排水管道穿透破裂漏水，这需要在后勤运维中加强管理和技术培训。

5.3.5 污水倒灌

当暴雨天气时，我们经常可以从新闻报道中看到街道上有"喷泉"，这往往是雨水或污水从雨水井或污水井倒灌所致。一般医院污水处理系统的污水是通过高差自流到化粪池后，再自流到污水处理池，污水处理合格后经排放提升泵池的水泵提升到医院污水排出口处，自流排放到市政污水排放管道。因此，医院内最常见的污水倒灌位置为底部楼层的地漏和厕所、化粪池前的污水井、污水处理后的排放提升泵池和医院污水排放出口处。前面提到过，如果竖向排污管道底部和横向排污管道拐弯衔接处堵塞，污水将会从底部楼层的地漏和厕所倒灌涌出。如果在施工过程中出现失误或偷工减料导致雨污混流，雨水混入污水管网系统，增加的流量如果超过化粪池出入口的排水能力，或各种原因导致化粪池出入口拥堵等，均可能导致化粪池前的污水井出现返流倒灌，甚至会导致污水从底部楼层的地漏和厕所倒灌。如果污水处理后排放提升泵池的提升泵故障、提升能力不足或提升泵出口外水压阻力增高，往往会导致污水从提升泵池倒灌溢流。如果市政污水排放管道堵塞或雨污水混流，可能会导致污水从医院污水排放出口处的水井返流倒灌，甚至导致提升泵池倒灌（图5-11）。针对上述因素，在医院污水系统设计建设和运维中需要注意采取相对的措施，除了上面提到的竖向排污管道底部和横向排污管道拐弯衔接处采用135°弯头、加大管径等防堵措施，以及底部楼层的污水应该另外设计单独的排污管道接到污水井等措施之外，还应加强污水排放提升泵的功率，并实现至少双泵冗余。污水提升泵管道出口应设计为鹅颈式，防止市政管道污水倒灌（图5-12）。尤其需要在施工过程中加强管理，并加强污水处理系统的验收测试，避免医院内雨污管道接错造成雨污水管道混流的情况。需要加强化粪池、污水井和污水处理池的清淤、清垃圾的运维管理，防止堵塞导致污水倒灌。

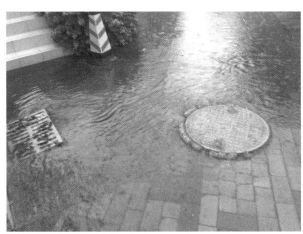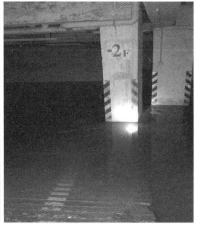

图 5-11　左图为是市政污水从污水井倒灌，右图为污水从提升泵池倒灌导致地下室受淹

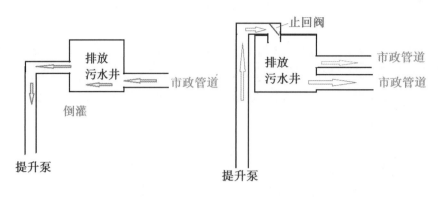

图 5-12　市政污水防倒灌设计

5.3.6　污水管道噪声

医院污水管道噪声主要来源于竖向排污管道。在竖向排污管道中充满空气，排水时既有以空气为介质的声波传递，又有水及固体杂质流动产生的噪声和撞击管壁产生的管道震动形成的噪声。水流流过管材，特别是接头和改变方向处，在管中产生声波，通过空气震动传至空间。这些震动传播到安装管道所在的墙壁上，通过固体震动声波传至相邻空间。这些噪声可能会影响医院患者及其陪护人员的休息和情绪，影响医护人员的工作，因此需要在医院设计建设和装修中积极采取降低污水管道噪声的措施，包括选用高质量的防噪声管道材料，尽量将竖向排污管道设计安排在建筑墙外，避免排污管道经过室内病房、医生办公室等业务用房上方的天花吊顶内，对室内污水管道采取隔声包裹装修等措施，尽量营造安静的医疗服务环境（图 5-13）。

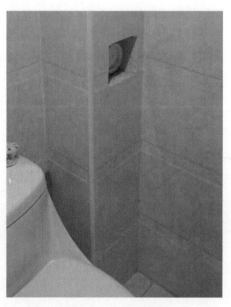

图 5-13　排污管道

总之，医院排水污水系统是医院建设项目中不能忽视的子项目，医院后勤部门需要加强与设计师的沟通，加强对污水管道和污水处理系统施工过程的管理和验收，尽量避免医院排水污水系统建设的缺陷，保障医院的持续良好运营。

5.4 医院"厕所革命"常见问题

近年来，部分医院厕所的"脏乱臭"一直为就医群众所诟病，是人民群众对医院服务环境不满意的焦点之一，也是令医院管理者头疼的问题之一。为贯彻落实习近平总书记关于"厕所革命"的重要指示精神，根据《国务院办公厅关于加强三级公立医院绩效考核工作的意见》（国办发〔2019〕4号）等有关要求，推动公立医院主动加强和改进医院管理，部分地方政府和卫生行政管理部门陆续出台实施"厕所革命"的文件并开展督导检查，推进医疗机构开展"厕所革命"行动，解决人民群众关切的医院厕所"脏乱臭"问题。究竟医院厕所建设和管理存在哪些问题？如何才能改善？没有调查就没有发言权，以下为根据某市数百家医疗机构（包括医院和社区健康服务中心）的"厕所革命"工作检查结果分析出的医院厕所存在的常见问题（表5-1）。

表5-1　政府部门"厕所革命"督导检查发现的部分问题

测评分数	主要存在问题
59	部分厕间无故上锁，有点臭味，无洗手液，洗手台积水，镜面有污渍，全部厕间无纸巾，个别便器釉面不洁，地面部分积垢脏污，天花局部有污渍，洗手台局部破损，面镜严重发黑、刮花、破损，厕位、厕门有1~2处破损，冲水设备个别破损，天花大面积发霉
83	部分厕间无故上锁，有点臭味，镜面有污渍，个别厕间无纸巾，厕间地面轻微积水，地面部分积垢脏污
65	无洗手液，全部厕间无纸巾，个别便器釉面不洁，有点臭味，厕门、厕位有1~2处乱张贴、涂画，非雨雪、非回南天气铺设防滑垫，窗户、墙壁有1~2处乱张贴、涂画，天花局部有污渍，厕内有1~2处乱堆放，天花吊顶局部脱落
83	洗手台积水，全部厕间无纸巾，地面部分积垢脏污，天花局部有污渍，洗手台局部破损，天花吊顶局部发霉
79	洗手台积水，全部厕间无纸巾，个别便器釉面不洁，厕间地面轻微积水，地面部分积垢脏污，窗户、墙壁局部发黑
77	有点臭味，镜面有污渍，全部厕间无纸巾，个别便器釉面不洁，非雨雪、非回南天气铺设防滑垫，厕内有1~2处乱堆放，天花吊顶局部发霉
71	有点臭味，无洗手液，洗手台积水，面镜有水渍，厕间地面轻微脏污，地面部分积垢脏污，面镜部分发黑、刮花、破损
83	有点臭味，洗手台积水，面镜有水渍，全部厕间无纸巾，厕门、厕位有1~2处乱张贴、涂画
84	有点臭味，洗手台积水，面镜有水渍，个别厕位无纸巾，个别便器釉面不洁，厕位、厕门有1~2处破损

5.4.1 局部厕位不足

从检查结果可以发现，各医疗机构的厕所厕位配备数量总体上不存在明显的不足，但部分医院存在局部厕位不足的情况，主要表现在医院急诊部、门诊一楼大厅和体检科、超声科、儿科候诊区等局部发现有如厕排队现象。进一步分析发现造成医院局部厕位不足的原因有几个方面：一是部分医院的门诊大楼等医院建筑每层楼的公共卫生间都设计在同一个垂直投影位置，并且面积大小基本一致，没有按照人流量及如厕需求的不同进行设计，造成医院急诊部、门诊一楼大厅等人流量非常大的楼层局部公共卫生间厕位不足；二是部分医院公共卫生间男女厕位比例设计不当，有的医院每层楼的公共男女卫生间都按照面积1：1进行对称性设计，有的医院虽然按照医院设计规范中对男女厕位的比例要求进行设计，但每层楼比例都一样，没有按照不同科室的人流如厕需求调整厕位比例，造成局部厕位不足，例如儿科候诊区无性别卫生间不足等；三是有的医院在局部科室装修改造中为了增加业务用房面积，挤占卫生间的面积，造成局部厕位不足。

5.4.2　卫生间保洁管理工作用房不足

要保障医院公共卫生间干净，没有"脏乱臭"，除了要做好卫生间设计施工并安装优良的配套设施之外，更重要的是及时做好清洁卫生养护工作，但检查发现很多医院公共卫生间缺乏保洁工具洗洁室、垃圾暂存空间、保洁员工作室等卫生间管理工作用房（图5-14）。部分医院卫生间往往只有一个拖把池，没有其他配套保洁工具清洁设施，拖把等保洁工具无法得到清洁消毒，反复使用，不仅导致卫生间地面等无法达到清洁要求而产生"脏乱臭"，还增加了院内感染传播的风险。由于缺少垃圾暂存空间，有些卫生间的垃圾桶没有得到及时的处理，往往导致垃圾溢出来；由于缺少纸巾、洗手液等耗材的就近存放空间，往往导致卫生间纸巾、洗手液等空缺得不到及时补充。

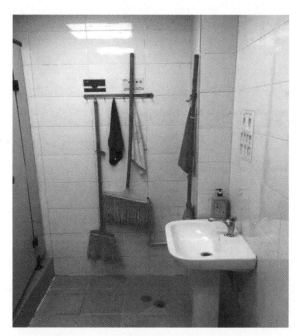

图 5-14　卫生间保洁用房和设施不足

5.4.3　无障碍卫生间等人性化功能空间不足

检查结果发现，很多医院无障碍卫生间、无性别卫生间、母婴室、哺乳室等人性化功能空间严重不足。有些医院虽然有相应的功能空间，但面积不足，配套设施不足，例如有的哺乳室没有洗手池，没有热水供应（冲奶粉用）（图5-15）；有的医院无障碍卫生间空间狭窄，不能满足轮椅进出转弯的要求；有的无性别卫生间没有儿童马桶和便池等。主要原因可能是部分医院设计缺陷，没有考虑配套设计这些空间，还有的医院虽然考虑设计了这些配套功能空间，但是因为设计缺乏保洁工具洗洁室、保洁员工作室等卫生间管理工作用房，导致配套功能空间被挪作卫生间管理用房。

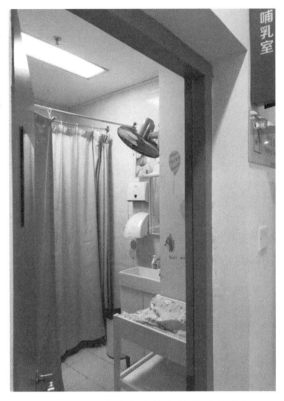

图 5-15　部分医院哺乳室等人性化功能空间不足

5.4.4　人性化设施不足

检查结果发现医院公共卫生间普遍存在人性化设施不足的情况，包括：缺少不间断的擦手纸、洗手液等耗材；没有安装临时置物架、挂钩等；没有安装感应式洗手水龙头（图 5-16）和提供温水洗手等；小便斗、蹲坑和马桶没有感应式冲水开关；缺少干手设施和镜子等；没有儿童适用的马桶、便池和洗手设施；没有行动不便人员适用的安全扶手、呼叫对讲设施等。

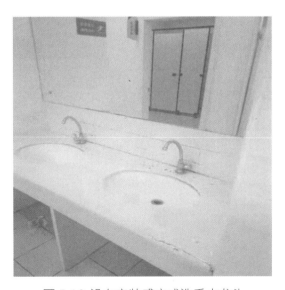

图 5-16　没有安装感应式洗手水龙头

5.4.5 院内感染控制理念缺失

医院是各种疾病患者集中的公共场所，其中部分是感染性疾病患者，部分是抵抗感染能力相对较弱的人群，较容易产生院内感染，因此医院需要执行院内感染防控相关规范，但体现在医院公共卫生间中的院内感染控制设计和管理理念却普遍缺失。检查结果发现，医院公共卫生间普遍没有消毒设施，清洁人员普遍缺乏院内感染控制理念和知识，很多是整个卫生间共用拖把和抹布等工具，且没有规范清洁、消毒。医院公共卫生间的厕位隔板基本上都是上不封到顶，下不封到地（图 5-17），而且卫生间的通风系统缺乏新风系统，排风系统大部分是上排风，有的医院还配置地面吹风机，极其容易在整个公共卫生间空间内造成飞沫传播交叉感染。由于卫生间建筑面积限制，大部分医院公共卫生间通道往往没有采用迷路设计，而是采用手推门遮挡设计，每个人进出都要接触门把。此外，洗手盆往往设计在手推门遮挡之内，上完厕所把手洗干净后又接触门把，容易造成院内交叉感染。

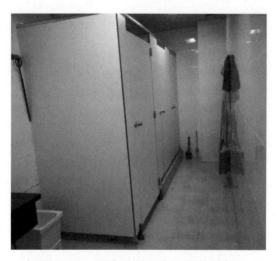

图 5-17　医院公共卫生间厕位隔板

5.4.6 装修材料选择不当

部分医院厕所天花吊顶采用石膏板，部分厕位隔板采用以木材为原料成分的板材，在潮湿的环境中，很容易发霉掉皮、膨胀变形、局部损坏。部分医院厕所地面采用小块防滑瓷砖，瓷砖缝隙填充物长时间使用后会脱落，造成黑色污迹填塞在瓷砖缝中，很难清洁，并且会成为厕所异味来源，清洁人员对此意见较大。部分医院厕所五金配件、金属软水管等质量较差，容易生锈。这些都会造成不良的观感和不好的使用体验（图 5-18）。

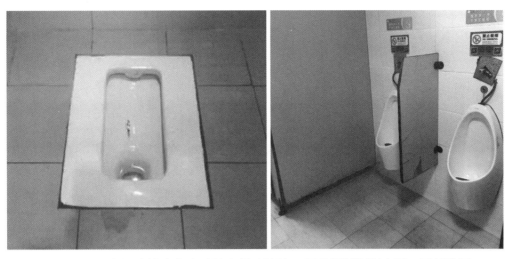

图 5-18 黑色污迹填塞在瓷砖缝中很难清洁，厕位隔板膨胀变形，局部破损

5.4.7 卫生间设施维修不及时

检查发现，部分医院公共卫生间有部分设施损坏，没有及时维修，影响卫生间正常使用及使用体验（图 5-19）。常见设施损坏现象包括：五金配件生锈、松动损坏，水龙头、冲水开关故障及漏水，卫生间隔板破损松动，卫生间门扣损坏松动，地漏、马桶便池下水堵塞，通风排放系统故障，面镜有发黑、刮花破损现象，洗手盆、马桶等釉面有污迹破损，地面、墙面有污迹、坑洼、积水等。

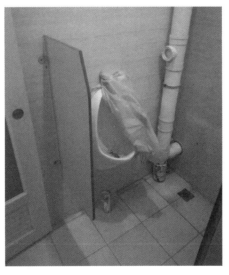

图 5-19 卫生间设施维修不及时

5.4.8 保洁管理不到位

医院是人流非常集中的公共场所，医院公共卫生间使用频率很高，但检查发现，部分医院公共卫生间没有专人保洁，卫生间保洁员往往兼顾楼层保洁任务，导致医院公共卫生间保洁间隔时间较长，甚至有小部分医院卫生间中午及晚上等时间段没有保洁员进行保洁，造成卫生间垃圾桶不能及时处理，地面存在污水、污迹、垃圾等，甚至个别素质较差的人使用卫生间后不冲水，而

保洁员没有及时处理，使卫生间出现"脏乱臭"的现象，严重影响卫生间使用体验（图 5-20）。此外，小部分医院保洁管理不到位，保洁质量较差，也会导致卫生间出现"脏乱臭"的现象。

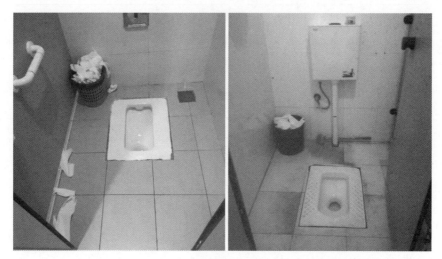

图 5-20　卫生间垃圾桶和地面污迹不能及时处理

5.4.9　卫生间消耗品补充不及时

检查发现部分医院公共卫生间存在擦手纸、洗手液等卫生间消耗品短缺的情况。可能是部分医院公共卫生间使用频率很高，擦手纸、洗手液等消耗速度比较快，如果保洁员巡视补充的间隔时间较长，没有及时补充，就可能会出现短缺的情况（图 5-21）。有个别医院反馈由于部分公共卫生间使用者素质较低，甚至顺手牵羊，造成擦手纸、洗手液等浪费较大，还有极个别医院出于成本核算的考虑，有意延迟消耗品补充，导致卫生间消耗品短缺的情况，影响公共卫生间使用体验。

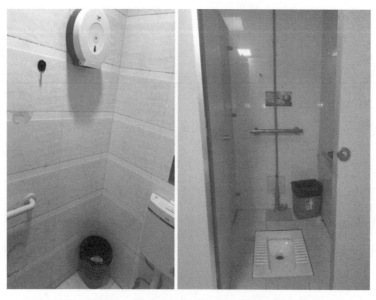

图 5-21　卫生间内纸巾短缺，以及没有提供纸巾

5.5 医院"厕所革命"创新理念和产品

近年来，部分医院厕所的"脏乱臭"一直为就医群众所诟病，是群众对医院服务环境不满意的焦点之一，也是令医院管理者头疼的问题之一。为贯彻落实习近平总书记关于"厕所革命"的重要指示精神，各级政府和卫生行政管理部门陆续出台实施医院"厕所革命"的文件并开展督导检查，通过检查发现医院厕所存在诸多问题（详见5.4节）。这些问题如何改善？笔者参与了一项地方医疗机构卫生间建设管理标准的研究编制工作，有机会接触到许多从事厕所创新设计、厕所相关设备技术研发生产、厕所管理和文化建设研究等的机构和专家，以及他们正在研究和推广的很多非常先进及人性化的创新理念和创新技术。虽然这些创新技术和产品有的可能还不太成熟，不太适合马上在医院大规模推广使用，但在当前和未来医院"厕所革命"的厕所建设中有很多创新理念和创新技术是值得参考的，以下挑选一些做简单介绍，供医院建设者们共同探讨。

5.5.1 医院"厕所革命"创新理念

1）医院公共厕所面积和厕位按需设计理念

医院公共厕所按住房和城乡建设部《城市公共厕所设计标准》（CJJ 14—2016）属于附属式公共厕所，目前医院公共厕所规划设计基本上是按照《综合医院建筑设计规范》（GB 51039—2014）和《城市公共厕所设计标准》（CJJ 14—2016）进行。但是上述这两个规范标准都没有对医院公共厕所面积和厕位总数做出明确的规定。

《综合医院建筑设计规范》（GB 51039—2014）中关于卫生间的设计要求。

① 患者使用的卫生间隔间的平面尺寸，不应小于1.10m×1.40m，门应朝外开，门闩应能里外开启。卫生间隔间内应设输液吊钩。

② 患者使用的坐式大便器坐圈宜采用不易被污染、易消毒的类型，进入蹲式大便器隔间不应有高差。大便器旁应装置安全抓杆。

③ 卫生间应设前室，并设非手动开关的洗手设施。

④ 采用室外卫生间时，宜用连廊与门诊、病房楼相接。

⑤ 宜设置无性别、无障碍患者专用卫生间。

⑥ 无障碍专用卫生间和公共卫生间的无障碍设施与设计，应符合现行标准《无障碍设计规范》（GB 50763）的有关规定。

《城市公共厕所设计标准》（CJJ 14—2016）关于公共厕所的厕位服务人数要求见表5-2。

表5-2 公共场所公共厕所厕位服务人数

公共场所	服务人数【（人／（厕位·天）】	
	男	女
广场、街道	500	350
车站、码头	150	100
公园	200	130
体育场外	150	100
海滨活动场所	60	40

商场、超市和商业街公共厕所厕位数应符合表5-3的规定。

表5-3　商场、超市和商业街公共场所厕位数

建筑面积（m²）	男厕位（个）	女厕位（个）
≤500	1	2
501~1000	2	4
1001~2000	3	6
2001~4000	5	10
≥4000	每增加2000 m²，男厕位增加2个，女厕位增加4个	

通过对某市数百家医疗机构（包括医院和社区健康服务中心）"厕所革命"工作检查结果的分析，有些建筑设计师提出了医院公共厕所面积和厕位数的设计新理念：应该按医院每个业务功能区域规划设计的最高峰期人流量及其如厕需求数量进行测算设计。此外，医院每个业务功能区域的公共卫生间的男女厕位数比、第三卫生间也不宜按统一固定的比例（不小于2：1）设计，而是应该按照该功能区域预期接待的人流量中的男女比例和老、幼及行动不便者的比例，以及其如厕需求数据进行设计。比如妇产科门诊区域的公共卫生间，女厕位数所占比例高于其他普通门诊区域，相反在泌尿外科等男性患者为主的功能区域，男厕位数比例应要高于其他普通门诊区域，儿科等功能区域需要按实际需求情况增加第三卫生间的数量。

目前，尚缺乏医院不同业务功能区域的人流量及其如厕需求量的统计数据和测算模型，但是已经有物联网智慧厕所科技研发公司推出了可以智能统计如厕人流量及男、女、第三卫生间厕位使用时间、频率等数据的智慧厕所系统，正安装在一些公共厕所（包括医院公共厕所）进行测试。经过一段时间的大数据积累后，必将可以统计分析出科学的如厕需求数据，为医院公共厕所的面积和厕位数设计提供循证依据。

2）不分性别卫生间的设计理念

经过对在政府部门对医院"厕所革命"的检查结果中名列前茅的医疗机构公共厕所进行调研发现，这些获得最高评分的公共厕所都是社区健康服务中心的，厕位数不超过6个，有趣的是，这些厕所都是不分男女性别的公用卫生间，除了设计一个独立的无障碍卫生间外，其他都是男女通用的厕位（图5-22）。进一步的调研发现，这些卫生间之所以获得好评，主要有几方面的原因：由于厕位男女通用，不用分别分隔设置男女厕位通道，空间更加宽敞，每个厕位可以设计使用更大的面积，进而可以安装更多人性化的设施，包括每个厕位单独安装镜子等；由于是男女通用的厕位，需要做好隐私保护，因此每个厕位的分隔板都是下到地面、上到天花，门板比较厚实，形成更加完整独立的空间，隔声效果更好，给使用者更安全、私密的良好使用体验；由于是男女通用的厕位，因此无论保洁员是男是女，均可以更方便地随时进行清洁，不影响其他厕位的正常使用；由于每个厕位是男女通用，因此使用效率更高，减少如厕者排队等候的概率。目前，一些旅游景点的公共厕所也采用了不分性别卫生间的设计理念，整体提升厕位的使用效率，尤其是厕位总数较少的卫生间，效果良好。固有的设计思维也许认为男女分设厕位能更好地保护隐私，更加文明，但反过来思考，如果每一个厕位都做好独立隐私保护，功能设计更加完善，就像高铁、

飞机上的独立卫生间一样，不是更加能够保护隐私，更加文明吗？此外，医院卫生间使用者中很多为儿童和行动不便的患者，传统的卫生间 "男女有别"，也不方便家长对儿童或陪诊者对身体有特殊情况的患者如厕时的照顾。无性别卫生间的出现，确实给这些人带来了便利，如跨性别带小孩的人群，妈妈带儿子或爸爸带女儿；也对孕妇或老人有帮助。因此，尤其是对于厕位数不超过 6 个的卫生间而言，这未尝不是一种值得思考的厕所设计新理念。

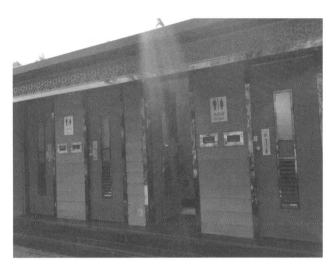

图 5-22　一些公共场所的不分性别通用卫生间

3）整体人性化的设计理念

近年来，随着 "厕所革命"工作的不断推进，医院卫生间的人性化设计得到了业界的重视和飞速提升，包括无障碍卫生间、无性别卫生间、母婴室、哺乳室等人性化功能空间从无到有，不断得到完善。此外，其他很多人性化的配置设施也不断得到使用，例如：不间断的擦手纸、洗手液等耗材；临时置物架、挂钩、手机架等；感应式洗手水龙头和提供温水洗手等；小便斗、蹲坑和马桶的感应式冲水开关；干手设施和镜子等；儿童适用的坐便器、便池和洗手设施等；行动不便人员适用的安全扶手、呼叫对讲机等设施。

但仅有这些设计还是不够的，这些设计仅仅是从对使用者的人性化角度出发考虑的。其实，卫生间除了安装人性化设施之外，更重要的是做好清洁卫生运维工作，保障没有"脏乱臭"才能体现卫生间的人性化。因此，卫生间的人性化设计还要从对清洁卫生运维工作人员的人性化方面考虑，需要让他们能更方便、高效、优质地完成清洁卫生运维工作。例如，为了降低院内感染传播的风险，达到分区分类使用清洁工具的要求，需要考虑为保洁人员设计配套保洁工具清洁室和清洗、烘干、消毒设施等（图 5-23）；想要保洁人员及时处理厕位垃圾桶，防止垃圾溢出来，需要考虑在卫生间内配套设计垃圾暂存空间以就近暂存；需要配套设计擦手纸、洗手液等耗材存放空间，避免保洁人员频繁到库房领取；将厕位内的供纸盒设计为双个大卷筒，能减少更换的工作量，更好地保障卫生间擦手纸、洗手液等得到及时补充；配套设计保洁员工作室，让保洁人员有坐下休息一会儿、喝一口水的地方。这些人性化的关怀可以让保洁人员更专注于提升保洁运维工作的效率和质量。

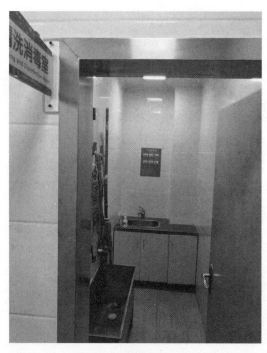

图 5-23　某社区健康服务中心公共
卫生间的配套保洁工具清洗消毒室

此外，还需要从医院管理者的角度考虑，只有运维管理成本性价比相对合理，才能保障卫生间得到持续优质的运维管理。例如，目前有些厕所除臭空气循环系统，虽然可能除臭效果比较好，但由于运维成本较高，很难获得医院管理者的认可并被推广使用。

因此，只有兼顾使用者、运维者、管理者的全方位、整体人性化的设计理念，才能真正实现持续提升卫生间的人性化使用体验。

4）注重安全的创新设计理念

医院公共卫生间使用者中有许多行动不方便的患者，容易磕碰受伤，因此除了规范通常要求安装的安全扶手、呼叫对讲机等安全保障设施之外，还需要特别考虑一些注重保护使用者安全的创新设计理念。

例如，很多没有预留降板的医院公共卫生间蹲位，为了安装蹲便器需要抬升厕位的地板高度，通常的设计方式往往会仅仅局部抬升厕位的地板，造成厕位地面和卫生间内走道地面的高差阶梯，不但对行动不便者造成障碍，而且容易使其踏空摔跤，高差阶梯的直角也存在让使用者摔跤后磕碰受伤的风险，并且厕位内的污水容易溅出，造成内走道地板肮脏湿滑，存在安全隐患。针对这种情况，有些建筑设计师基于安全理念提出了新的设计方案，将整个卫生间厕位和内走道地面同时抬升，消除厕位地面和卫生间内走道地面的高差，并且地面坡道设计比普通标准略微提升，利于地面冲洗保洁，在卫生间外走道设计无障碍防滑坡道以解决高差问题。此外，卫生间内外走道地面通常比较湿滑，可以考虑安装走廊扶手以方便行动不便的使用者，可以在一定程度上降低安全隐患。

有些专业设计师关于医院卫生间门的设计也基于安全提出了一些新的设计理念。《综合医院建筑设计规范》（GB 51039—2014）对医院卫生间门的设计专门提出了要求"门应朝外开，门闩应能里外开启"，这是基于防止门外的人用力往里推门时撞到门里面的人的安全考虑。但是门朝外开，依然存在门里面的人往外推门时撞到门外面的人的安全风险，因此有些专业设计师提出医院卫生间门的设计应该参照部分民航飞机上卫生间门的设计，采用轨道折叠门，无论卫生间里还是外面的人推门，卫生间门均向侧边折叠，可以降低门板撞人的安全隐患（图5-24）。在关于设计医院卫生间门的头脑风暴中，甚至有个别设计师提出，可以给医院卫生间门设计一个类似于汽车座椅的安全带，当有人用力快速推门时，安全带锁死，只有小力缓慢推门才能推开。当然这个创新的想法还没有经过试验，不知道是否可行，但只要设计师们怀着注重安全的设计理念，就可能会发现很多可以提升安全性的设计方案。例如，为了给带手机如厕者提供一个临时搁置手机的地方，开始设计时选择在厕位内安装一个不锈钢手机搁置架，但经过一段时间使用后发现，这种不锈钢手机搁置架存在安全风险，如果有人在厕位内摔跤，有可能导致刮伤，因此后来改为不锈钢置物篮，降低安全风险（图5-25）。

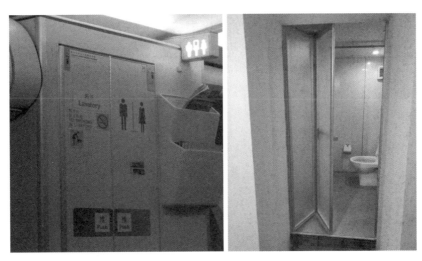

图 5-24　轨道折叠门

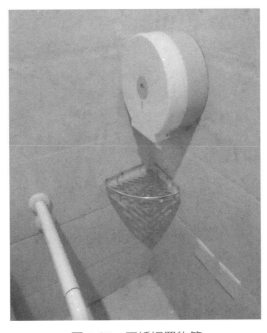

图 5-25　不锈钢置物篮

5）注重院感控制的设计理念

医院公共卫生间是各类潜在传染性、感染性疾病患者和易感人群交汇聚集使用的场所，患者携带的各类病原体都可能污染卫生间环境，并被易感人群接触形成交叉感染，进而引发传染病疫情或感染性疾病。传染病和感染性疾病的院内感染主要通过接触传播、飞沫传播和空气传播三种方式。因此医院公共卫生间需要执行院内感染防控相关规范，强化院内感染控制的设计理念，针对三种院内感染传播方式采取能有效控制的设计方案。针对接触传播，除了按规范要求安装非接触性控制水龙头开关等之外，应尽量设计减少共同接触的物件，例如采用迷路遮挡或感应电动门代替平推遮挡门等；对于必须共同接触的物件，尽量采用表面光滑，耐受反复消毒液擦抹的材料，便于清洁消毒；提供触手可及的消毒液、擦手纸等。针对飞沫传播和空气传播，有设计师建议将公共卫生间的厕位间隔板上封到顶、下封到地，每个厕位间形成相对封闭独立的空间（图5-26），并做好合理通风换气的设计，如上进风、下机械排风等；加强公共卫生间保洁工具洗涤消毒设施的配套设计，加强拖把和抹布等保洁工具的洗涤消毒；还可以考虑安装空气循环消毒机等措施。此外，还需要考虑防止保洁人员感染，配套设计保洁员工作间、安装保洁人员防护用品存放柜，提供个人防护用品，包含工作帽、口罩、工作服、长筒橡胶手套、长筒胶鞋、防水围裙等。

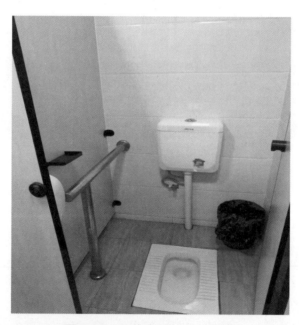

图 5-26　厕位间隔板下封到地

5.5.2　医院"厕所革命"创新技术和产品

1）上进风、下排风模式

医院公共卫生间基本上都是依附在医院建筑内部的附属式公共厕所，并且使用频率高，因此自然通风往往达不到通风除臭的要求，需要配套设计机械通风系统。目前医院公共卫生间机械通风系统绝大部分是排风口设计在天花吊顶或接近吊顶的墙壁高位的上排风模式，部分没有送风系统，部分有送风系统的送风口基本上都为设计在天花吊顶的上进风。这种上排风模式形成的卫生间空气气流是由低处往上流动，会把地面、洁具、厕具的异味和细菌从低处带往高处，经过如厕者的脸部感觉器官，造成非常不人性化的使用体验，并且大部分医院公共卫生间的厕位隔板都是上不封到顶，下不封到地，有的医院还配置地面吹风机，会将地面的污水和细菌扬起形成飞沫，极其容易在整个公共卫生间空间内造成飞沫传播、交叉感染。因此，从院内感染控制和进一步改善医疗服务环境的需求出发，笔者在2019年成都举办的"第20届全国医院建设大会——医院环境艺术设计及材料应用专题论坛"上作题为《提升患者体验对智慧化医疗工艺与医院装饰的思考》的演讲时，公开呼吁推进医院公共卫生间研究采用上进风、下排风的通风新模式。即进风口设计在天花吊顶或接近吊顶的墙壁高位，排风口设计在各个厕位内墙壁上接近厕具臭味源头的地方，这样的通风模式可以形成清洁的空气气流在卫生间内从上到下流动，厕具散发出来的臭味和飞沫可以随气流从最近的排放口直接排出，减轻卫生间的臭味，降低院内感染风险，提升使用体验。随着笔者后来进一步的调研发现，近年来国内有些研究人员已经对这种通风模式进行了研究，例如上海交通大学制冷与低温工程研究所的李程、王如竹、陆紫生、翟晓强等人，他们发表于《中国制冷学会2009年学术年会论文集》的《公共卫生间通风气流组织及室内环境研究》结论认为："利用Airpak软件建立上海世博公共卫生间模型，模拟结果表明采用上送风、下分散排风的通风方式效果最好，小便器和大便器对应的下排风口最佳高度分别为1.0m和0.6m。对应上海的夏季设计工况，采用上送风、下分散排风的机械通风气流组织可保证卫生间内污染物浓度及热舒适满足设计要求。"并且目前我国部分高铁列车上的卫生间已经采用了上进风、下排风的新模式，取得了良好的使用效果。因此，上进风、下排风的卫生间通风新模式值得医院建设者们进一步研究（图5-27）。

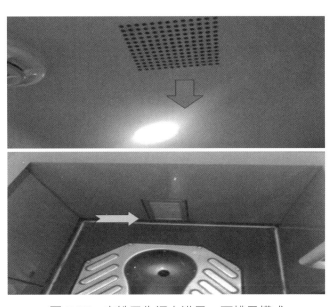

图5-27　高铁卫生间上进风、下排风模式

2）物理负压除臭

部分医院公共卫生间的"脏乱臭"一直为就医群众所诟病，臭味更是造成不良使用体验的"罪魁祸首"。目前，有很多公司在研究生产公共卫生间除臭高科技技术和设备产品，经常在各种高科技展会和医院后勤管理及建筑装备学术大会等有展示及推介，但是由于设备成本和运维耗材成本较高等因素，目前在医院实际使用卫生间除臭高科技技术系统和设备产品的案例极少。笔者接触过一家非常有趣的专门研究卫生间除臭产品及技术系统的公司，宣称如果能找到使厕

所内的无味效果比他们公司开发的卫生间洁具系统更好、更节能的洁具，给予100万元人民币的奖励。据了解，该公司主要是在卫生间排水管道系统使用物理技术产生负压抽吸，配备相应的卫生间洁具，使洁具内部保持负压，人在方便的时候，大小便气味就被吸收到管道中，从源头去除臭味，使大小便气味不能扩散到卫生间内，不再需要新风系统、抽风机、排风扇、喷香、烧香、樟脑丸、杀菌除臭剂、光触媒电子杀菌等，只需进行普通打扫保洁，就能做到厕所内无味，同时节约冲洗用水，日常维护成本很低（图5-28）。据悉，有个别医院已经在使用该系统产品，据反馈短期效果良好，但还有待进一步观察长期使用效果和更多案例的使用效果，才能确切评估其使用性价比。如果将来该物理负压除臭技术系统使用效果得到大量案例的使用验证，将可能为实现医院"厕所革命"，解决卫生间"脏乱臭"问题提供一种全新的技术选择方案。

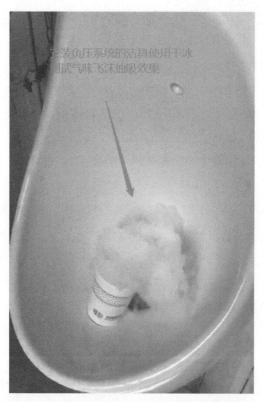

图5-28　卫生间物理负压除臭技术测试演示

3）流水地板

公共卫生间的刺鼻臭味主要成分为氨气和硫化氢，氨气主要为尿液分解产生。笔者调研过十余家医院的卫生间，有氨气臭味的主要是在门诊大厅、急诊区等人流量较大区域、使用频率较高的公共卫生间。由于目前大多数卫生间已经使用感应自动冲水洁具，因洁具不冲水导致的臭味明显减少，氨气臭味主要来源于洁具附近的地面。尿液溅到洁具附近的地面后，由于厕所使用频率较高，保洁人员往往不用水冲洗地面，直接使用拖把拖地，把尿液摊在地面，依然会产生氨气臭味。为了消除卫生间臭味，在没有找到好方法前，可使用加强管理的办法弥补，即要求保洁员每隔一段时间用水冲洗卫生间地板，然后拖干。但这个作业需要比较长的时间，在使用频率较高的公共卫生间无法实施，只能在早、中、晚进行地面冲洗拖干作业，无法保障卫生间24小时持续无臭。笔者偶然在一个汽车站发现一种公共卫生间的地板设计新方法。该公共卫生间在小便斗下方的地板设计一个约 5cm 深的不锈钢水槽并连接到地漏，在水槽上面铺设不锈钢格栅，每隔一段时间保洁员用水管冲洗水槽格栅，可以很好地消除卫生间的氨气臭味（图 5-29）。经进一步研究，这个设计也可以用于厕位内洁具附近的地面。另外，进一步探讨将卫生间洗手盆的下水管接到地面水槽里，在不锈钢格栅下面形成持续流水冲洗，是不是就可以解决小便斗尿液溅到地面产生臭味问题呢？对于使用频率较高的医院公共卫生间，这未尝不是一个值得进一步研究探讨和尝试的创新设计方案。

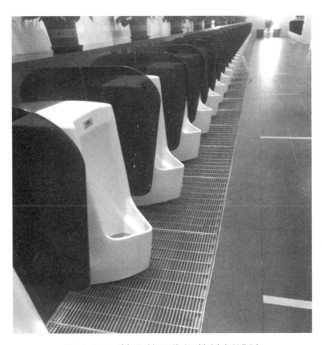

图 5-29　某公共卫生间的地板设计

4）无缝地板

检查发现，大部分医院公共卫生间地面采用小块防滑瓷砖铺设，瓷砖缝隙填充物长时间使用后会脱落，形成黑色污迹填塞在瓷砖缝中，很难清洁，并且会成为厕所异味来源，清洁人员对此意见较大，并且患者使用体验欠佳，经常出现投诉现象。为了进一步改善医疗服务环境，提升患者就医满意度，尝试将部分病房卫生间地板改为使用防滑指数 R ≥ 10 的 PVC 地板材料铺设，形成整体无缝的卫生间地面，并且可以往墙上翻折，将翻折阴角填塞处理为圆弧，方便保洁员清洁地面，取得了非常理想的使用效果（图 5-30）。近年来接触到一些到日本考察的专家和来中国参加医院建设学术会议的日本专家，在交流中了解到，很多日本的医院卫生间地面也使用 PVC 等高强度、耐清洗的无缝材料进行铺装。据了解，PVC 地板材料因可以使用焊接工艺，具有较高防水性，在清扫便利性方面有较大的优势，并且材料有一定的缓冲功能，可以减少因患者摔倒造成的意外损伤。其缺点是普通 PVC 地板材料铺设的工艺胶水为水溶性，容易渗水后起鼓，但将原有湿法工艺改为干法工艺，可减少接缝渗水后起鼓及霉变的风险，比较适合替代防滑瓷砖用于医院卫生间地面。

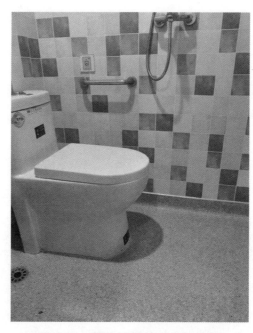

图 5-30 整体无缝的卫生间地面

5）智能更换马桶坐垫套

《综合医院建筑设计规范》（GB 51039—2014）和《城市公共厕所设计标准》（CJJ 14—2016）均对医院公共卫生间提出了设置坐便器的要求。但是医院公共卫生间坐便器最令人头疼的问题是其坐垫圈的清洁消毒问题，有些人由于不放心坐垫圈的清洁消毒效果，甚至蹲踩在坐垫圈上，导致存在摔伤及坐便器破裂的安全风险。目前市场上出现了可以智能更换坐垫薄膜套的坐便器，当需要使用坐便器放下坐垫圈时，坐垫圈上的薄膜套可以自动转动，更换新的薄膜套，相当人性化，可以让使用者放心使用坐便器，并降低院内感染的风险（图 5-31）。据了解，这种坐便器目前在个别医院已经开始局部使用，反馈效果良好，但薄膜套属于耗材，有一定的使用成本，一些医院领导对此有一定的顾虑。但随着市场的不断扩大，耗材的成本会不断下降，并且医院"厕所革命"工作的不断推进和要求的不断提高，使之有可能成为医院公共卫生间建设的一项选择。

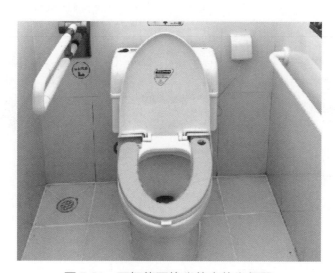

图 5-31 可智能更换坐垫套的坐便器

6）电解次氯酸水消毒技术

前面提到，医院公共卫生间需要注重除臭和院内感染防控的设计理念，解决卫生间臭味和院内感染的安全隐患问题，很多公司对此进行了深入研究，开发出了很多新技术和新产品。其中有一家公司推出了一项令人感兴趣的技术产品，这是可以安装在公共卫生间洗手盆底下等空间的次氯酸水制造机，可以生产不同浓度的次氯酸水。次氯酸水是高效、安全及环境友好型消毒剂，可用于手部、拖把抹布等保洁工具和冲厕水箱等的消毒，也可以用于小便斗、蹲坑及坐便器等洁具及地面的冲洗消毒，并能够减少氨气和硫化氢等臭味气体的产生，到达除臭的效果（图 5-32）。但目前尚未看到医院公共卫生间使用这项新技术产品的案例，有待进一步跟进观察。

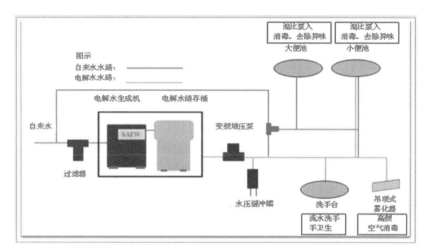

图 5-32　电解次氯酸水卫生间消毒技术

7）物联网卫生间智慧管理系统

医院智慧化后勤管理系统和物联网系统管理平台是当前智慧医院建设的重要内容。据了解，也有公司开展了物联网卫生间智慧管理系统的研发工作。其技术包括使用物联网和人工智能等技术，实现医院厕位使用情况指引，可以实时显示各个区域公共卫生间厕位占用情况，把如厕者导引到空闲的卫生间厕位，减少寻找厕位的时间和排队的时间，提升卫生间的使用效率；可以监测卫生间的氨气和硫化氢等臭味气体的浓度和 PM2.5 等空气质量及温湿度；监测擦手纸和洗手液等的空缺情况，一旦出现异常可以通知保洁员及时进行保洁和增补，提升使用满意度；可以智能统计用电量、用水量、人流量及男女比例、厕位使用频率、平均使用时间等数据，为公共卫生间的规划建设和日常维保管理提供大数据分析依据，提升管理水平。

总之，近年来，贯彻落实习近平总书记关于"厕所革命"重要指示精神，许多从事厕所创新设计、厕所相关设备技术研发生产、厕所管理和文化建设研究等的专家和机构正在不断研究和推出许多非常先进及人性化的厕所革命创新理念和创新技术，医院建设管理者和设计师们有必要不断接触这些新理念和创新技术，大胆尝试将一些实用的理念和创新技术应用到项目建设中，解决就医群众所诟病医院卫生间的"脏乱臭"问题，进一步改善医院服务环境。

5.6 创新负压便器系统在医院应用突显奇效

厕所常常被视作衡量文明的标志之一，一方面厕所环境和如厕文化，对应着一个国家地区的经济社会发展水平，而且直接关系到公共健康；另一方面厕所文化建设是国家地方公共治理现代化与文明的重要体现。曾经，全世界每年有数十万儿童死于排泄物污染导致的疾病，因此第67届联合国大会2013年7月24日通过决议，将每年的11月19日设立为"世界厕所日"，旨在倡导人人享有清洁、舒适及卫生的如厕环境，提高全人类的健康水平。2017年11月，习近平总书记作出重要指示强调，坚持不懈推进"厕所革命"，努力补齐影响群众生活品质短板。

多年前谈及医院的厕所，很多人的感受不佳，厕所脏、乱、差、偏、少，甚至经常堵塞污水横流，医院如厕难成为群众反映强烈的突出问题。医院里的厕所"脏乱差"，不但让人"推不开门、蹲不下去"，更容易助长疾病的传播。因此，医院理所当然成为"厕所革命"的重要阵地。为了深入贯彻落实习近平总书记关于"厕所革命"的重要指示精神，牢固树立以人民健康为中心的理念，为改善群众就医时的如厕体验，国家卫生健康委员会和国家中医药管理局2019年3月18日印发《关于开展医疗卫生机构厕所整洁专项行动的通知》（国卫办规划函〔2019〕295号），决定在全国开展医疗卫生机构厕所整洁专项行动，要求到2020年底卫生厕所基本实现全覆盖，并建立较为完善的长效管理机制。随后各个省市政府卫生主管部门跟进发布了具体实施方案，全面推进医院"厕所革命"，并开展督导检查评比。这促使很多医院开始想方设法采取各种措施改进医院厕所硬件设施和管理措施，其中一些医院尝试安装"深绿卫"专利便器（坐便器、蹲便器、小便斗）和配套负压系统。这些颠覆性创新的产品带来了意想不到的效果。

新冠肺炎疫情发生后，已经有研究表明尿液、城市污水等可以检测出新冠病毒，并且新冠病毒可以通过飞沫、气溶胶等传播。尤其是医院公共卫生间，患者在方便中和冲水时，含有病毒的粪便飞沫、气溶胶会弥漫到厕所内的空气中，使其他进入厕所内的人，可能被病毒传染，发生交叉感染（图5-33）。因此，医院公共卫生间的清洁消毒，防止产生飞沫、气溶胶是疫情防控和医院内感染控制的重要措施。对于医院等使用频繁的公共卫生间来说，安装配套负压系统的坐便器、蹲便器、小便斗等便器，人在如厕时，便器内负压，可以通过负压气流将粪便味及其飞沫、气溶胶吸入管道，减少厕所内粪便味及携带病毒的飞沫、气溶胶扩散，降低医院内感染风险。此外还具有以下效果：

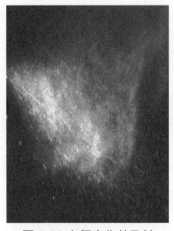

图 5-33 小便产生的飞沫

① 由于坐便器、蹲便器、小便斗等便器具有负压，可以防止卫生间臭味扩散，实现卫生间保持没有臭味。

② 节水，小便斗使用时，可免冲水，每天只需普通保洁一次。蹲便器、坐便器每次冲水，只用 3L 左右。总节水约 70%，同时减少相应的污水处理量。

③ 不易堵塞，负压蹲便器、坐便器排污管径约是普通便器排污管径的两倍，且和厕所内排污管，均为直排，不易堵塞。

④ 无溅水，蹲便器和坐便器，排污口无存水，消除溅水现象。

因此，这种创新技术产品非常适合在医院"厕所革命"中使用，一方面可以减少卫生间产生飞沫、气溶胶病毒传播交叉感染，有利于疫情防控和医院内感染控制。另一方面可以提升卫生间的舒适性，更环保、更洁净。全面提升医院卫生间设施设备的人性化、科技化以及绿色环保，改善医疗服务和工作环境，提升医院公众满意度和职工满意度水平。

这种创新技术产品是深圳市绿卫空间环保科技有限公司经过 10 多年的努力研发取得的成果，获得多项发明专利，目前已经在全国不少医院使用，代表案例如图 5-34~ 图 5-40 所示。

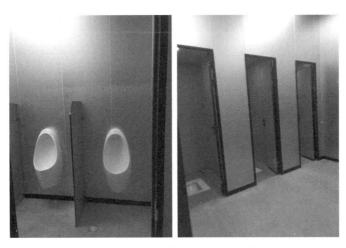

图 5-34　香港大学深圳医院新建公厕

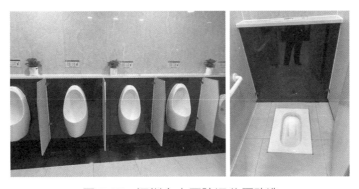

图 5-35　深圳市中医院旧公厕改造

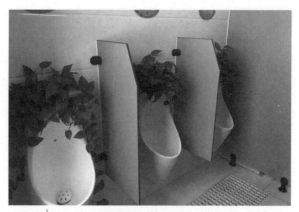

图 5-36　暨南大学附属第一医院（广州华侨医院）
旧公厕改造

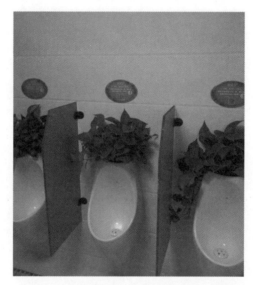

图 5-37　广东省第二人民医院旧公厕改造

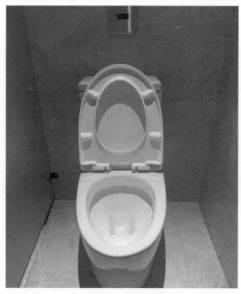

图 5-38　武警广东省总队医院旧公厕改造

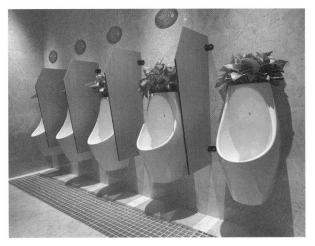

图 5-39　南方医科大学珠江医院旧公厕改造

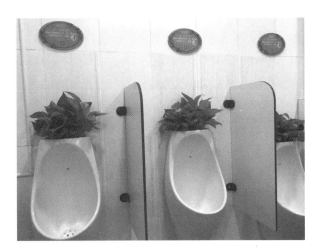

图 5-40　东南大学附属中大医院旧公厕改造

5.7　新时代医院后勤管理智慧化改革探索

医院后勤管理是医院开展各项工作的基础，是医院正常运行的根本保障，是优质医疗服务不可缺少的组成部分，但是当前我国医院后勤服务管理改革滞后于医疗技术管理改革和经营服务管理改革，这制约了医院管理及服务水平的进一步提升[1]。为此，国家卫生计生委和国家中医药局制定的《进一步改善医疗服务行动计划（2018—2020 年）》中提出要求"以后勤服务为突破，全面提升患者满意度[2]。"本节通过对十余家医院后勤管理改革情况的深入调研，分析当前医院后勤管理工作存在的问题及面临的新挑战，并提出新时代医院后勤一体化、社会化、智慧化综合改革方案。

5.7.1　新时代医院后勤管理工作存在的问题及面临的新挑战

现代化医院管理工作主要包括医疗技术管理（含医疗、保健、科研、教学等）、经营服务管理（含绩效、宣传、客服等）和后勤服务管理三大部分。医院后勤管理是医院物业、物资、总务后勤、收费、招标采购、设备、信息化、基本建设等工作的总称，涉及多个部门，包括衣、食、住、行、水、电、气、冷、热等诸多方面，是医院运营系统中非常紧密的基础环节，是医院管理中的不可或缺的重要部分。十余年来随着国家医改政策的不断推进，国内医院医疗技术管理和经营管理方面的改革取得了很多突破性的成绩，各种现代化的管理制度不断完善，推动医院管理水平的不断提升。但由于各种国家医改政策更多着重于医疗技术管理和经营服务管理方面，因此医院的后勤管理改革往往滞后，存在诸多的问题，医院后勤的专业化、职业化、规范化管理水平落后制约了医疗服务的进一步改善。

1）传统医院后勤管理工作存在的问题

（1）传统医院后勤条块分割管理

传统医院后勤工作往往分为总务后勤、基建、信息、设备、招标采购等多部门管理，看似是符合专业化分工，实则是形成条块分割的多头管理状态，存在诸多弊端[3]。由于医院后勤工作琐碎庞杂，很多工作存在交叉，很难彻底厘清归属，容易造成扯皮，互相踢皮球，管理混乱，效率低下。例如在后勤设施设备运维保障工作中，当前现代化医院后勤维修保障除了传统的基础设施维保、水电气维保、暖通维保、消防维保和医疗设备维保等，还有智能化楼宇控制系统、监控门禁安防系统、节能控制系统、洁净净化系统、污水处理系统、标识导向宣教系统、数字化会议系统、停车场管理系统、信息化服务终端设备系统等诸多系统需要进行运维保障。并且随着互联网、智能化科技的快速发展，上述系统的边界越来越模糊，彼此无缝连接，甚至互相重叠，密不可分。但医院传统的后勤设施设备运维保障管理往往是条块化的多头管理，分别由总务、基建、安保、设备、信息等部门负责建设、管理和运维保障，各个部门均需要安排值班，增加运维人力成本，并且由于各系统的边界不清甚至重叠，临床一线使用科室可能不知道该报哪个部门维修，运维效率低下，甚至互相推诿扯皮，有可能影响医院的正常运行，严重影响医疗服务的高效优质开展。

（2）传统医院后勤队伍职业化、专业化水平偏低

有一部分传统公立医院对后勤的普遍理解就是低知识水平的非专业性工作，谁都可以干，往往把后勤部门视为医院的"休养所"，经常把一些因各种原因不能胜任临床一线工作的"老弱病残"人员，乃至一些"关系户"，都安排在后勤部门工作，造成医院后勤队伍基本都是拼凑而成的，并且往往缺乏规范的医院后勤管理专业教育与职业化系统培训，看起来人很多，能干活的人却很少，

职业化管理水平偏低。此外，传统医院后勤部门招聘的后勤工人普遍存在学历较低，文化水平不高，知识结构、职称结构、年龄结构不合理等问题，专业化服务水平低下[4]，难以满足现代化医院对高水平、专业化后勤保障的需求。更重要的是，传统医院后勤工作的从属性导致对后勤专业人才引进、培养和管理不够重视，造成人才队伍不稳定，很容易导致人才流失，甚至因人才离职面临技术断层的问题。

（3）传统医院后勤服务管理机制不完善

多年来，医院管理改革多侧重于医疗和经营方面，例如实施医疗核心制度、科研奖励制度、绩效考核制度等，缺乏后勤服务管理机制的创新建设。传统医院后勤服务工作往往缺乏科学严格的标准化体系、质量管理体系和绩效考核制度，不能用明确的绩效考核指标来衡量工作完成情况，医院后勤员工的服务数量和质量不能实现与经济收入挂钩，做多做少、做好做坏都一样，甚至会出现做多酬少的情况，久而久之会降低后勤人员的工作积极性，严重影响后勤服务的效率和质量。此外，部分医院后勤工作长期得不到重视，后勤员工埋头苦干的多，而曝光率低，缺乏身份与劳动价值的认同，员工薪酬水平较低，与医院评优、评先基本绝缘，获得感较弱，造成部分干部职工对后勤工作人员有身份歧视，认为后勤就是从事脏活粗活等体力劳动，甚至部分后勤员工自身也认为后勤工作就是伺候人，低人一等，导致后勤员工主动服务意识较弱，工作热情较低，并且块块化多头管理容易出现踢皮球现象，影响后勤服务的效率和质量，进一步又引起临床一线和医院领导的不满意，陷入恶性循环的尴尬局面。如此势必不能满足现代化医院发展的要求，需要针对传统医院后勤管理存在的问题探索、采取改革措施，包括医院后勤一体化改革和医院后勤社会化改革。

2）医院后勤一体化改革存在的问题

有一部分医院针对传统医院后勤条块分割管理的问题采取了后勤一体化整合改革措施[5]。但深入调研一些改革的案例发现，虽然很多案例确实取得了不少改革成效，但还是能发现不少有待解决的问题。医院后勤一体化改革主要模式是合并后勤管理科室为大后勤保障部，形成大后勤服务管理体系，实现"采购－建设（管理）－运维－保障"一体化服务，提升后勤服务便捷化、协同化和精细化管理水平，提高后勤保障服务的效率、安全、质量和满意度。但是，医院内部后勤一体化改革依然难以解决医院后勤员工队伍职业化、专业化水平偏低问题和服务管理机制不完善的问题。因为医院后勤管理的水平很大程度上取决于"人"，即医院后勤管理者和员工的职业素养和专业素养。公立医院的体制机制注定了医院后勤管理者和员工很难接受市场化、企业化的管理机制和培训考核机制，导致医院后勤管理者很难达到职业经理人的专业化管理水平，医院后勤员工也很难拥有那种经过企业管理机制训练和职场竞争培养出来的职业化主动服务素养，难以满足现代化医院对后勤服务高度专业化的要求。

有些地方在地方卫生行政部门的推动下，将区域内卫生系统医院后勤部分的雷同资源进行整合，实现一体化整合管理，例如将被服洗涤资源集中整合为区域被服洗涤中心，在一定程度上提升了专业化水平和资源利用效率。但是，由于这种一体化整合改革的模式缺乏市场化竞争，并且增加来回运输等环节，降低医院保障工作的效率，往往很难节约医院的后勤服务成本。

3）医院后勤社会化改革存在的问题

大部分医院为了提升后勤服务的专业化水平，采取了社会化改革的措施，将各种后勤服务外包给专业化的企业，把专业的事情交给专业的机构和专业的人去做。目标医院近3年开展后勤社会化改革非常彻底，基本上将医院后勤所有能外包的服务都全部外包了，包括安保、保洁、临床支持、物业维修、设备维保、饭堂等，总务后勤管理时接到手中的外包服务合同接近 30 份，此外还没有包括医疗设备维保、信息化设备维保、软件开发服务等外包服务。这些社会化外包服务在一定程度上解决了医院后勤队伍缺乏职业化、专业化素质的问题，为医院在后勤员工编制和员额不能增加的情况下继续快速发展、业务量持续增长并持续平稳运行提供了坚实的专业化后勤保障。但在社会化外包服务管理过程中，也依然面临诸多的问题。

（1）条块分割协调管理困难

由于各项外包服务是通过招标由不同的中标签约公司提供服务，各个服务项目之间条块分割，其中分界与衔接处经常会出现扯皮、推诿，例如饭堂与保洁、保洁与护工、绿化管理和物业零星修缮、物业零星修缮和水电维保、水电维保和设备维保等都可能出现一些扯皮问题，影响了服务的效率和质量。此外，不同的外包服务项目有可能分别属于不同的医院后勤行政科室管理，更增加了协调管理的困难。

（2）外包服务项目分散影响服务时效及成本

由于外包服务项目分属不同的企业，缺乏整体性和相互协同联动性。如果临床科室报告空调故障，后勤管理部门往往先调度暖通维保人员前往处理，但暖通维保人员检查发现是电源的问题，回复给后勤管理部门，后勤管理部门再调度水电维保人员去处理，这样会严重影响解决问题的服务时效；但是如果每次遇到类似的问题后勤管理部门都同时调度暖通维保人员和水电维保人员去处理，将会增加服务工作量，需要增加驻点服务人员，进而增加外包成本。此外，为了提升后勤保障服务响应时效，在外包服务中往往需要各个服务项目都安排驻点值班人员，例如暖通维保和水电维保都要分别安排人员值班，医院需要支付较高的服务费用成本，但这些值班人员工作量都不饱和，造成外包成本虚耗。

（3）医院后勤服务企业的专业性及管理水平参差不齐 [6]

由于我国医院后勤社会化改革刚起步不久，国内承接医院后勤外包服务的企业在专业水平、市场意识、管理理念和经验等方面仍与国外相关机构有所差距，水平参差不齐。部分服务企业缺乏医院后勤服务所需的专业、科学、严格的服务标准化体系，缺乏医院后勤服务质量管理体系和质量管理认证。部分企业采用传统管理方式，信息化管理水平不够。有些承包公司经验不足，不了解医院后勤服务的专业性、复杂性，在投标中低价中标，然后在服务中为了压缩企业成本，获取更高利润，尽量压缩实际服务人员人数，减少工具材料的使用量，配件以次充好等时有发生；承包公司压低员工工资，导致员工流动性变大，人员队伍不稳定，缺乏专业系统培训，对医院缺乏归属感，对工作缺乏热情，严重影响服务队伍的职业化和专业化水平，从而影响服务质量。

4）医院后勤智慧化建设面临的新挑战

一直以来，医院信息化建设往往优先建设收费和医疗相关服务和管理系统，医院后勤管理信息化系统建设一直处于滞后和薄弱的状态，严重影响医院后勤服务效率、质量和管理水平。随着"健康中国 2030 规划纲要"的实施和医疗改革的不断推进，各地不断进行医院改扩建、新建，不断引进和增加配置各种建筑智能化控制系统和现代化医疗装备，医院后勤管理服务涵盖范围越来越广，包括绿色医院节能减排节水管理、环保排污在线监测、生产安全主体责任等，传统的后勤保障如物资出入库，固定资产、医疗设备维保修理、采购，安防消防等要求越来越高，任务也随之越来越繁重。这些问题都迫切需要加快后勤管理信息化建设，构建统一的医院后勤服务管理信息系统平台，实现数字化管理。

随着我国经济社会的快速发展，为了满足新时代人民日益增长的美好生活需要对医疗健康服务越来越高的需求，国家实施建设"健康中国"战略，实施公立医院绩效考核和进一步改善医疗服务行动计划，推进医院管理整体改革创新，突破医院后勤管理落后的制约，为人民群众提供更高效优质的服务。各地不断进行医院改扩建、新建，不断引进和增加配置现代化医疗设备，构建医院信息化、数字化系统，医院引进各种智能化控制系统和网络化服务系统，全国各地二级以上医院基本上都实现了医院医疗信息化，并且还在不断地快速发展，正朝着建设智慧化医院的方向发展 [7]。这对医院的后勤管理改革提出了更高的要求，无论是医院后勤设施设备运维保障，还是医院后勤临床支持服务、库房管理及物流配送、资产管理、安防消防和生产安全管理、膳食住宿生活保障管理、环境保洁及绿化管理、能耗管理等都面临着新时代医院智慧化建设所带来的新挑战。

并且随着医院智慧化建设的推进，互联网医院、日间诊疗服务模式、一站式诊疗服务等创新智慧医疗服务模式的开展，传统的医院后勤保障服务已经不能满足智慧医疗服务模式的需求，亟须配套设置智慧化的后勤保障系统，包括智慧发药系统、智慧化物资耗材配送管理系统、智慧化医院物流系统、智慧化药物配送管理系统（将药物配送到患者家中）等。此外，智慧化建筑信息模型（BIM）运维管理系统、智慧化停车位预约管理系统、智慧安防系统等医院智慧化后勤系统的建设及投入使用，都给医院后勤智慧化建设和管理带来了新的挑战。

5.7.2　新时代医院后勤一体化、智慧化综合改革方案

经过深入调研及全面分析新时代医院后勤管理工作存在的问题及面临的新挑战，结合实际全面梳理医院后勤管理的现状与改革需求，针对当前医院后勤一体化改革和医院后勤社会化改革存在的诸多弊端，拟定新时代医院后勤一体化、社会化和智慧化综合改革方案。经过全面梳理整合医院后勤业务并实行一体化的外包，构建科学高效的医院后勤一体化、智能化管理体系，以通过改革创新解决医院后勤管理存在的问题，满足医院持续发展的要求。

1）医院后勤服务管理业务梳理与整合

现代医院后勤业务种类繁杂，总务后勤签署的各项社会化服务合同就接近 30 项，加上其他职能部门的社会化服务 10 余项，总数达到 40 余项。经过对这些项目和医院后勤管理工作进行全面梳理、分析研究，综合起来，现代医院后勤服务管理业务种类可以整合为 6 个板块，包括环境卫生、临床支持、安全管理、运维修缮、采购管理和膳食（便民）服务（图 5-41）。

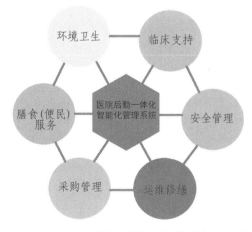

图 5-41　医院后勤一体化、智能化管理系统

① 环境卫生：主要包括保洁、垃圾处理、有害生物消杀、绿化养护、服务环境管理（饮水机纸杯增补、卫生间消耗品增补、印刷品摆放整理、防摔设施管理等）、会议室管理及节能管理（空调、通风、照明等开关控制）等。

② 临床支持：主要包括文员、护工、被服器械洗消管理、院内外物流配送、救护车、交通服务等。

③ 安全管理：主要包括房屋管理、安保、消防、停车场、车辆、三防、安全生产和应急管理等，并承担各种临时调配的工作。

④ 运维修缮：主要包括所有建筑、设施（含家具）、设备、水电气及各种智能化系统的验收、巡查管理、运维保养、修理修缮和施工等。

⑤ 采购管理：主要包括招标采购、出入库管理、合同管理、支付管理、固定资产管理等。

⑥ 膳食（便民）服务：主要包括职工和患者膳食供应服务、饭堂运营、便民服务部运营管理等。

2）医院后勤服务一体化、社会化改革

通过进一步的分析发现，以上6个板块的业务并不是截然独立的，而是相辅相成、环环相扣，需要互相配合的。如果利用智能化工具，可以将其整合为一个紧密联系的整体，建立医院后勤一体化管理体系，从而降低内部协调难度和消耗浪费，提升工作效率和工作质量。例如，目前很多区域需要同时设置保安员、保洁员，各干各的，工作不饱和，如果利用智能化管理，只需设置保安员，将保洁员设置为机动，保安员发现污物后，可以利用智能化系统调度保洁员前往保洁，减少人力资源浪费。同样，保洁员发现坐便器等故障，可以通过智能化系统调度维修人员及时维修。因此，将6个板块所有的社会化服务项目进行一体化打包，通过招标整体委托给一家专业化的总承包服务企业，通过企业成熟的管理体系和智慧化物业管理系统整合各项运营服务，解决条块分割造成的协调管理困难的问题，提升服务效率和质量，降低运营成本，实现医院后勤服务一体化、社会化改革。

3）建立医院后勤一体化、智慧化管理系统平台

为了应对新时代智慧医院建设对医院后勤智慧化建设和管理带来的新挑战和需求，需要构建以物联网为核心的医院后勤一体化、智能化管理信息系统，包括人员定位智能调度网、设施物资管理网、设备运维监控网、智能安全监控网、智能仓库物流网、智能膳食服务网和智能采购管理网等，实现对医院后勤服务一体化、社会化管理组织架构体系和服务流程体系的智慧化运行和进一步完善优化。

① 人员定位智能调度网，通过物联网技术实现对所有在岗服务人员的实时定位和智能化科学调度（类似于打车软件），以实现高效的后勤保障服务，节约人力成本。例如，传统清洁服务的管理模式为每个区域安排一个清洁工人的网格式管理，可能1楼的人忙不过来，但2楼的人没事干，如果这时1楼有人呕吐，可能就不能及时清理，并且，1楼有可能就此要求增加清洁人员。通过人员定位智能调度网，为上岗的个人佩戴智能手表，可以实时了解工人的位置和工作动态，调度2楼清洁人员支援1楼，及时清理呕吐物。

② 设施物资管理网，使用二维码技术，对所有建筑房间、空间和设施、物资全部数码化管理并定位。例如在某个房间，只要扫一扫门上的二维码，就可以查询到房间的位置、门牌、面积和房间内配置的设施物资清单及其照片等，如果将其中的一张椅子搬到另一间房间，只要扫椅子的二维码，再扫目的房间的二维码，即可将该椅子登记在新的房间内。如果该椅子二维码丢失，可以扫房间二维码，从设施清单内选该椅子重新打印二维码。

③ 设备运维监控网，对所有后勤设备运行情况进行在线监控，包括空调、照明等，实现智能及远程开关控制。登记所有后勤设备的参数、维保记录、维保周期、维保内容，提前预警维保时间，提醒按时维保。

④ 智能安全监控网，通过物联网、视频监控、脸部识别、电子围栏、红外线探测等技术，实现对医院内人、物、火灾的监控预警，当任何异常现象出现或正在进行中，系统即会立刻报警，提醒安保人员，并用视频记录下来，提升医院的生产安全管理指数。

⑤ 智能仓库物流网，让采购物资出入库实现条码化登记管理，并与医院医疗信息系统和采购合同管理系统对接，实现仓库实时动态库存管理。并能够进行数据分析，预测各种物资在不同日期的日使用量，尽可能降低物资耗材的库存量，且可以与现代化智能物流系统对接，实现高效优质的物流配送服务。

⑥ 智能膳食服务网，通过网络技术实现所有膳食菜品的网上预订、实时选择及消控，并可以对菜品点评反馈，可以与物流网结合，配送到床边和值班室。可以结合膳食营养分析系统，通过原材料营养成分及数量，计算每个菜品的平均营养成分数据并显示，为员工、患者选菜提供参考。

⑦ 智能采购管理网，对所有采购审批、招标、合同签订及执行进行数字化、智能化管理。采购物资的设备参数与智能仓库物流网、设施物资管理网、设备运维监控网无缝对接。例如，可以将设备参数、维保周期、维保内容等传到设备运维监控网，进而实现设备的智能化运维管理。

以上各个智能管理板块通过医院后勤一体化、智能化管理平台系统紧密连接，相互融合，实现对医院后勤整体的智慧化管理。

4）按后勤服务一体化、社会化及智慧化的要求梳理改造后勤服务运行流程体系

按后勤服务一体化、社会化及智慧化的要求及目标，对医院后勤服务运行流程进行全面梳理与优化改造，不单要遵从医院后勤服务运行的固有规律，也要与临床服务相结合。医院后勤所有流程的优化与改造要基于方便患者和医务人员的角度进行，要与医院的标准化操作规程相结合，并要经过论证评审，保障优化改造后的医院后勤服务运行流程体系的科学、便捷、高效和安全性，确保患者、探访人员、医护人员以及后勤服务人员本身的安全。

例如，对医院设施设备修缮作业流程进行梳理和改造，以匹配智能化设备运维监控网的运行。按照旧的作业流程，当临床科室发现某个房间的一个设备故障，需要填报故障维修申请单给医院后勤部门，然后医院后勤部门派值班人员现场检查，填报设备相关参数情况，然后派单给维保单位，维保单位派工程师现场检查，评估需更换的配件并报价，走审批流程后，维保单位派工程师维修，然后报后勤部门验收。经过对流程进行梳理和优化改造，在构建医院设施设备运维保障管理信息系统后，可以使医院所有房间和设备全部实现二维码编码数字化管理。当临床科室发现某个房间的一个设备故障，只要用手机 APP 扫描这个设备的二维码，拍个照片，即可快速完成该项报修申报，申报信息会上传到后勤运维保障管理信息系统，并智能发送给医院后勤一体化服务签约公司的工程师，按合同规定进行维修。维修完成后，系统会发送信息申报人和医院后勤部门验收人员的手机 APP，确认是否修好并验收。系统后台可以进行任意某段时间的任意类别、科室等的维修项目统计，可以进行维修时效的分析等管理，并可以与绩效考核系统挂钩，实现后勤绩效管理。新的运维服务流程更加科学、简洁、高效，大大提高维保需求响应速度和解决问题的效率，全面提高医院运维保障服务专业化水平、规范化管理水平，提升运维效率和质量，提升医院业务一线对后勤保障服务的满意度，进而提高医院服务公众满意度，满足现代医院高效优质服务的需求。

5) 建立医院后勤一体化社会化评估监管体系

医院后勤服务进行一体化、社会化外包改革，为了保障服务的质量和效率，需要建立相匹配的以结果为导向，以全过程监督为辅的评估监管体系。

① 需要对医院后勤管理架构体系进行梳理和改造，以适应对后勤服务一体化、社会化改革进行监督管理的要求。例如，需对医院设施设备运维管理架构体系进行相应的梳理和改造，既往医院设施设备修缮分别由总务、基建、设备、信息等部门条块分割多头管理，梳理优化后由医院后勤运维组负责统一管理。医院后勤运维组参与设备验收和基建工程验收及维保管理接收，全面、集中、统一管理医院所有运维保障业务，包括基础设施、家具、水电气、动力系统、智能化系统、医疗设备、信息化服务终端设备等的运行管理、维护保养、维修管理。即医院内所有需要维修的事情，都统一报后勤运维组统筹处理，构建医院后勤运维保障一体化管理架构体系。运维一体化管理、值班，可以减少医院多部门运维管理的人力成本。后勤运维组参与对基建工程和设备采购验收，可以互相监督，相当于将运动员和裁判员分开，降低设备采购和基建工程管理的廉政风险。

② 按照新的管理体系和流程体系编制建立一个与其相适应的评估和监督制度体系，实现对外包服务评估、监管的科学化、制度化。当前许多医院的后勤管理制度大多参考或参照其他医院编写，而在仿写、仿编的过程中，许多医院的后勤从业人员并没有结合本院的实际情况、人员的素质以及本院后勤管理架构体系和后勤运行流程体系来进行个性化的修改，导致建立的评估监督作业体系难以执行或者不能保障评估结果的科学性。最重要的是，需要将评估和监督制度体系写入医院后勤服务一体化外包招标文件和合同文件中，保障得到切实执行。

5.7.3 医院后勤服务一体化、社会化及智慧化实施成效及存在的问题

深圳市某妇幼保健院后勤一体化、社会化和智慧化综合改革方案经过近半年时间的反复调研、多次论证和修改完善，于2019年下半年开始着手实施。经过在实践中不断地磨合，取得了较好的成效。

① 完成了医院后勤服务管理业务的梳理与整合，建立了全新的医院后勤管理架构体系，整个医院的后勤服务管理架构更加清晰明了，较大地提升医院的后勤管理效率。

② 完成医院后勤一体化外包服务的招标工作，通过中标企业成熟的管理体系真正实现了医院后勤一体化改革，解决了医院后勤业务条块分割造成协调管理困难的问题，提升服务效率和质量，降低运营成本，医院的后勤支出成本同比下降10%。

③ 通过中标企业带来在其他医院已经成熟使用的医院后勤一体化、智能化管理平台系统和操作人员，快速实现了医院后勤智能化管理从无到有的改变，实现对医院后勤整体的智慧化管理，提升了后勤服务效率和管理的水平，并且为医院申请政府投资医院后勤一体化、智能化管理平台系统建设项目的立项打下了技术基础。

④ 搭建了适应医院后勤服务一体化及智慧化运行的流程体系，初步建立了医院后勤一体化、社会化评估监管制度体系，初步实现现代化医院后勤服务运行一体化、智能化调度管理和智能化监管评估，进一步提升了后勤服务效率和管理的水平。

医院后勤一体化、社会化和智慧化综合改革方案在实施中也存在一些新的问题需要不断完善，包括：

① 分包问题。中标企业可能会将一些业务分包给第三方，由此可能会带来服务质量、效率不能满足要求及监管协调的问题。这需要在招标文件中进一步细化，明确允许分包的内容、服务标

准和协调监管的责任，达到一体化服务的要求。

② 对智慧化管理的抗拒。医院后勤服务智慧的管理毫无疑问将有效提升管理水平，后勤服务人员既往的一些偷懒行为将受到智慧化系统的管理，但由此带来的是后勤服务人员对智慧化管理的抗拒。这需要不断提升智慧化系统监管的智慧化技术水平，例如智能巡更如果采用扫二维码的技术，巡查人员可能会推脱说不会操作智能手机、忘记了操作、没有信号等，如果改用蓝牙或人脸识别技术，将可以解决这些问题。此外，需要中标企业不断加强企业员工的培训和企业文化的建设。

③ 服务的评估监管问题。企业具有逐利的天性，如果监管不到位，就有可能影响服务的质量和效果。因此需要构建完善的医院后勤一体化、社会化评估监管制度体系，并且评估指标尽可能地量化、客观化。需要将评估监管制度体系纳入招标文件中，不能在中标后再提出，否则将因中标企业的反对不能得到有效的落实。

综上所述，医院后勤一体化、社会化和智慧化综合改革方案切合新时代医院后勤管理要求，可以解决医院后勤管理工作存在的一些问题及挑战，但仍需要不断总结分析、研究完善。

本节参考文献：

[1] 孙斌，杨伟国，朱海燕，等．基于信息化手段的医院后勤综合调度平台一体化建设 [J]. 中国医院管理，2014,34(4)：79-80.

[2] 国家卫生计生委，国家中医药局．关于印发进一步改善医疗服务行动计划（2018—2020 年）的通知．北京：中华人民共和国中央人民政府网，[2017-12-29]. http://www.gov.cn/gongbao/content/2018/content_5299607.htm

[3] 贾晓平，陈晋．刍议新形势下的医院后勤运行报修保障工作 [J]. 管理与科技，2010，11：68-69.

[4] 冯一，侯成员，吴晓东，等．大型医院后勤巡视报修服务方案设计 [J]. 中国医疗器械信息，2010，16(9)：5l-53.

[5] 林正刚．一体化医院后勤管理服务模式的五大优势 [J]. 中国物业管理，2015，3:4-5.

[6] 李志安．试论医院后勤外包服务投诉及应对策略 [J]. 中国卫生产业，2015,12(28):122-124.

[7] 毛丹，孔玉玲．全国二级和三级医院信息化建设及运行现状 [J]. 现代医院管理，2019，17(3):57-60.

5.8 医院后勤服务一体化、社会化的智能化管理

实践是检验真理的唯一标准，任何的改革方案，只有在实践中运行成效良好，才能证明改革是成功的。而医院后勤服务一体化、社会化和智慧化综合改革要能够在实践运行中取得良好成效，除了设计周密的方案，招标到一个理想的服务承包商之外，最重要的还是运行过程中的科学管理。由于医院后勤服务项目繁多，很多涉及专业的流程和规范标准的要求，并且由于目前市场缺乏专业化的医院后勤一体化服务供应商，后勤服务人员流动大、文化素质偏低等因素，传统的人工管理很难达到理想的效果，只有借助智能化管理手段，才能做好医院后勤服务社会化的标准化、规范化管理。对医院后勤服务社会化的智能化管理，包括智能化服务管理和智能化考核管理，都是有机结合统一的。

5.8.1 智能化考勤管理

5.7节提到过，通过调研了解到，由于我国医院后勤社会化改革刚起步不久，国内承接医院后勤外包服务的企业在专业水平、市场意识、管理理念和经验等方面仍与国外相关机构有所差距，水平参差不齐。有些企业在服务中为了压缩成本，获取更高利润，尽量减少实际服务人员人数，导致部分医院后勤服务社会化项目实施过程中存在实际出勤服务人员数少于合同及招标文件规定的人员数的情况，虽然有些医院后勤服务企业通过安排加班顶岗等方法填补人员的空缺，但长期的频繁加班、超长时间连续加班必然会导致服务质量的下降。在医院后勤管理部门对社会化项目的监管考核中，有些医院后勤服务企业的项目管理人员往往通过虚假的考勤签名等蒙混过关，或者有些医院后勤管理部门的工作人员为了维持与后勤外包服务企业管理人员的良好关系，往往对这种现象睁一只眼闭一只眼，逐渐形成一种潜规则，必然会影响医院后勤外包服务的质量和效果。既往使用指纹打卡、手机软件打卡等考勤技术，往往因为有些人员忘记打卡或推脱说不会使用智能手机，导致考勤数据不够全面准确，难以直接用于对后勤外包服务企业的考核，随着人脸识别等智能化考勤管理技术的成熟和应用，可以有效地解决医院后勤服务社会化的智能化考勤管理数据不准确的问题。每个月末可以直接从考勤系统导出数据，并直接对照合同及招标文件规定进行项目人员出勤情况的考核并作为支付合同款的依据。

5.8.2 智能化巡更检查管理

为了确保医院的生产安全和秩序安全，需要安排后勤运维服务人员或安保人员对医院重要场所和设施设备进行定时巡逻。既往通过手工签到表等管理，很难避免不实签到等缺陷。通过应用智能化巡更管理系统，自动记录巡更数据，并可以要求对一些重点巡查内容进行拍照记录等，对于巡查中发现的问题及隐患也可以实时随手拍照报告，以便及时维修处理，实现对医院巡更的智能化管理，全面提升医院的生产安全和秩序安全管理水平。

5.8.3 智能化运维管理

医院后勤众多设施、设备、系统要定时运维检测、清洗、更换耗材配件等，工作量大，任务繁重，人工管理经常会出现遗漏、运维不及时等。通过使用智能化运维管理模块，对所有设施、设备、

系统进行条码数字化管理，并将每个设备的运维时间、标准要求等录入系统。某个设备将要到运维时间前会自动发出提醒，管理人员可以提前做好运维人员工作安排，运维人员扫设备的二维码可以了解每个设备的运维规范要求，按照规范指导进行维保，将运维情况拍照记录，提升医院后勤设施、设备、系统运维的及时性、规范性，保障医院运行安全（图5-42）。

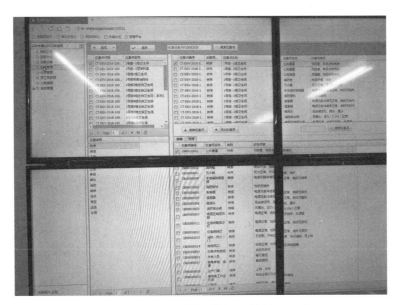

图 5-42　医院后勤智能化运维管理平台

5.8.4　智能化服务质量管理

对于医院后勤社会化项目服务质量达标情况考核，既往考核方式往往是医院后勤管理部门将合同及招标文件规定的考核表发放给接受服务的科室，由接受服务的科室实事求是地填写相关考核表格内容，对服务质量达标情况进行评价打分。但往往由于接受服务的科室都是凭印象完成考核表格内容填写，缺乏依据，甚至部分科室按人情打分；另外，打低分后还有可能由于证据不充分，不能得到服务企业的认可，很难按照合同及招标文件的规定按分值罚扣服务费用，导致考核流于形式，难以达到通过考核提高服务质量的效果。通过使用智能化后勤服务过程质量管理模块，医院后勤管理部门的工作人员和医院员工发现服务质量问题可以随时拍照上传系统。例如，发现卫生间地面有污水不及时清扫，可以随手拍照上传到后勤管理系统，医院后勤服务调度中心收到情况后可以马上调度清洁人员处理，也可以将之作为服务过程质量瑕疵的依据。月末通过导出系统数据报表，即可形成量化的客观考核结果，使考核结果更准确，可以直接对照合同及招标文件的规定考核服务质量，并作为支付服务费用的依据。

5.8.5　智能化后勤服务调度管理

医院后勤服务需求种类繁多，并且很多具有时间要求，通过智能化的后勤服务运行调度系统，可以进行一体化的智能管理。例如临床科室发现水龙头漏水，可以拍照通过系统上传至后勤服务运行调度中心，调度中心系统可以根据服务需求的分类，派单给相应的水电维修人员马上进行处理，处理结果也可以拍照记录。医院后勤管理部门的工作人员可以清楚地看到医院后勤服务运行的情况，可以看到哪些任务需求没有及时处理，尤其是哪些需要紧急处理的需求没有处理，可以及时干预协调处理（图 5-43）。月末可以导出报表，统计服务需求的数量、响应时间情况、完成结果情况等，对照合同及招标文件的规定作为支付服务费用的依据。

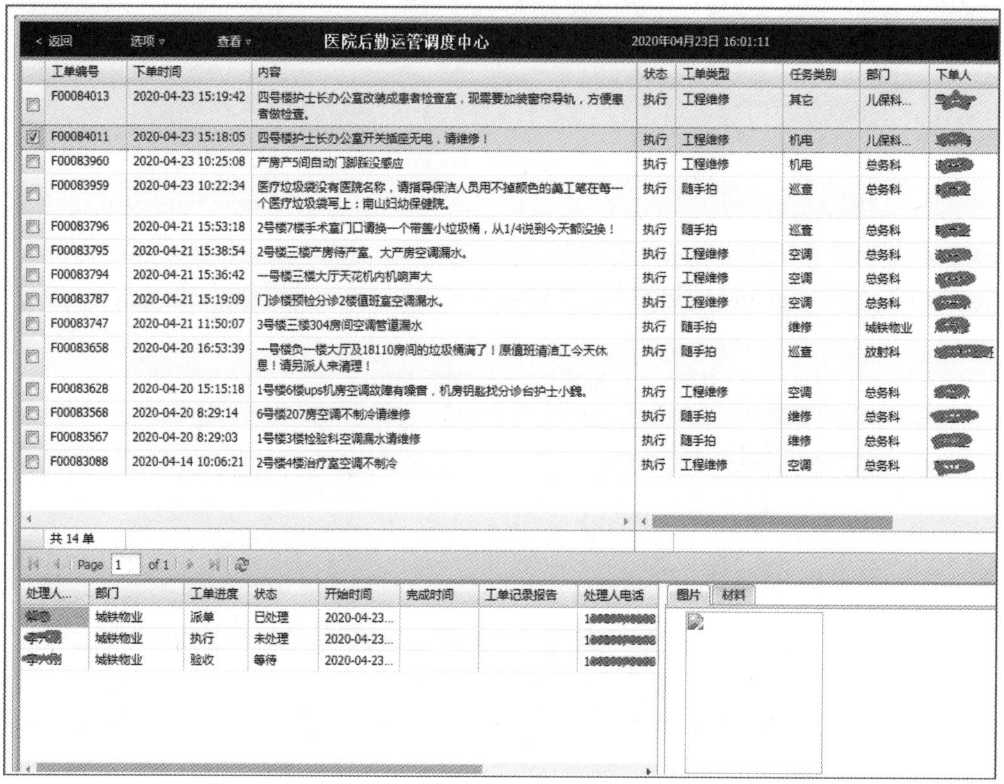

图 5-43　医院后勤运管调度中心平台

医院后勤服务社会化的智能化管理，可以协助医院建立更加科学、严格的后勤服务标准化管理体系，保障医院后勤服务的质量，进而保障医院生产安全、院内感染控制安全和医疗服务安全。但是，任何的智能化系统都只是工具，工具使用的效果不仅取决于工具本身的性能，更关键的是使用工具的人。要想充分发挥医院后勤服务社会化的智能化管理系统的管理效果，后勤管理部门需要配套精确设计可执行的医院后勤服务考核方案，并在医院领导的坚定支持下，推动智能化管理系统的应用，保障服务需求及质量标准的考核方案得到不折不扣的落实，并在实施过程中不断地优化，提升后勤服务考核的效率和质量，进而提升医院后勤服务的效率、质量。

5.9　医院后勤服务一体化、社会化招标实践

5.7 节和 5.8 节介绍了现代医院后勤存在的问题和医院后勤服务一体化、整体社会化和智慧化综合改革的方案。有些医院后勤部门的同行说，其实医院后勤存在的问题大家基本上都有同感和痛感，很多医院也在推进医院后勤社会化改革，但有的取得了很好的成效，有的效果却不理想。究其原因，其中一个非常关键的环节是招标，通过招标，如果招到一个优秀的服务供应商，往往会取得很好的效果，如果招到一个不够理想的服务供应商，有可能会遇到一系列问题。因此在某种程度上来说，招标是医院后勤服务一体化、社会化改革成败攸关的环节。十余年来，笔者经历过了医院后勤的几乎所有类别的招标工作，包括信息化建设、设备物资耗材采购、技术服务、后勤服务、基建工程等各种招标，得到不少的经验教训。我将结合经手的医院后勤服务一体化、社会化招标实践，分享一些心得体会和不足。

5.9.1　对医院后勤服务业务的梳理整合

医院后勤服务是个繁杂的系统，涉及的工作方方面面，要做好医院后勤服务一体化、社会化招标工作，首先要做到充分了解医院后勤服务内容，就是要对医院后勤服务业务进行全面的梳理，从整体上和具体层面清晰地了解医院后勤服务存在的问题、改革的需求目标是什么，然后根据问题和目标进行业务整合。

对医院后勤服务业务的梳理整合，是做好医院后勤服务一体化、社会化招标工作的第一环节。在启动医院后勤服务一体化、社会化后，笔者所在单位曾经聘请一家顾问公司负责标书的起草工作。由于顾问公司对医院后勤服务的具体情况不熟悉，不了解医院特殊的业务和流程，仅仅将医院既往外包服务的数十个合同内容糅合集成在一起，很难达到医院改革的目标，导致招标进度一度受阻。笔者在半途接手后，全面开展对医院后勤服务业务的梳理整合，将所有 40 余项医院总务后勤社会化服务项目梳理整合为 6 个现代医院后勤服务管理业务板块，包括环境卫生、临床支持、安全管理、运维修缮、膳食（便民）服务和采购管理等。

5.9.2　对医院后勤服务市场进行充分的学习调研

除了了解医院后勤本身，还要对医院后勤服务市场进行充分的学习调研。调研当前医院后勤社会化改革的情况，学习好的案例、好的经验，尤其是要吸取出现不良问题的教训，以尽量避免掉进同样的坑；同时还要调研医院后勤服务一体化、社会化供应商的情况，包括多家目标供应商的服务能力、服务范围、优缺点，尤其是供应商意愿和成本价位等情况。

① 深圳市某妇幼保健院为了充分了解后勤服务市场的情况，先后对近十家医院进行参观学习，拜访医院后勤管理人员，通过学术会议等不同场合及方式进行沟通交流等，对医院后勤一体化改革、社会化外包服务改革和后勤信息化建设等进行全面的调查研究，学习吸收优秀的经验，了解存在的问题痛点，进而可以以问题为导向，制定新时代医院后勤一体化、社会化和智慧化综合改革方案。

② 参观学习、拜访同行、沟通交流还可以对相关医院后勤服务供应商的服务能力、管理水平等进行全面详细的了解。由于医院后勤服务的内容范围非常广泛，有医院特殊的要求，并且有许多特殊的技术专业如污水处理、净化空调维保等，目前国内能提供全面专业的综合管家式医院后

勤服务的供应商凤毛麟角，因此医院往往只能把各项后勤服务分别外包给不同的公司，容易导致各个服务项目之间条块分割，易在分界与衔接处产生扯皮、推诿。掌握这些情况可以对招标方案和招标文件的编制更加实事求是，一方面对医院后勤服务供应商不能苛求十项全能，招标文件中需要允许部分专业服务分包；另一方面要设计更加严谨的过程监管方案，要求中标总承包供应商履行主体管理责任，加强对分包业务的统一协调管理，以保障达到一体化服务的目标。

③ 基于对我国医院后勤现状的了解，必须制定严谨的评标指标体系和服务监管考核方案体系，以便能够在招标中挑选出综合实力突出，专业水平、管理水平较强，经验较为丰富的医院后勤服务供应商，并能够在实施过程中加强监督管理，保障服务质量达到预期的水平。

④ 需要与有意愿投标的服务供应商充分沟通，详细解析招标需求、目标和考核方案等，让服务供应商充分了解项目的具体需求，并能够据此估算服务成本。医院需要依据多家服务供应商的服务成本报价，结合市场调研情况、医院既往外包服务成本价格等具体情况，估算招标项目标底报价财政预算限额。制定标底报价财政预算限额需要考虑保障服务供应商的常规服务成本和合理的利润空间，否则将无法吸引优秀的服务供应商参与投标，也无法保障良好的服务质量。

5.9.3　制定详细的医院后勤服务需求及质量标准

在市场上如果没有合适的衣服可以选购，又想拥有合身的衣服的话，那只能量体裁衣。由于目前国内承接医院后勤外包服务的企业在专业水平、市场意识、管理理念和经验等方面水平参差不齐，能为医院提供全面、专业的综合管家式医院后勤服务的供应商凤毛麟角，因此为了保障中标服务供应商提供预期的、较高水平的、专业化服务，需要制定详细的医院后勤服务需求及质量标准，纳入招标文件的招标需求中，让中标服务供应商量体裁衣，按照制定的服务需求及质量标准提供服务。无论中标服务供应商既往的服务水平如何，一旦中标了，如果提供的服务水平比招标文件中规定的服务需求及质量标准更好，那当然好，否则也必须严格按照招标文件规定的服务需求及质量标准提供服务，满足医院后勤高水平服务的需求。

招标需求中的医院后勤服务需求及质量标准需要尽可能详细，并且尽量做到可量化，才能在实施过程中避免争执。比如在清洁外包服务中要求中标方"负责定期对医院化粪池进行清淤"，由于没有详细地描述清淤的时间、频率、具体要求，在执行的过程中，中标方为了节约成本，故意拖长清淤的时间间隔，化粪池淤积过满经常导致污水井淤塞，并且推脱说招标需求中只要求对化粪池进行清淤，污水井不在招标文件的清淤服务范围内，需要另外付费。因此，招标需求的内容应尽量细化，例如对设施的巡查，不能仅仅概括性、模糊地描述为"负责对全院所有设施的巡查"，而是要详细地描述设施的具体内容、可量化的巡查时间频率、巡查的具体要求、需要观察什么内容、发现问题的处理要求等。再比如对保洁服务的要求，应对不同的区域提出细致的保洁内容要求、可量化的保洁时间频率要求和具体的质量标准（表5-4）。

表 5-4　各区域保洁要求

项目	保洁区域	日常清洁内容及清洁频率	质量标准
环境保洁	天花	每季用万能清洁剂抹净一次	无污渍、霉点、水渍、蛛网
	天面、雨篷、阳台	每月清扫一次	无杂物，下水道无堵塞
	墙壁（室内2m以下非涂料墙面）	每周抹净一次	无蛛网，无明显灰尘、污渍、斑点，保持洁净
	门窗和玻璃	每周用玻璃清洁剂洗刮一次	透明、洁净，无水斑渍、污点、油污，无明显手印
	镜面和门把手	每天清抹一次	洁净、光亮
	各诊室及病房内窗帘	每月清洗一次，有明显污渍时应及时清洗	—
	地面（院感）	特殊科室每天湿拖地两次，其他科室每天湿拖地一次，不间断巡扫。每月用洗地机洗一次（含瓷砖贴面、胶地板）。胶地板地面每半年打蜡一次，用擦地机每周对地面进行彻底清洗，去除表面及缝隙中的残留污垢，并且每日进行拖拭	有较好的保养，无水渍、污渍，保持干爽，有光泽。无卫生死角，无蚊蝇滋生地
	公共通道	每天湿拖地两次，不间断巡扫，每周用清洁剂彻底冲洗一次，每个月机洗一次	—
	门诊大堂及候诊区	每天湿拖地两次，不间断巡扫，每周机洗一次，每季打蜡保养一次	—
	电梯	每日湿拖地两次，每周用不锈钢油擦拭一次，每月机洗地面一次。如有特殊的传染病期间须按要求执行。轿箱定时擦拭上油，保持光亮	地面做到无杂物，无污迹，电梯槽无烟头、碎屑，无污迹、灰尘、水迹，空间无明显臭味

5.9.4　精确设计可执行的医院后勤服务考核方案

由于部分服务企业缺乏医院后勤服务所需的专业、科学、严格的服务标准化体系，缺乏医院后勤服务质量管理体系和质量管理认证，甚至部分服务供应商为了压缩企业成本，获取更高利润，尽量压缩实际服务人员人数、减少工具材料的使用量、配件以次充好等时有发生。因此，为了保障医院后勤服务的质量，进而保障医院生产安全、院内感染控制安全和医疗服务安全，必须精确设计可执行的医院后勤服务考核方案，以考核服务需求及质量标准得到不折不扣的落实。考核方案必须紧密结合物业管理及后勤一体化服务采购合同及招标文件需求内容，以合同及招标投标文件内容为准绳，能够实现对项目履约情况进行全面、严谨、精确、公正、公开、实事求是的考核评价，考核方案可切实操作，其结果能作为合同费用支付以及续约等的依据。考核评价方案主要分为以下四个方面。

1）项目整体管理达标情况考核

对项目整体管理、项目服务范围、机构及人员资质、管理团队及服务人员队伍配备、信息化管理、项目管理质量和目标达标情况等进行整体层面的考核。考核方式包括要求合同签约中标单位提供相关证书等证明文件、服务记录、信息系统数据以及其他证明材料，结合日常督导、检查、监管记录，考核各项服务是否达到项目合同及招标投标文件相关内容的承诺管理指标要求。对于没有达到需求管理指标要求的考核项目，督促合同签约中标单位限期整改，并按照合同及招标文件规定扣罚 1000~20000 元违约金，从物业管理费中扣除。对于管理团队及有资质要求的人员没有达到承诺管理指标要求的，督促合同签约中标单位限期整改，并按照合同条款中"乙方未经甲方同意撤换投标文件承诺为本项目服务的项目人员的，每人次将受到甲方扣罚 5000 元违约金，或者撤换的人员学历、资历经验及服务质量效果较前降低的，每人次每月将受到甲方扣罚不合格人员月薪同等金额的违约金，从物业管理费中扣除，乙方须安排符合投标文件承诺的人员替代"的约定扣罚服务费用。

2）项目服务内容具体达标情况考核

对项目合同及招标投标文件约定的服务范围、内容、标准等要求的合同签约中标单位履约情况进行全面具体的考核。考核方式包括要求合同签约中标单位提供相关服务记录、信息系统数据以及其他证明材料，结合日常督导、检查、监管记录，考核各项服务是否达到项目合同及招标投标文件中相关服务承诺管理指标的要求。对于服务内容没有达到合同及招投标文件承诺的管理指标要求的考核项目，督促合同签约中标单位限期整改，并按照合同及招标文件相关规定扣罚 1000~20000 元违约金，从物业管理费中扣除。

3）项目服务质量达标情况考核

依据招标文件《项目服务考核标准及要求》的规定对项目服务质量达标情况进行考核。考核方式为医院后勤管理部门将招标文件规定的考核表发放给接受服务的科室，由接受服务的科室实事求是地填写相关考核表格内容，对服务质量达标情况进行有理有据的评价。医院后勤管理部门需加强对科室填表人员的培训指导和对考核表格填写内容的质量控制。接受服务的科室完成考核表格内容填写后，经科室负责人或护士长审核签字，按时提交给医院后勤管理部门。由医院后勤管理部门进行汇总整理后，形成考核结果初稿。考核结果按照相关制度规定的流程审核后，对不合格的项目按照招标文件《项目服务考核标准及要求》的规定，按分值罚扣服务费用。

4）对饭堂和停车场等经营项目进行收费服务项目专项考核

招标文件《收费服务项目专项考核》规定：①停车场收费必须严格按照政府关于医院停车场收费的相关规定执行，不得高于政府规定的控制价格。并且需加强服务意识，凡是出现患者投诉，包括现场投诉、电话投诉、媒体投诉、满意度调查中的不满意见反馈及其他途径投诉，经查没有违规的，每单投诉扣除服务费人民币 50 元，经查属实违反收费规定多收的，每单扣除服务费人民币 200~500 元，涉及政府监管部门罚款的，由中标方承担责任并支付相关费用。②饭堂收费必须严格按照中标方提供并经医院审批的价格执行，不得多收并且需加强服务意识，加强食品安全管理，凡是出现患者或员工投诉，包括现场投诉、电话投诉、媒体投诉、满意度调查中的不满意见反馈及其他途径投诉，经查没有违规的，每单投诉扣除服务费人民币 50 元，经查属实违反收费规定多收费或食品有质量问题的，每单扣除服务费人民币 200~500 元，涉及政府监管部门罚款或赔偿的，由中标方承担责任并支付相关费用。③每月对在饭堂消费过的患者或员工进行满意度调查，满意率 75% 及以上属合格，75% 以下按每降低 1 个百分点折合扣除服务费人民币 200 元，并要求进行整改。连续出现不合格 2 次或累计 3 次的，采购方有权要求更换饭堂服务人员、团队，如经整改仍然出现满意率不合格的情况，采购方有权免补偿费收回饭堂经营权，中标方需无条件配合。依据招标文件中关于收费服务项目专项考核的内容进行对停车场收费、饭堂收费及质量投诉情况的收集和调查，每月对在饭堂消费过的患者或员工进行满意度调查，按调查结果和招标文件《收费服务项目专项考核》的相关约定扣罚服务费用。

最终，医院后勤管理部门将以上所述四个方面的考核结果汇总，形成考核报告初稿，按考核制度及流程提交医院审核。经医院审批的考核结果将作为合同费用支付以及续约的依据。

5.9.5 设计科学严谨的评标分值体系

设计科学严谨的评标分值体系是保障能够挑选到优秀服务供应商的最重要的环节。很多招标代理或政府招标采购部门往往为了省事，喜欢简化评标分值体系，或者评分主观化，这将无法充分保障评标的择优作用。为了挑选到优秀服务供应商，应该通过细致的调查研究，科学分析优秀服务供应商和不良服务供应商的差异点，并对差异点进行分值量化，设计科学严谨的评标分值体系，尽量避免主观评分。并且需要考虑对虚假资质挂证投标行为的严厉惩罚措施，以便尽量避免虚假资质挂证问题。

5.9.6 利用好定标决胜关

按照既往常规的招标、评标、定标的方式，评标挑选出推荐的前三名或前五名后，往往采用抽签等随机定标方式，达不到选出最优秀的服务供应商的目标；即使采用领导班子会议定标的方式，如果评标推荐的名单列表带分数排名的话，领导班子也往往不敢定标选取非第一名，因此实际上也无法起到定标选优的决定性作用。根据新的招标投标规定，评标推荐的名单列表不再带分数排名。因此在设定招标、评标、定标规则时，要充分利用新规定，设计好规则，以充分利用好定标关，挑选到最优秀的服务供应商。

5.10　医院安全生产管理体系建设

大型医院是人群高度密集的安全生产场所，并且储存、使用很多高危化学品，近年来大型医院的各种安全生产事故屡见不鲜，是安全生产管理需要重点关注的生产经营单位。党的十八大以来，国家不断完善安全生产相关法规建设并不断加强对生产经营单位安全生产的相关管理和监督。2014年8月31日，第十二届全国人民代表大会常务委员会第十次会议通过了《中华人民共和国安全生产法》的第二次修正案，并且于2017年开始就新一轮修订征求意见，不断完善与加强安全生产管理法律建设，进一步明确生产经营单位的安全生产主体责任。深圳特区作为建设中国特色社会主义先行示范区，对医院等生产经营单位的安全生产主体责任管理走在全国的前列，于2018年7月1日起施行《深圳市生产经营单位安全生产主体责任规定》，并不断加强依法监督管理，尤其是对大型医院等从业人员在300人以上的生产经营单位依法从严监督，要求其严格履行生产经营单位安全生产主体责任，预防和减少生产安全事故，保障医院生产安全、职工及就医群众的生命和财产安全。

那么，深圳特区的医院如何履行法定安全生产主体责任？

5.10.1　建立、公开和实施一系列安全生产管理制度

医院需要根据《中华人民共和国安全生产法》和《深圳市生产经营单位安全生产主体责任规定》等法律、法规的规定，结合医院的实际情况，建立一系列完整的安全生产管理制度体系，向员工公开并要求员工严格遵守落实。至少需要包括以下8个方面的制度：

① 安全生产岗位责任制和监督考核制度。

② 安全生产资金管理和设备、设施保障制度。

③ 风险辨识、分级管控和安全生产检查、事故隐患排查治理制度。

④ 特种作业和危险作业管理制度。

⑤ 安全生产教育培训制度。

⑥ 职业健康管理制度。

⑦ 生产安全事故报告、应急救援和调查处理制度。

⑧ 法律、法规、规章规定的其他安全生产管理制度。

5.10.2　构建完整的安全生产岗位管理体系

《深圳市生产经营单位安全生产主体责任规定》要求"生产经营单位应当实行全员安全生产责任制，根据工作岗位的性质、特点和具体工作内容，明确各岗位从业人员的安全生产责任范围和责任内容，实现生产经营全过程安全责任追溯。"医院为了落实安全生产主体责任，理顺并加强医院安全生产管理，预防和减少生产安全事故，需要按照法规的要求构建完整的安全生产岗位管理体系，明确各个工作岗位的职责，并建立相应的监督考核机制，防止出现履职漏洞和缺位。医院通常的安全生产岗位管理体系如图5-44所示。

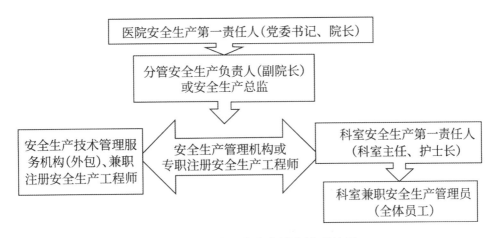

图 5-44　医院安全生产岗位管理体系

这其中有法规对两个岗位做出了特别的规定。

（1）医院分管安全生产负责人

《深圳市生产经营单位安全生产主体责任规定》规定"生产经营单位从业人员在300人以上的，应当设置安全总监，作为本单位专门负责安全生产的分管负责人，履行本规定第十条规定的安全生产管理职责。"即员工300人以上的医院应当设置安全总监专门分管安全生产工作，众多医院通常由分管后勤的副院长负责分管安全生产的情况不符合规定。并且，法规要求安全总监应当熟悉安全生产业务，掌握安全生产法律法规知识，并满足以下条件之一：

① 取得注册安全工程师资格。

② 具备安全工程、工程经济类专业本科以上学历，并具有3年以上安全生产管理工作经历。

③ 具备其他专业本科以上学历或者获得工程师以上职称，并具有5年以上安全生产管理工作经历。

（2）安全生产管理人员岗位。

从业人员在300人以上的医院，应当有注册安全工程师从事安全生产管理工作，否则需要向安全生产技术管理服务机构聘请专业技术人员（注册安全工程师）作为本单位兼职安全生产管理人员。

5.10.3　明确各个安全生产管理岗位职责

1）医院安全生产第一责任人岗位职责

医院安全生产第一责任人为主要负责人，一般是医院党委书记或院长，对本院安全生产工作负总责，具体履行下列安全生产管理职责：

① 组织制定本院安全生产管理制度，实行全员安全生产责任制，明确各岗位从业人员的安全生产责任范围和责任内容，并督促实施。

② 依法设立安全生产管理部门，配备安全生产管理人员。

③ 保障安全生产投入。

④ 保障新建、改建、扩建工程项目的安全设施、职业病防护设施与主体工程同时设计、同时施工、同时投入生产和使用。

⑤ 组织制定安全生产操作规程、安全生产教育和培训计划；本人接受初次安全生产教育和培训时间不少于 32 学时，每年再培训时间不少于 12 学时（图 5-45）。

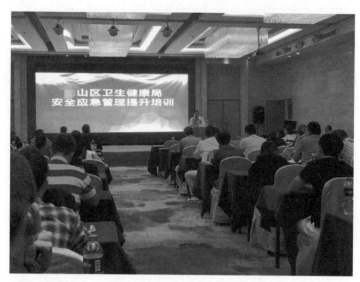

图 5-45　政府主管部门组织医院领导进行安全生产管理培训

⑥每半年至少组织一次本院安全生产全面检查和生产安全事故隐患排查治理。

⑦ 建立生产安全事故应急救援制度，每年至少组织和参与一次事故应急救援演练。

⑧ 及时、如实报告生产安全事故，组织事故救援，协助开展事故调查处理。

⑨ 开展本医院职业病防治工作，保障从业人员的职业健康。

⑩ 应当每年至少向全体职工或者职工代表大会报告一次安全生产情况，按照规定向所属管理部门报告安全生产工作情况。

⑪ 法律、法规、规章规定的其他安全生产管理职责。

2）分管安全生产负责人（安全总监）岗位职责

医院分管安全生产负责人（安全总监）协助主要负责人履行安全生产管理职责，对本院的安全生产工作负直接领导责任，具体履行下列安全生产管理职责：

① 组织起草本院安全生产管理制度，实行全员安全生产责任制并明确各岗位从业人员的安全生产责任范围和责任内容。

② 建立安全预防控制体系和隐患排查治理体系，督促、检查安全生产工作，确认重大事故隐患整改和职业病危害防治情况。

③ 每季度至少组织一次安全生产全面检查，听取安全生产管理部门和安全生产管理人员工作汇报，及时研究解决安全生产存在的问题，并向主要负责人报告安全生产工作情况。

④ 每半年至少组织和参与一次事故应急救援演练。

⑤ 本人接受初次安全生产教育和培训时间不少于 32 学时，每年再培训时间不少于 12 学时。

⑥医院分管安全生产负责人拥有安全生产技术决策和指挥权，医院其他负责人对各自分管业务范围内的安全生产负直接领导责任；

⑦ 发生生产安全事故时，启动并执行生产安全事故应急预案。

⑧ 法律、法规、规章规定的其他安全生产管理职责。

3）安全生产管理部门或专（兼）职安全生产管理人员岗位职责

从业人员在 300 人以上的医院，向安全生产技术管理服务机构聘请专业技术人员（注册安全工程师）作为本单位兼职安全生产管理人员。专（兼）职安全生产管理人员对本院安全生产具体履行下列职责：

①起草或者参与起草安全生产管理制度，起草或者参与起草本院安全生产操作规程和生产安全事故应急预案，并开展本院应急救援演练。

② 开展安全生产风险辨识、评估、分级管控，定期检查本院安全生产状况，及时排查生产安全事故隐患，提出改进安全生产管理的建议，落实安全生产整改措施和对重大危险源的监控措施。

③ 编制安全生产工作计划和安全生产资金使用计划并具体落实。

④ 落实本院建设项目安全设施、职业病防护设施与主体工程同时设计、同时施工、同时投入生产和使用。

⑤ 指导本院与承包、承租、协作等单位签订安全生产管理协议，督促其履行安全生产职责。

⑥ 落实职业病危害防治措施。

⑦ 开展本院安全生产宣传教育和培训，如实记录安全生产教育和培训情况，检查特种作业人员持证上岗情况。

⑧ 负责安全生产情况统计、分析和报告，依法组织或者参与本院生产安全事故调查处理。

⑨ 制止和纠正违章指挥、强令冒险作业、违反操作规程的行为。

⑩ 安全生产管理部门每季度至少召开一次会议，研究和审查本院有关安全生产的重大事项，协调解决安全生产重大问题，并做好记录。

⑪ 法律、法规、规章规定的其他安全生产管理职责。

4）科室安全生产第一责任人及科室兼职安全生产管理员岗位职责

医院各科室主任实行一岗双责，是科室安全生产第一责任人，承担科室安全生产主体责任。

科室主任可以安排科室兼职安全生产管理员协助开展部分具体工作，但安全生产主体责任仍由科室主任承担。科室主任全面履行以下岗位职责：

① 全面落实医院安全生产管理制度、安全生产操作规程和生产安全事故应急预案，结合科室实际情况制定本科室安全生产操作规程和生产安全事故应急预案，并开展本科室应急救援演练。

② 开展本科室安全生产风险辨识、评估、分级管控，定期检查本科室安全生产状况，及时排查生产安全事故隐患，提出改进安全生产管理的建议，落实安全生产整改措施和对重大危险源的监控措施。

③ 编制本科室安全生产工作计划和安全生产物资申请采购及使用计划并具体落实。

④ 落实本科室安全设施和职业病防护设施正常操作使用、故障报修；落实职业病危害防治措施。

⑤ 落实本科室与单位签订安全生产管理主体责任协议，落实本科室与员工签订全员安全生产责任协议，并督促其履行安全生产职责。

⑥ 开展本科室安全生产宣传教育和培训，如实记录安全生产教育和培训情况，检查特种作业人员持证上岗情况；每年接受安全生产教育和培训时间不少于 12 学时。

⑦ 负责本科室安全生产情况统计、分析和报告，配合生产安全事故调查处理。

⑧ 制止和纠正违章指挥、强令冒险作业、违反操作规程的行为。

⑨ 每天进行安全生产情况交班，对发现的安全生产隐患及问题及时上报医院安全生产管理部门或安全生产管理人员，并跟踪整改情况，直到问题得到整改。

⑩ 参加医院安全生产管理部门召开的会议，报告本科室有关安全生产的事项，落实安全生产问题整改措施，并做好记录。

⑪ 法律、法规、规章规定的其他安全生产管理职责。

5）员工安全生产岗位职责

医院实行全员安全生产责任制，全院员工（包括医院在聘员工和其他单位聘请的工作岗位在本院的所有员工，下同）均实行一岗双责，需根据工作岗位的性质、特点和具体工作内容，明确各岗位从业人员的安全生产责任范围和责任内容，并履行以下岗位职责：

① 熟悉医院安全生产管理制度、安全生产操作规程和生产安全事故应急预案，熟练掌握本科室和本岗位的安全生产操作规程和生产安全事故应急预案，参加本科室应急救援演练。

② 掌握本岗位安全生产风险辨识、评估、分级管控，定期检查本岗位相关安全生产状况，及时排查生产安全事故隐患，提出改进安全生产管理的建议，落实安全生产整改要求和对重大危险源的监控措施。

③ 按照实际需求申请领用安全生产物资并规范使用。

④ 正常操作使用安全设施和职业病防护设施，落实职业病危害防治措施，特种作业人员持证上岗，发现安全生产隐患、故障及时申报处理。

⑤ 落实安全生产管理主体责任协议，履行安全生产职责。

⑥ 按照规定参加医院和科室安全生产宣传教育和培训，每年接受安全生产教育和培训时间不少于8学时。

⑦ 拒绝违章指挥、强令冒险作业、违反操作规程的行为。

⑧ 每天进行安全生产情况交班，对发现的安全生产隐患及问题及时上报，并配合整改，配合生产安全事故调查处理。

⑨ 法律、法规、规章规定的其他安全生产管理职责。

5.10.4 建立安全生产岗位责任主体的监督考核机制

医院建立安全生产岗位责任管理体系，明确各个岗位的职责，同时需建立对安全生产岗位责任主体的监督考核机制并严格执行，督促各个岗位责任人严格履行岗位职责。

单位应当以书面形式确认分管安全生产的负责人或者安全总监、安全生产管理部门及其负责人、专（兼）职安全生产管理人员和工作职责，并向本院人员公示。单位主要负责人的变更，分管安全生产的负责人或者安全总监、安全生产管理部门负责人和专（兼）职安全生产管理人员的任免，应当自变更或者任免之日起20日内，以书面形式告知负有安全生产监督管理职责的部门。

医院安全生产岗位职责履行情况至少每年考核一次，全程接受监督。

医院安全生产第一责任人、分管安全生产负责人的岗位职责履行情况由上级主管部门按照相关规定考核，并接受医院党委、纪委、医院员工代表大会等监督。安全总监、安全生产管理部门或专职安全生产管理人员的岗位职责履行情况由医院党政班子和监察部门考核，接受纪委、医院员工代表大会等监督。兼职安全生产管理人员、科室安全生产责任人及科室兼职安全生产管理员和全院员工的安全生产岗位职责履行情况由安全总监、安全生产管理部门或专职安全生产管理人员和监察部门负责考核监督。

安全总监、安全生产管理部门或安全生产管理人员负责组织开展医院安全生产监督检查，至少每月1次，强化安全生产监管，督促各科室和全院员工落实安全生产主体责任和安全生产岗位责任，督促各科室完成对安全生产存在的问题的整改。

安全总监、安全生产管理部门每季度至少召开一次安全生产工作会议，听取专（兼）职安全生产管理人员或外包服务机构的工作汇报和各科室的安全生产工作汇报（重点汇报存在的问题），总结和反馈安全生产监督检查发现的问题和整改完成情况，研究和审查本院有关安全生产的事项，协调解决安全生产存在的问题，并做好记录。并向主要负责人报告安全生产工作情况。

安全总监、安全生产管理部门或专职安全生产管理人员负责组织对医院外包管理服务机构或在医院内的其他生产经营单位及人员的安全生产岗位职责履行情况的检查、考核和监督。

医院做出下列涉及安全生产的经营决策之前，应当听取安全生产管理部门或者专（兼）职安全生产管理人员的意见：

① 安全投入计划。

② 建设项目计划。

③ 重大设备、设施更新计划。

④ 重大生产工艺流程改变计划。

⑤ 生产经营场所布局调整措施。

⑥ 生产经营场所、项目、设备的发包或者出租计划等。

医院主要负责人应当每年至少向全体职工或者职工代表大会报告一次安全生产情况，并应当按照规定向所属上级管理部门报告安全生产工作情况。

若考核合格，单位应为安全生产管理人员发放安全生产管理岗位津贴，保障安全生产管理人员高于同级其他岗位管理人员的待遇。若考核不合格，可视考核情况减少或取消安全生产管理人员的安全生产管理岗位津贴，并责成整改、参加培训或调离安全生产管理岗位。

医院各科室和员工在履行安全生产岗位责任，参加安全生产培训及演练，消除安全生产隐患和抢险救灾中表现突出的，由安全总监报医院研究予以表彰、增加绩效等奖励，表现较差的由安全总监报医院研究予以通报批评、扣罚绩效等处罚。

5.10.5 建立安全生产资金投入和设备物资保障机制

医院和财务科应当将安全生产资金纳入年度生产经营计划和财务预算，保障安全生产设备设施、风险辨识管控、隐患排查整治、设备维修保养、安全教育培训、职业健康防护、应急演练、事故救援等安全生产所需资金的支出。

医院新建、改建、扩建工程项目，安全设施应当与主体工程同时设计、同时施工、同时投入生产和使用，安全设施投资应当纳入建设项目概算和预算，并且需专款专用，不得用于非安全生产支出。

医院应当加强劳动防护用品采购和使用管理，对采购、发放和使用采取登记建档制度，及时为从业人员无偿提供符合相关技术标准规范的劳动防护用品（图5-46）。

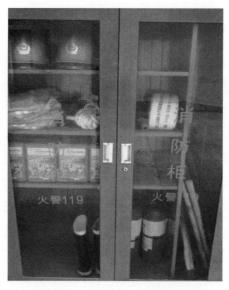

图 5-46 安全生产设备储存柜

鼓励开展生产技术革新，积极应用安全性能更优的新技术、新工艺、新装备和新材料，提升安全生产水平。

应当按照国家有关规定要求的费率投保工伤保险，必要时投保安全生产责任险。

应当按照国家有关规定开展安全生产标准化创建工作。

安全生产设备、设施的采购需经医院安全生产管理部门或专职安全生产管理人员审核；安全生产设备、设施的验收需符合国家现行相关规范和标准。安全生产设备、设施的运行维保需由具备相关资质的机构和人员负责。至少每月对安全生产设备、设施进行一次全面检查，包括性能检测，保障使用功能正常。整体外观及数量等情况至少每天巡视检查一次。

5.10.6　建立并执行安全生产风险辨识、分级管控和安全生产检查、事故隐患排查

治理机制

安全总监、安全生产管理部门或专职安全生产管理人员定期开展安全风险危害辨识，至少每月一次，排查本院容易发生生产安全事故的场所、设备和岗位，并依据事故发生的概率和可能产生的后果，按照有关规定评估确定风险等级。

安全总监、安全生产管理部门或专职安全生产管理人员需按照上级管理部门或安全生产专业技术机构制定的风险辨识和分级评估的工作指引，制定本院开展风险辨识和分级评估的方案并执行。单位可以委托安全生产技术、管理服务等第三方机构开展安全风险辨识和评估。

安全总监、安全生产管理部门或专职安全生产管理人员需建立安全风险分级管控制度，逐一明确管控层级，针对不同等级的安全风险制定相应安全管控措施，明确具体的责任部门、责任人。

安全总监、安全生产管理部门或专职安全生产管理人员需组织单位相关科室定期开展事故隐患排查，至少每月一次，发现隐患应当立即整改；不能立即整改的，医院应当设置警戒标识，采取应急措施，公示事故隐患的危害程度、影响范围，并落实整改措施、责任、资金、时限和事故应急预案。事故隐患消除后，安全总监、安全生产管理部门或专职安全生产管理人员需组织验收，

并做好事故预防工作。

医院发现重大事故隐患，应当及时向负有安全生产监督管理职责的上级部门报告。

医院在进行危险作业、改建、扩建等可能对周边单位安全造成较大影响的作业时，应当告知周边单位，接受周边单位的监督和咨询，并配合第三方机构的安全检查。

安全生产管理部门或专职安全生产管理人员需至少每月一次定期对本院事故隐患排查治理情况进行统计分析，安全总监需将隐患排查治理工作情况向医院安全生产第一责任人、分管安全生产负责人报告，并通过隐患排查治理信息系统向负有安全生产监督管理职责的上级部门报送。

有重大危险源的医院应当按照规定对重大危险源进行登记和建档，定期检测、评估，并制定应急预案，完善控制措施，按照有关规定建立健全安全监测监控系统，并与负有安全生产监督管理职责的部门进行联网。

医院如果没有合格的人员和技术力量足以完成生产风险辨识、分级管控和安全生产检查、事故隐患排查治理工作，可以通过购买服务，委托第三方机构提供安全生产技术、管理服务。第三方机构依照法律、法规、规章和章程，协助制定单位安全生产标准，提供安全生产技术、培训等服务，指导本院安全生产工作。

5.10.7 加强特种作业和危险作业的管理

安全总监、安全生产管理部门或专职安全生产管理人员需对具有较大危险因素的设施、设备，建立运行、巡检、维修、保养的专项安全管理制度。应当安排专人负责管理具有较大危险因素的设施、设备，对设施、设备进行检测与监测，定期检查、维护并做好记录。

安全总监、安全生产管理部门或专职安全生产管理人员需对本院有关生产作业环境进行科学、合理的规划，按照有关规定实行生产现场定置管理，保持作业环境整洁，并提供符合安全生产和职业卫生标准的作业条件。

安全总监、安全生产管理部门或专职安全生产管理人员需加强对从业人员作业行为的安全管理，指导、监督从业人员遵守安全生产和职业卫生规章制度、操作规程，杜绝违章指挥、违规作业和违反劳动纪律的行为。

安全总监、安全生产管理部门或专职安全生产管理人员需在作业前对从事特种作业和危险作业的人员的上岗资格、条件等进行检查，并安排专人进行现场安全管理。

从业人员发现作业场所存在直接危及人身安全的危险情况时，有权停止作业并向单位安全生产管理人员报告，单位不得因此而降低其工资、福利等待遇或者解除与其订立的劳动合同。

单位安全生产管理部门或专职安全生产管理人员应当在具有较大危险因素的生产经营场所和有关设施、设备上，设置明显的安全警示标志和事故应急处置指引卡，配备消防、通信、照明等应急器材和设施，并根据生产经营设施的承载负荷或者生产经营场所核定的人数控制人员进入。

单位进行爆破、吊装以及其他危险作业，应当符合下列要求：

① 制定应急预案或者设置应急处置卡，现场配备应急装备。

② 编制作业方案并经本院主要技术负责人或者分管安全生产负责人审查同意后实施。

③ 确认现场作业条件，作业人员上岗资格、身体状况和为其配备的劳动防护用品符合安全作业要求。

④ 安排专门人员进行现场管理，向作业人员说明现场危险因素、作业安全要求和应急措施；法律、法规规定作业方案应当进行专家论证、审查的，从其规定。

⑤ 单位进行设备大修、危险装置设备试生产、建筑物或者构筑物拆除、油罐清洗或者危险场所动火、临时用电、涂装、危险品装卸、有限空间作业、高处作业，以及涉及重大危险源、油气管道、临近高压输电线路等的作业时，应当制定应急预案或者设置应急处置卡，现场配备应急装备，并安排专人进行现场安全管理。

⑥ 单位委托其他具有专业资质的单位进行危险作业的，应当在作业前与受托方签订安全生产管理协议，告知其作业现场存在的危险因素和防范措施，明确各自的安全生产职责。协议不得约定免除委托方或者受委托方的法定安全生产责任。

5.10.8　扎实开展全员安全生产教育培训

安全总监、安全生产管理部门或专职安全生产管理人员每年至少组织一次全员安全生产教育和培训。并需做好安全生产教育和培训安排，保障满足医院各个安全生产岗位职责规定所需的教育和培训学时。

医院可以自行组织安全生产教育和培训，也可以委托给培训机构。

对新进从业人员、离岗 6 个月以上复工的或者换岗的从业人员，以及采用新工艺、新技术、新材料或者使用新设备的有关从业人员，应当进行上岗前安全生产教育和培训。未经安全生产培训合格的从业人员，不得上岗作业。

从业人员上岗前的安全生产教育和培训应当包括：

① 本院安全生产情况和安全生产基本知识。

② 本院安全生产规章制度和劳动纪律。

③ 从业人员安全生产权利和义务。

④ 工作环境和危险因素。

⑤ 安全操作规程。

⑥ 自救、互救方法和现场紧急情况的处理。

⑦ 预防事故和职业病危害的措施以及应注意的安全事项。

⑧ 其他需要培训的安全生产内容。

医院的主要负责人、分管安全生产的负责人、安全总监和专（兼）职安全生产管理人员，初次安全生产教育和培训时间不得少于 32 学时，每年再培训时间不得少于 12 学时。新聘用的从事危险作业的人员，上岗前接受安全生产教育和培训时间不得少于 72 学时，每年再培训时间不得少于 20 学时。医院从事危险作业的人员换岗、离岗 6 个月以上复工或者采用新工艺、新技术、新材料和使用新设备的从业人员，接受安全生产教育和培训时间不得少于 8 学时。

医院应当建立安全生产教育培训档案，如实记录从业人员参加安全生产教育和培训的时间、内容和考核结果的情况。安全生产教育培训档案包括下列资料：

① 教育培训计划或者实施方案。

② 教育培训课件或者教育培训资料。

③ 教育培训签到表和培训学时记录。

④ 教育培训影像资料。

⑤ 考试试卷或者考核记录。

⑥ 医院委托培训机构进行教育和培训的，安全生产教育培训档案还应当包括委托培训等情况。

医院的主要负责人、分管安全生产的负责人、安全总监、安全生产管理人员，应当具备与本院所从事的生产经营活动相应的安全生产知识和管理能力。

医院的主要负责人、分管安全生产的负责人、安全总监、专（兼）职安全生产管理人员，自任职之日起6个月内，应当由负有安全生产监督管理职责的部门对其安全生产知识和管理能力考核合格。

医院的特种作业人员应当按照国家有关法律、法规的规定，经专门的安全技术培训并由安全生产监督管理部门考核合格，取得特种作业操作资格证书后，方可上岗作业。

医院应当加强安全文化建设，营造安全生产氛围，确立本院的安全生产理念、目标和安全生产行为准则、规范，提高全员的安全生产意识和安全生产技能。

5.10.9 开展职业健康管理

医院应建立并落实全员安全生产责任制，构建安全生产环境。

安全总监牵头协调安全生产管理部门、人事科、保健部（防保科）等职能科室制定医院员工职业安全健康措施及计划，并督促落实，有计划地改善劳动条件和安全卫生设施，预防职业病、职业暴露及其他工伤事故。

安全总监牵头协调安全生产管理部门、人事科、保健部（防保科）、感控等职能科室制定医院员工职业安全健康教育制度，并督促落实，帮助医院管理者及员工正确认识和学习职业安全健康法律、法规、基本知识。普及和提高员工的安全技术知识，增强员工安全操作技能，提高员工安全意识和安全素质，增强员工做好职业安全的责任感和自觉性，防止产生不安全行为，减少人为失误，从而保护自己和他人的安全与健康，促进安全生产、文明生产。特种作业人员在独立上岗作业前，必须进行专门的安全技术培训，获得证书后方可上岗。

安全总监牵头协调安全生产管理部门以及总务、基建、设备、信息、感控等相关职能科室制定医院职业安全健康检查制度，成立一个适应安全生产检查工作需要的检查组，配备适当的力量，开展安全生产检查。主要包括查思想、查管理、查隐患、查整改和查事故处理，督促落实医院职业安全健康相关制度，检查生产劳动条件、生产设备、相应的安全健康设施，以及员工的操作行为是否符合安全生产的要求。通过职业安全健康检查可以发现企业及生产过程中的危险因素，以便有计划地采取措施，清除隐患，防止事故，改善劳动条件，是保证安全生产的重要手段，是企业职业安全健康管理工作的一项重要内容。

安全总监牵头协调安全生产管理部门、人事科和工会等制定医院员工伤亡事故、职业病统计报告和处理制度，依照国家法律、法规的规定进行事故的报告、统计，以及事故的调查和处理。协助解决伤亡事故，职业病员工的治疗、鉴定和相关待遇申请等问题，保障员工正当利益。

安全总监牵头协调监察科制定医院职业安全健康监察制度，对医院生产过程执行全员安全生产岗位责任制，对职业安全健康政策、法律、法规和标准进行监督，接受检举和进行惩戒，保障医院生产安全和员工安全健康。

安全总监牵头安全生产管理部门以及总务、基建、设备、信息、感控等相关职能科室制定医院"三同时"制度并落实。凡是新建、改建、扩建的基本建设项目（工程）、技术改建项目（工程）和引进的建设项目，其职业安全卫生设施必须符合国家规定的标准，必须与主体工程同时设计、同时施工、同时投入生产和使用。新建、改建、扩建工程的初步设计要经过行业主管部门、安全生产管理行政部门、卫生部门和工会的审查，同意后方可进行施工；工程项目完成后，必须经过主管部门、安全生产管理行政部门、卫生部门和工会的竣工验收，方可投产和使用。

安全总监牵头安全生产管理部门以及总务、基建、设备、信息、感控等相关职能科室制定医院职业安全健康（劳动安全卫生）预评价制度并落实。《建设项目（工程）劳动安全卫生预评价管理办法》规定，必须进行劳动安全卫生预评价的项目，需在项目建设前期，应用安全评价的原理和方法对系统（工程、项目）的危险性、危害性进行预测性评价。分析、预测该建设项目存在的危险、有害因素的种类和危险、危害程度，提出科学、合理和可行的职业安全卫生技术措施和管理对策。

5.10.10　认真执行安全生产事故报告、应急救援和调查处理制度

安全总监牵头安全生产管理部门根据本院实际情况，制定和落实安全生产事故综合应急预案、专项应急预案或者现场处置方案、应急处置卡，并定期开展生产安全事故应急救援演练和人员避险自救培训，提升现场应急处置能力。

安全总监牵头安全生产管理部门建立应急救援组织，配备与本院风险等级相适应的应急救援器材、设备和物资。并可以与其他生产经营单位联合建立应急救援组织，或者与邻近专职救援队伍签订救援协议，提升应急救援能力。

如果医院发生事故后，事故现场有关人员应当立即向本院主要负责人报告。医院主要负责人接到报告后，应当按照规定向负有安全生产监督管理职责的上级管理部门报告。

情况紧急时，事故现场有关人员应当立即向公安机关报警，联系医疗机构进行援助救治，并可以直接向对事故发生地负有安全生产监督管理职责的上级管理部门报告。

事故可能对周边单位和人员造成损害的，事故发生单位应当立即通知相关单位，及时疏散。

医院发生事故后，应当立即启动应急预案，组织抢救，防止事故扩大，减少人员伤亡和财产损失。对事故受伤人员，医院应当及时送至医疗机构救治，并先行垫付医疗费用。还要积极配合政府部门的事故调查处理工作，及时全面落实事故调查报告提出的整改措施。

5.10.11　落实法律、法规、规章规定的其他安全生产管理制度

医院需要落实法律、法规、规章规定的其他安全生产管理制度，例如：消防安全应急管理制度、院内感染控制管理制度、危险化学品管理制度等。

总之，大型医院的安全生产管理是医院管理的重要部分，是保障医疗服务正常开展的基础，需要建立完善的安全生产管理制度体系并严格执行，保障人才、资金、技术、设施等投入，全面加强医院安全生产培训、隐患排查治理等工作，全员严格履行安全生产岗位责任，才能保障医院的持续安全运营。

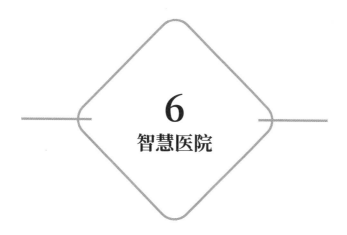

6

智慧医院

当前诸多医院建设相关业界在各种会议场合经常提到"智慧医院",但何谓"智慧医院"?

智慧,狭义的概念认为,它是生物所具有的基于神经器官(物质基础)的一种高级的综合能力,包含有感知、知识、记忆、理解、联想、情感、逻辑、辨别、计算、分析、判断、决定等多种能力。智慧是由智力系统、知识系统、方法与技能系统、非智力系统、观念与思想系统、审美与评价系统等多个子系统构成的复杂体系孕育出的能力。

将以上概念引申到智慧医院的概念,应该是具有感知(传感器、物联网)、知识(知识库)、记忆(大数据库)、理解、联想、逻辑、辨别、计算、分析(人工智能,AI)、文化、中庸、包容(容错容灾)、判断、决定(辅助决策)等多种能力的医院,通过智慧化建设,达到具备感知医院各方需求并能够进行思考、分析、探求持续提升智能化服务能力的医院。"智慧医院"主要包括以下几个方面的内容:

智慧服务——为群众提供智能化的线上线下全就诊流程及全生命周期的健康服务。

智慧临床——为医护人员提供智能化的应用服务、辅助诊疗服务和临床科研教学服。

智慧后勤——为后勤人员提供智能化的应用服务和辅助服务。

智能管理——为行政管理人员提供智能化的应用服务和辅助决策服务。

智慧共享——为各种医疗机构及相关机构提供智能化的信息共享服务。

智慧监管——为各级政府及主管部门提供智能化的管理、监测、预警及大数据服务。

本章将就智慧医院建设规划提出一些新的观点与对策。

6.1 新建医院开展的智慧医院建设顶层规划要点

6.1.1 智慧医院建设的驱动力

新时代医院要持续快速发展，离不开智慧医院建设的支持！未来医院发展将面临的市场竞争越来越激烈，患者的就医需求越来越高，医院人力资源成本越来越高，医院对智能化医疗设备依赖越来越高，医院运营管理难度和运维成本越来越高，这就要求医院必须通过智慧医院建设提高运营效率、医疗质量、满意度水平和医院的绩效水平。因此，智慧医院建设面临多方面的需求驱动。

智慧服务需求驱动——随着我国经济社会持续发展，人民对医疗健康服务的要求不断提高，希望能够享受到更加智能、便捷、高效、安全、优质的医疗健康服务。

智慧临床需求驱动——随着医学科学技术的高速发展，医护人员需要更加智能化的信息系统及医疗装备辅助培训、诊疗和科研，快速提升诊疗技术水平，提高医疗服务效率和质量。

智慧后勤需求驱动——随着"健康中国"战略推进，医院基建及智能化配套设施快速发展，亟须更加智能化的后勤系统，实现对基础设施设备的监测和智能管控，降低医院能耗和后勤运维人力资源成本。

智慧管理需求驱动——现代化医院亟须运用智能化技术开展精细化管理，提高医院综合管理水平，建立业务运行、绩效考核、财务管理、成本核算、后勤能耗等医院运营智能化管理平台。

智慧共享需求驱动——随着医改推进医联体、专科联盟、国家（区域）医疗中心、双向转诊等，需要实现医疗机构内部之间、不同医疗卫生机构之间、医疗与社保等相关机构之间的信息智能化互通共享。

智慧监管需求驱动——随着"健康中国"战略推进，尤其是新冠肺炎疫情暴发后，国家和各级政府及卫生防疫等部门迫切需要医院提供智能化的大数据服务，国家先后发布《国家卫生健康委办公厅关于进一步完善预约诊疗制度加强智慧医院建设的通知》(国卫办医函〔2020〕405号)、《国家卫生健康委办公厅关于做好信息化支撑常态化疫情防控工作的通知》（国卫办规划函〔2020〕506号）等文件，推动实现医疗卫生机构、疾控机构疫情相关信息快速报送，逐步实现疫情信息自动推送，完善传染病监测体系。此外，政府需要及时全面掌握医疗资源配置运行数据，以便为及时准确作出决策及制定卫生相关政策，甚至调整国家发展战略提供依据。

绩效考核需求驱动——按照《国务院办公厅关于加强三级公立医院绩效考核工作的意见》（国办发〔2019〕4号）、《关于启动2020年度二级和三级公立医院绩效考核有关工作的通知》（国卫办医函〔2020〕500号）等文件的要求，要充分发挥公立医院绩效考核的"指挥棒"作用，引导全国公立医院有效提升整体医疗质量和管理水平，实现公立医院医疗服务高质量发展，保障广大患者健康权益。提高医疗服务质量和效率，推进分级诊疗制度建设，为人民群众提供高质量的医疗服务。而高水平的智慧医院建设是绩效考核取得良好成绩的重要基础。一方面绩效考核的很多指标需要通过智慧医院支持才能取得良好的成绩，另一方面绩效考核很多指标数据需要通过智慧医院系统采集汇总。在2018年度绩效考核中取得A++的11家医院，基本上都是智慧医院建设水平领先的医院。

6.1.2 新建医院开展智慧医院建设顶层规划的时机

什么时候是新建医院开展智慧医院建设顶层规划的最佳时机？在一部分人的观念中，新建医院往往到内装阶段或更后面的阶段才需要开展智慧医院建设规划，但事实并非如此。前面讨论过，新建大型医院建设项目在取得立项批复后，在开展项目可行性研究的同时，需要推进项目选址用地相关手续办理、概念方案设计（含设计任务书编制及招标）等工作。既往医院建设项目的概念方案设计任务书编制往往没有开展医疗工艺流程规划和功能布局规划，在完成概念方案设计后进行初步设计的时候才加以考虑，而在既定的概念设计方案里做功能布局规划和医疗工艺规划，就容易削足适履，造成诸多功能和医疗工艺流程的缺陷。近年来，随着医院医疗工艺规划设计越来越受到重视，以及相关研究工作的不断深入，大家逐渐认识到要真正做好医院方案设计，需要在编制设计任务书的阶段，就要开展医疗工艺规划和功能布局规划的初步研究，用比较完善的设计任务书去指导概念方案设计工作，这具有十分重要的意义。然而大型医院医疗工艺流程规划和功能布局规划，是离不开智慧医院建设顶层规划的，因为智慧医院顶层规划方案会深刻影响医疗工艺流程规划和功能布局规划，甚至带来颠覆性的改变。例如，在传统的医院医疗工艺流程规划和功能布局规划中，需要考虑较大空间的挂号收费大厅和候诊大厅，以满足大量门诊患者排队等候的需求，但智慧医院建设打造精准预约挂号和线上无现金支付功能后，乃至互联网远程就诊服务进一步推广成熟后，未来的智慧医院将减少门诊患者到医院的次数，大量减少在医院的等候时间，智慧医院将不再需要规划建设较大空间的挂号收费大厅和候诊大厅，甚至不再需要建设挂号收费大厅。

医院功能布局规划方案、设备配置方案和智慧医院建设方案共同构成了医院建筑设计方案的设计基础，并且环环相扣。经调研发现以往诸多医院建筑才竣工就要做很多的改造，究其原因，主要是医院建设项目建设周期比较长，往往在5年左右，甚至更长，但是医院信息化技术、医学装备和医疗服务业务发展非常迅速，经常在竣工后才发现医院建筑及当初的医疗工艺规划和功能布局规划方案已经不符合现时的医院业务运营需求了，只能进行改造或留下遗憾。因此，为了医院建筑能符合5年后或更长远的实际需求，需要在建筑策划阶段就要开展智慧医院建设顶层规划，并且要具有较长远的前瞻性，需要考虑5~10年后的技术发展趋势。

6.1.3 智慧医院建设规划重点技术发展趋势

1）人工智能

人工智能（Artificial Intelligence，AI）技术，包括计算推理能力、模式识别能力、知识工程和自动工程等，近年来迅速发展并不断地应用到医疗行业。首先是计算推理能力，1997年5月，IBM公司研制的深蓝（Deep Blue）计算机战胜了国际象棋大师加里·卡斯帕罗夫（Garry Kasparov），人机对弈中最核心的技术——计算推理能力得到快速发展并应用于医学，包括检验正常指标的计算、病情发展的推测等。模式识别能力，有2D识别引擎、3D识别引擎、驻波识别引擎以及多维识别引擎等。2D识别引擎已推出指纹识别、人像识别、文字识别、图像识别、车牌识别等；3D识别引擎已推出人行为识别技术；驻波识别引擎已推出语音识别等。这些识别技术可以在时间和空间多维度对环境、物体和人物进行实时观察和分析，可以广泛应用在医疗行业，包括自助智能问诊、自助智能身体检查及各种可穿戴监护设备、检查设备、3D打印人工器官等。知识工程是研究如何运用人工智能和软件技术，编制好软件程序，设计、构造和维护知识系统的技术，例如智能搜索引擎、计算机视觉和图像处理、机器翻译和自然语言理解、数据挖掘和知识发现等智能技术，在医疗行业的应用包括人工智能辅助诊疗系统（包括影像诊断、病理诊断、诊疗决策）、智能健康管理系统等。自动工程，实现机器在无人或少操控的情况下自动按设置运行，在医疗行业的应用包括智能手术机器人、智能物流、导诊机器人、人工智能护理服务等。

2）通信技术

通信技术包括有线通信技术和无线通信技术，而近年来最热门并高速发展的通信技术就是5G，即第五代移动电话行动通信标准，也称第五代移动通信技术。2017年12月21日，在国际电信标准组织第三代合作项目——无线接入网络（3GPP RAN）第78次全体会议上，第五代移动通信技术新空口标准（5G NR）首发版本正式冻结并发布。2018年6月13日，第三代合作项目第五代移动通信技术新空口标准（3GPP 5G NR）标准独立组网（Standalone，SA）方案在第三代合作项目（3GPP）第80次无线接入网技术规范组（TSG RAN）全会正式完成并发布，这标志着首个真正完整意义的国际5G标准正式出炉。2020年8月18日，深圳成为全国首个5G网络全覆盖城市，宣告5G时代已经到来。5G具有更高的速率、更高的可靠性、更低的时延，能够满足远程会诊、远程手术的特定需求，为开启5G远程医疗新模式打下了基础。

3）物联网技术

物联网（The Internet of Things，IOT）是指通过各种信息传感器和识别技术，实时采集任何需要监控、连接、互动的物体信息，包括声、光、热、电、力学、化学、生物、位置等各种需要的信息，通过各类可能的网络接入和通信技术，实现物与物、物与人的泛在连接，实现对物品和过程的智能化感知、识别和管理。2005年11月17日，在信息社会世界峰会（WSIS）上，国际电信联盟（ITU）发布了《ITU互联网报告2005：物联网》，正式提出了"物联网"的概念。物联网的应用领域涉及方方面面，在工业、农业、环境、交通、物流、安保、家居、医疗健康、教育、金融与服务业、旅游业等领域的广泛应用，有效地推动了这些方面的智能化发展，从而提高了行业效率、效益，大大提高了人们的生活质量。物联网技术是未来智慧医疗的核心，通过传感器技术、RFID技术、无线通信技术、数据处理技术、网络技术、视频检测识别技术、GPS技术等综合应用于整个医疗健康管理体系中进行信息交换和通信，以实现对人、物的智能化感知、识别、定位、追踪、监控和管理，从而建立起实时、准确、高效的智慧化医疗服务和管理控制系统，包括：

① 病人的定位搜救、智力障碍和失能人士服务、就医导航，智能化停车场管理。

② 病人及医生的身份识别，医院安防、婴儿防盗等。

③ 物品识别核对，包括药品识别、医疗器械识别、化验品识别等。

④ 医疗过程智能化，智能化生命体征、体格检查等信息采集、智能化诊疗，智慧护理。

⑤ 身体健康信息感知，心电、血压、血糖传感器监测、健康管理、远程医疗监护。

⑥ 远程手术操作和检查操作、远程会诊，"互联网＋诊疗"。

⑦ 医院设备、资产、物资、耗材、食品乃至于垃圾等物的智能化识别、定位、追踪和管理。

⑧ 各种设备设施运行的智能化监控和后勤运维管理。

⑨ 供应链管理智能化，智慧仓储、智慧物流等。

4）大数据技术

大数据技术（Big Data Technology）就是从海量数据中快速获得有价值信息的能力，是比传统数据统计分析具有更强的决策力、洞察力和流程优化能力的新型数据处理模式。医疗领域是目前众多的大数据落地应用场景中应用效果比较显著的领域之一，通过大数据技术对医疗卫生行业产生的海量数据的分析处理，可以在常见疾病临床诊疗、医院精细化管理、个体化医疗设计、临床科研、健康管理等方面提供参考依据。

6.1.4 智慧医院建设顶层规划方案要点

1）整体架构

综合考虑智慧医院建设技术的发展态势，新建智慧医院的顶层规划方案，在构建一个智慧医院核心集成平台和人工智能运算核心的基础上，根据服务对象的不同可以划分为6个功能需求板块，包括：面向群众的智慧服务、面向医护的智慧医疗、面向后勤的智慧后勤、面向行政管理的智慧管理、面向行业的智慧共享和面向政府的智慧数据或智慧监管（图6-1）。这6个功能需求板块不是截然分开的，而是相互紧密关联的，甚至是相互交叉的。例如科研管理服务系统，既面向行政，也面向医护；教学培训系统，既包含在智慧医疗中，也包括在智慧管理中。

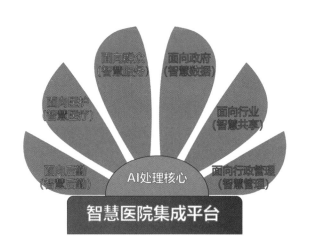

图 6-1 智慧医院集成平台展示

2）智慧医院核心集成平台

我国医院信息化建设经历了逐步完善的发展过程，过程中经常遇到后建软件系统和既往软件系统数据标准不一致导致难以集成，经常形成信息孤岛，而医院间的数据标准差异造成了难以互联互通，一度成为医院信息化建设过程中的常见难题。建设统一数据标准的集成平台和提升各个医院信息系统数据的互联互通，或为当务之急。因此，新建医院的智慧医院建设规划最关键的就是从一开始就规划构建标准化的智慧医院核心集成平台，将智慧服务、智慧医疗、智慧后勤、智慧管理等医院内众多业务应用系统，通过服务总线进行流程和数据的整合，构建完整统一的数据中心，通过统一的门户进行实时汇总，使医院不同业务系统之间实现统一集成、资源整合、高效运转，实现医院内所有系统全面互联互通、数据信息统一标准化、无障碍共享和检索查询功能，成为医院与外部实现数据共享和互联互通的基础。智慧医院集成平台必须满足以下要求：一是满足国家相关标准化评审和互联互通测评等级认证的要求，可实现一体化的系统管理；二是满足医院快速配置个性化服务的需求；三是方便各类业务系统快速接入的兼容性和可拓展性。

3）人工智能处理核心

人工智能的三大核心是大数据、算法和超级计算。第一大核心——大数据，是让计算机获得智能的钥匙，大数据有三大特征：体量大、多维度、全面性，海量的数据有赖于基于各种智能算法的软件系统进行智能采集。第二大核心——算法，医院大量软件系统的基础就是各种算法模型。当前机器学习算法是搜索引擎、语音识别技术、自然语言处理、图像识别、推荐系统、专家系统和无人驾驶技术等人工智能应用领域的基础算法。第三大核心——超级计算，有了大数据和先进的算法，还得有处理大数据和执行先进算法的能力，每个聪明的人工智能系统背后都有一套强大的硬件系统。云计算作为一种基于互联网的超级计算模式，可将成千上万台电脑和服务器连接成一片电脑云，计算能力堪比超级计算机。

大数据、算法、超级计算三者相辅相成、相互依赖、相互促进，共同推动人工智能向前发展，引领智慧医院建设的未来！因此智慧医院建设规划必须构建具备大数据存储、先进算法和超级计算能力的人工智能处理核心。

4）面向群众的智慧服务板块

面向群众的智慧服务板块，需要充分利用人工智能、物联网、大数据和通信技术发展的最新成果，搭建高度智能化的覆盖全生命周期的诊前、诊中、诊后及门诊、住院、保健全过程服务和线上线下一体化服务的智慧医疗健康服务系统板块。建设要点如图 6-2 所示。

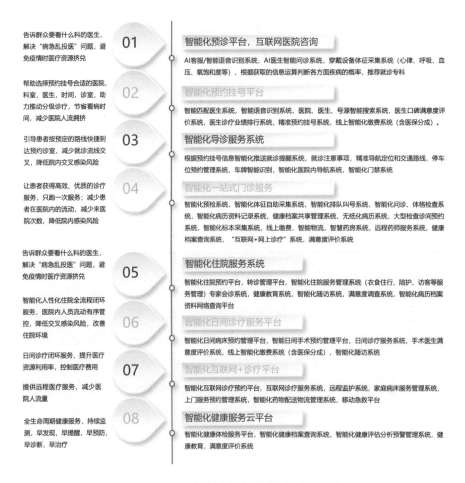

图 6-2　面向群众的智慧服务建设要点

5）面向医护的智慧医疗板块

面向医护等医院技术人员的智慧服务板块，充分发挥人工智能、物联网、大数据和通信技术的作用，搭建高度智能化的医疗、教学培训和科研服务系统板块，帮助医护等医院技术人员提升工作效率，替代部分工作，提升医疗服务质量和安全水平，提升学术技术和科研能力水平（图6-3）。

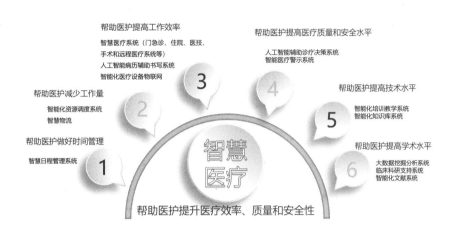

图 6-3　面向医护的智慧医疗建设要点

6）面向后勤的智慧后勤板块

经过对医院后勤服务工作的全面梳理，可以划分为采购供应、膳食生活服务、环境卫生、临床支持、安全管理和运维修缮施工6个工作板块。因此，医院的智慧后勤系统板块规划方案主要是架构针对6个工作板块的6个功能系统和一个在BIM基础上构建的医院后勤一体化智能化管理平台系统。6个功能系统不是截然分开的，而是相互紧密关联的甚至是相互交叉、环环相扣的（图6-4）。

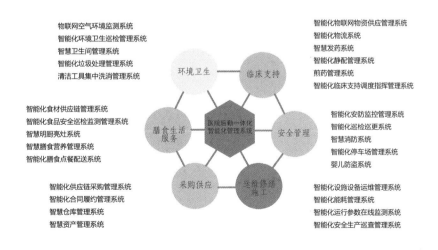

图 6-4　智慧后勤建设要点

7）面向行政和运营管理的智慧管理板块

智慧行政管理，包括医疗管理、智慧办公、人力资源管理、财务和绩效管理、教学培训、科研管理等方面的数字化智慧化管理系统（图6-5）。最重要的是智慧医院医疗管理系统和运营管理系统。医疗管理系统主要是对医疗服务、医疗质量、医疗安全和院内感染控制等实现全面、全程的智慧化管理的各种软件模块，实现医疗核心制度执行落实情况的在线实时监控和智能化管理。智慧运营管理系统主要包括医院运行数据智能监测系统、智能辅助决策系统、智能绩效管理系统、智能人事管理系统等。AI时代，可使用人工智能学习和运算技术，对智慧医院门户、智慧医疗系统、智慧后勤系统的各种运营数据进行实时的智能化监测和深度挖掘分析，让管理者可以及时快捷地获得精确的数据信息及科学的智能分析报告，以辅助管理及决策，全面提升医院的医疗质量和经济社会效益。此外，可以通过医疗信息系统大数据挖掘，开展医学研究和循证医学研究，提升医院的科研学术水平。

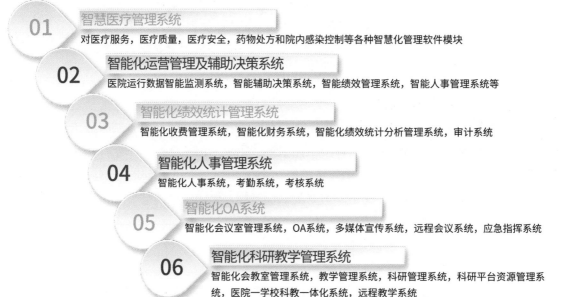

图6-5 面向行政的智慧管理建设要点

8）面向行业的智慧共享板块

2018年起，国家卫健委先后发布《关于进一步推进以电子病历为核心的医疗机构信息化建设工作的通知》（国卫办医发〔2018〕20号）、《区域全民健康信息互联互通标准化成熟度测评方案（2020年版）》和《病院信息互联互通标准化成熟度测评方案（2020年版）》等相关政策文件，持续推进卫生健康信息标准的制定和实施，提高跨机构、跨地域健康诊疗信息交互共享和医疗服务协同水平。智慧医院建设规划需要根据国家要求规划建设符合卫生健康信息统一标准的电子病历和电子健康档案，实现电子健康档案在医疗机构之间的信息交换、整合、共享和业务协同，实现国家、省级、地市、区县四级区域全民健康信息标准化平台互联互通，实现区域全民健康信息资源整合，提供切实有效且更加丰富的协同助医、智能监管、决策分析、惠民利民等标准互联互通应用服务（图6-6）。

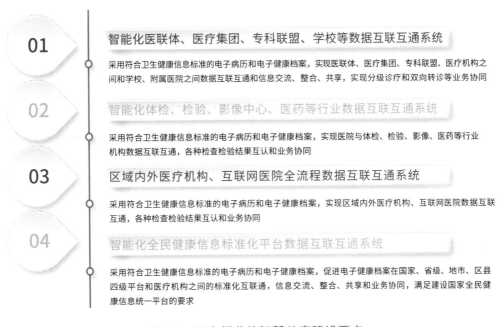

图 6-6　面向行业的智慧共享建设要点

9) 面向政府及公共卫生管理的智慧数据板块

通过建设卫生健康信息标准化的智慧医院集成平台，能够智能化地按政府及卫生主管部门、公共卫生机构和医疗保险等相关部门制定所需的智慧监管、疫情防控、卫生健康和社会保障政策，智能化报送数据信息，提供智能化的大数据服务。例如实现医疗卫生机构疫情相关核心信息快速智能化自动推送，协助政府和公共卫生机构构建完善的智能化传染病监测体系。可以为政府提供及时全面的医疗资源配置运行数据，为政府及时准确作出决策及制定卫生相关政策，甚至调整国家发展战略提供依据（图 6-7）。

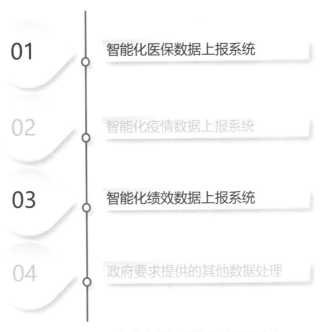

图 6-7　面向政府的智慧数据建设要点

6.1.5 小结

任何事物只有迎合使用者的需求才能得到更好地发展，智慧医院建设规划也需要围绕使用者的需求开展。智慧医院的使用者主要包括：医院服务人群、医务技术人员、医院后勤人员、医院管理者、医院外部相关联机构和上级管理部门 6 个群体，因此智慧医院建设规划旨在围绕这 6 个群体的需求，利用人工智能、物联网、大数据和通信技术等最新科学技术发展成果，帮助这 6 个群体达成需求目标，并尽可能地提升达成需求目标的效率、质量及获得感。相关科学技术快速发展，智慧医院建设规划需要具有前瞻性，并根据需求变化和技术发展情况不断调整，以更好地贴近使用者的需求。

6.2 5G 会给医疗保健机构建设带来怎样的改变?

伴随着 5G 技术的发展, 人工智能 (AI)、云计算 (Cloud Computing)、大数据 (Big Data)、物联网 (IOT)、区块链 (Blockchain) 等热门技术的应用将会呈现爆发式的发展, 给各行各业带来前所未有的影响和变革。那么, 5G 以及其他科技的发展将会给医疗保健行业带来什么样的影响和变革呢? 医疗保健机构的建设周期较长, 从项目立项到竣工往往需要 5 年左右的时间, 为了避免陷入"项目建成就落后"的怪圈, 医院建设者同行们需要进行前瞻性的思考和研究, 在医疗保健机构的建设中怎样主动调整改变才能适应 5G 应用时代的需求?

6.2.1 5G 是什么?

通信中的 5G 概念, 即第五代移动通信技术。5G 网络的显著特点是速度更快、时延更短、容量更密。根据网络相关报道描述, 5G 网络速率峰值需要达到 10~20Gbit/s, 空中接口时延低至 1ms, 支持终端最高移动速度为 500km/h, 此外, 5G 将支持网络切片 (Network Slicing) 等技术, 可以把一张物理网络切成很多张独立的虚拟子网, 每个子网可保障符合服务标准的使用体验, 相当于在公共道路上开辟了专属 VIP 通道。5G 网络的主要目标是让终端用户始终处于联网状态。因此, 5G 网络将来支持的设备远远不止是智能手机, 还将支持三大应用场景: ①增强移动宽带, 让 VR、超高清视频、无线宽带等大流量业务成为可能或体验更好。②超可靠低时延通信, 满足无人驾驶、工业自动化等需要的低时延、高可靠连接业务。③大连接物联网, 可承载大规模、高密度的物联网业务, 每平方千米支持 100 万个设备连接。5G 除了不断提升手机的数据通信能力之外, 更重要的是开启万物互联时代。因此 5G 的终端技术突破重点不在手机, 而是在物联网终端、传感器等, 并且为人工智能、云计算、大数据、物联网、区块链等热门技术的应用提供了飞速驰骋的高速无线网络, 渐进升级到人与人、人与物、物与物互联的全新智能万物互联网络, 这必将对医疗保健服务带来颠覆性的影响和变革。

6.2.2 5G 应用时代医疗保健服务需求的改变

由于 5G 通信技术网络高速高效的数据传输, 可以实现人工智能、云计算、大数据、物联网在医疗服务中的应用, 包括提供远程医疗服务、大数据辅助诊疗、人工智能辅助诊疗和辅助咨询服务等。可通过收集传输信息及数据, 利用人工智能对数据进行深入分析、汇总、计算, 实现多方交互共享, 全面整合分析医疗资源, 实时为特定场景、特定问题提供解决方案, 或根据大数据分析结果采取相关措施或进行规划, 提供更高水平、更贴近人心、体验更佳的医疗服务, 最终改变整个医疗服务的运作模式。

1) 远程医疗服务

远程医疗服务是使用远程通信技术、全息影像技术、新电子技术和计算机多媒体技术提供远距离医学服务。国外这一领域的发展已有近 40 年的历史, 包括提供远程诊断、远程会诊及护理、远程教育、远程医疗信息服务等医学活动, 甚至已经开始探索开展远程手术治疗。远程医疗服务在我国起步较晚, 但目前已逐步开展, 主要应用于远程会诊, 部分医院开展了孕产妇远程胎心监测等服务。远程医疗服务在医学专家和病人之间建立起全新的联系, 使病人在原地、原医院即可接受远程专家医生的会诊并在其指导下进行治疗和护理，可以节约医生和病人大量时间，也会降低病人的资金压力。因此，远程医疗服务符合经济和社会发展的需要，具有强大的发展潜力。为进一步推动远程医疗服务持续健康发展，优化医疗资源配置，促进优质医疗资源下沉，推进区域医疗资源整合共享，提高医疗服务能力和水平，由国家卫生健康委员会、国家中医药管理局于2018年7月17日印发推行了《远程医疗服务管理规范（试行）》（国卫医发〔2018〕25号）。随着信息技术的发展、高新技术的应用，以及各项法律法规的逐步完善，远程医疗事业必将会获得前所未有的发展。

但是，远程医疗服务需要运用计算机、通信、医疗技术与设备，通过数据、文字、语音和图像资料的远距离传送，才能实现专家与病人、专家与医务人员之间异地"面对面"的服务，包括以检查诊断为目的的远程医疗诊断系统、以咨询会诊为目的的远程医疗会诊系统、以教学培训为目的的远程医疗教育系统和以家庭病床为目的的远程病床监护系统，均需要通过通信网络进行大量的数据远程实时传输才能实现，远程医疗对图像传输有着特殊的要求，一般情况的远程就诊需要分辨率为1080p、帧率为30帧/秒以上的实时视频要求。由于目前的4G网络通信技术难以满足大量数据的远程实时传输需要，过低的视频质量及图片质量可能导致医生难以辨清病情，因此远程医疗服务迟迟无法得到广泛的实质性的推广应用。

由于5G通信技术网络速率更快、时延更短、容量更密和连接更稳定，由此可以远程使用大量的医疗传感器终端和视频相关设备，做到实时感知、测量、捕获和传递患者信息，实现全方位感知病人，并且智能医疗终端将会打破时间、空间限制，实现对病情信息的连续和准确监测，为远程医疗服务的广泛推广应用打开技术瓶颈。随着5G通信技术推广应用，物联网技术必将紧密同步发展，远程医疗服务将开始与人工智能、云计算、云服务结合起来，众多的智能医疗设备、智能健康产品逐步面世，例如远程血压仪、远程心电仪、远程胎心仪，甚至远程超声仪、远程手术机器人和护理机器人的出现，必将给广大的人民群众提供更方便、更贴心的医疗健康服务。

2）分级诊疗服务

2017年，习近平总书记在全国卫生与健康大会上明确提出，分级诊疗制度是五项基本医疗卫生制度之首，要大力推进。构建分级诊疗制度是重构我国医疗卫生服务体系，提升服务效率的根本策略，是"十三五"深化医药卫生体制改革的重中之重。2015年9月8日，国务院办公厅发布了《关于推进分级诊疗制度建设的指导意见》（国办发〔2015〕70号），在推进分级诊疗制度建设、完善分级诊疗服务体系、建立健全分级诊疗保障机制、具体工作组织实施四方面提出了意见。总的原则是以人为本、群众自愿、统筹城乡、创新机制，计划在"十三五"期间基本实现分两步走的分级诊疗制度建设目标。分级诊疗是按照疾病的轻重缓急及治疗的难易程度进行分级，不同级别的医疗机构承担不同疾病的治疗，逐步实现从全科到专科化的医疗过程。分级诊疗制度的建立旨在通过基层首诊、双向转诊、急慢分治、上下联动等，扭转当前不合理的医疗资源配置格局，解决资源配置不均衡问题，围绕城乡协同医疗卫生服务网络建设，依托广大医院和基层医疗卫生机构，合理配置资源、有效盘活存量、提高资源配置使用效率，方便人民群众就近就医，解决人民群众"看病难"的问题。但是，受制于信息传输不畅等因素，医疗机构之间上下联动不紧密，优质医疗资源很难向基层流动，基层医疗机构技术力量薄弱问题得不到明显改善，导致很多群众不愿意选择基层医疗卫生机构首诊，渡过急性期患者不愿意从三级医院转出，难以真正实现规范的基层首诊、双向转诊、急慢分治、上下联动的分级诊疗服务体系。

随着 5G 通信技术的推广应用，将远程医疗服务与人工智能、云计算、云服务结合起来，三级医院和基层医疗机构之间上下联动的信息传输难题将迎刃而解。通过发达的远程医疗服务平台，让患者在基层医疗机构就能得到三级医院专家的远程诊疗服务，能够预约申请共享使用三级医院高、精、尖的医疗设备资源，远程教育和人工智能辅助诊疗平台等也能在一定程度上提高基层医疗机构医护人员的水平，提升基层医疗机构的技术服务水平，将能够吸引慢性病、常见病、多发病的群众患者自愿选择到基层医疗卫生机构首诊、康复治疗，真正实现功能完善、协同联动的分级诊疗服务体系，就近为人民群众提供科学、适宜、连续、高效的诊疗服务，降低群众到三级医院就诊的交通费、家属陪同费用等经济负担，实现基本医疗卫生服务的公平可及。

3）精准高效诊疗服务

从多年来的医疗机构第三方公众满意度调查结果可以看到，就诊排队等候时间长是患者不满意的主要问题之一。国外有研究报道，长时间的就诊等候可能引起患者焦虑，是导致涉医暴力的重要原因。传统的医院门诊就诊流程是患者到医院挂号或按预约缴费取号、到分诊台报到、等待分诊叫号、就诊、缴费、检验（检查）、缴费、取药（治疗）后离开医院。在这种模式下，就诊流程存在很多不可预知性的环节，当每遇到一个不可预知的环节，就需要花费更多的时间来应对，患者每次到医院就诊基本上就要耗费半天甚至一天时间，但真正接受服务的时间仅占很少的比例，大量的时间都浪费在反复的排队等候中，严重影响患者就诊体验和满意度水平。

随着 5G 通信技术推广应用，患者和医疗服务机构的信息联动将更加快捷和紧密，并且随着远程医疗服务和分级诊疗服务的推进，需要医疗机构结合人工智能、云计算、云服务、物联网等在医疗服务中的应用，对传统医疗服务流程进行彻底的改造优化，实现精准预约诊疗服务和一站式高效诊疗服务，减少患者停留在医院的时间，提升患者就诊体验和满意度水平。

精准预约诊疗服务是医疗机构通过医院信息系统实现门诊就诊、治疗、大型设备检查等设定每个预约号的预定就诊时间，实现患者预约挂号就获得精准的预定就诊时间，并且通过接入微信、支付宝等在线支付功能，取消了现场缴费取号、分诊等排队流程环节，基本上实现患者按预约挂号预定诊疗、检查时间到直接预定医生诊室或检查室，等候时间基本上不超过 10 分钟就可以得到诊疗检查，将患者的各个不可预知时间的环节尽可能变成可精准预知时间的环节，从而实现大幅度减少患者停留在医院的时间、大幅度提升患者就诊体验和满意度水平。并且，随着 5G 通信、云服务等技术推广应用，医疗机构精准预约诊疗号源将可能逐渐集中统一在区域乃至全国的实时动态云平台发布（类似 12306 铁路订票平台），并可纵向发展服务，例如预约挂号同时可以预约停车位等。

一站式高效诊疗服务是医疗机构通过使用智能化医疗服务流程改造和智能物流系统等，实现患者到医院某诊疗区即可完成除了大型设备检查和治疗外的所有普通诊疗服务，不用在医院内到处奔波、反复排队。例如，心内科患者可以通过精准预约挂号直接到心内科门诊诊室就诊，可以在心内科门诊护士站完成抽血检验和心电图检查，标本可以通过智能物流系统传输到实验室，医生开处方后，药物可以通过智能物流系统运送到心内科门诊护士站发给患者，有用药咨询需求的可以在护士站通过视频系统咨询药师，尽量让患者在一个地方即可完成一站式一条龙诊疗服务。

4）"互联网＋人工智能"诊疗服务

人工智能已经成为新一轮科技革命和产业变革的核心驱动力，而医疗已成为人工智能行业最热门的研究和应用领域，医疗人工智能领域投融资热度也高于其他行业，主要包括医疗影像辅助诊断、语音智能问诊、医疗大数据平台等的应用方面。中国政府网于 2017 年发布了面向 2030 年的人工智能发展规划，医疗是中国首批 AI 应用的四大重点领域之一。2018 年 4 月 28 日，国务院办公厅发布《关于促进"互联网＋医疗健康"发展的意见》（国办发〔2018〕26 号），推进发展"互联网＋人工智能"医疗服务。人工智能在医疗行业应用必将产生重大赋能。医院智能预诊导诊机器人、语音智能问诊、智能辅助诊疗系统、医疗大数据分析等 AI 技术不仅解放医生的眼力和脑力，解决重复劳动多、诊断质量不均衡等医疗诊断领域的问题，提升医疗人员的工作效率和治疗水平，降低医疗成本，并且能做到科学有效的日常监测预防，让人们更好地管理自身健康，医生就可以将更多时间用在确诊疑难杂症以及对患者的人文关怀上，传统的倾向于劳动密集型的医疗模式将逐渐转变成为知识驱动型和数据密集型的新兴医疗模式。

随着 5G 通信技术推广应用，将打通医生、患者与人工智能系统之间的连接瓶颈，满足人工智能在医疗行业"互联网＋应用"的信息传输要求。例如一个咳嗽的患者，在未来"互联网＋人工智能"诊疗服务模式下，可以通过 5G 手机连接语音智能问诊平台，自助采集病史，并能通过智能穿戴设备传感器等采集体重、呼吸频率、心率乃至血压、血氧饱和度等信息，智能预诊机器人通过分析采集到的信息与医疗大数据平台匹配，分析计算肿瘤、炎症等各种诊断的概率，并给出就诊推荐意见。如果计算出肿瘤概率较大，可优先推荐到社区抽血进行肿瘤筛查检验，发现阳性，可转诊到基层医院相应专科就诊。基层医院首诊医生可通过智能辅助诊疗系统进行诊断分析并选择系统优先推荐的检查项目如 CT、纤维支气管镜等检查，影像结果和病理结果可以使用智能辅助诊断系统进行辅助诊断，并可以通过远程诊疗系统提交三级医院专家会诊进行明确诊断和治疗处理方案。如基层医院无法手术治疗，可转诊到三级医院进行手术，术后可以转诊回基层医院康复随访。"互联网＋人工智能"诊疗服务可让高效、准确、稀缺的医疗资源被更多普通民众共享使用，还可一定程度上缓解我国基层医疗资源供需不平衡的问题。

6.2.3 医疗保健机构建设怎样改变才能适应 5G 应用时代的需求？

根据以上分析，随着 5G 的推广应用，人工智能、云计算、大数据、物联网等热门科学技术在医疗健康行业的应用将会呈现爆发式的发展，会给医疗健康行业带来前所未有的影响和变革。医疗保健机构建设需要具备前瞻性的改变才能适应 5G 应用时代的需求，避免陷入竣工就落后又要改造的怪圈。

1）医疗工艺流程的改变

随着 5G 的推广应用，包含互联网医院的远程医疗服务、"互联网＋人工智能"诊疗服务、精准高效诊疗服务、分级诊疗服务等在科技快速发展、人民群众健康需求提升和国家医改政策的加持下，必然得到快速发展，一定会在医疗服务模式、就医方式及医疗设备装配等方面产生巨大变化，必然需要医疗工艺流程、建筑空间与布局随之改变。

随着分级诊疗服务的推进，不同级别与定位的医院所对应的医疗服务目标人群、运营模式将产生不一样的变化，随之院区整体流程（包括每栋建筑、人流、物流、污物通道的规划）、医院建筑的空间功能设置、楼层之间的横向联系和纵向联系、科室建制、重点科室位置与相关功能检查科室的配套与患者流程动线都需要做出改变。例如三级医院骨科和基层医院骨科对比，三级医院骨科将可能面对更多转诊择期大手术的患者，基层医院骨科可能面对更多创伤急救和术后康复的患者。两者的科室规划面积大小、等候区的多少、就诊路线规划、医护人员配置及繁忙程度等将面临不同的改变，因此医疗工艺流程设计必须做出相应的调整。随着精准预约诊疗服务和一站式高效诊疗服务等新的诊疗服务模式推进，医疗流程设计需要更加注重简单、快捷、高效，尽可能减少服务环节，挂号收费等环节必将随着互联网无现金支付的使用得到精简。分诊候诊等诸多排队环节将精简，既往主要承担分诊功能的门诊护士站将转变成为提供更多一站式服务及人文关怀综合服务功能的空间。随着远程医疗服务和"互联网＋人工智能"诊疗服务的逐渐实现，不同级别与定位的医院的医疗工艺流程设计必须与之相匹配。例如随着远程胎心监护家庭病床系统的推广使用，相应的妇产医疗机构必须组建与之匹配的智慧化就医、检查、治疗流程动线和服务体系，提供科学、适宜、连续、高效的诊疗服务。

2）医疗建筑空间布局的改变

随着 5G 移动通信技术的推广应用，推动医疗服务模式和医疗服务流程的变化，不同级别与定位的医疗建筑空间与布局需要随之改变。随着精准预约诊疗服务和一站式高效诊疗服务等新的诊疗服务模式推进，既往为适应巨大排队人流需求设计的、空间巨大的门诊挂号收费大厅、排队叫号服务候诊大厅等将逐渐失去必要性。尤其是随着分级诊疗服务的推进，"互联网＋人工智能"诊疗服务及远程诊疗服务的发展，连普通感冒都涌向三级医院就诊的现状在不久的将来必将改变，三级医院的门诊（住院）患者比例将发生变化，医疗建筑空间布局及功能用房面积分配比例也必须随之而改变，并且随着对住院疗愈环境的更高需求，住院部可能需要更大比例的功能用房，而基层医院随着智能化远程监护家庭病床系统的使用和医养机构的分流，住院（门诊）功能用房比例也会随之发生变化。还有随着智能医疗设备和智能化物流设备的进一步发展，医院的建筑空间布局也需要随之发生变化。可以预见的是，随着智能科技研究及制造业的快速发展，智能物流机器人的制造技术将更加成熟，成本也随之降低，必将很快得到普及使用，将深刻影响医院的建筑空间布局设计。例如，妇幼保健机构为了减少患者的移动距离，往往把所有专业的门诊都集中安排，并和检验、检查、药剂等放在一起，目前的空间布局往往是门诊大楼—医技大楼—住院大楼，所有专科的就诊者动线交叉，不符合院感控制和隐私保护的原则，也不利于提升医生的工作效率。随着智能化物流的普及和精准高效诊疗服务的推进，将有可能完全按照国家关于妇幼保健机构规范化建设的指导意见按四大部分进行空间布局，规划成为孕产保健大楼—妇女保健大楼—儿童保健大楼—计划生育技术服务部及医技大楼的布局，实现楼下门诊、楼上住院的更为便捷高效的服务流程和空间布局，以物流的多动换取患者和医生的少动，提升诊疗服务效率和患者就诊体验。

3）医疗建筑装饰的改变

随着 5G 移动通信技术的发展和推广应用，意味着我们的生活将进入"万物互联"的智能化时代，医疗建筑装饰必将随着 5G 移动通信和物联网技术的发展而发生改变。随着 5G 智能手机的普及，医院有线电视系统和病房电视将失去配置的必要性，而更多实现真正"衣来伸手，饭来张口"的智能物联网设备及终端产品的安装将成为必然趋势，包括声控或手势控制电动窗帘、灯光照明、智能控制空调，乃至卫生间水温调节、坐便器坐垫圈的温度等都可能实现智能化控制。同时，更多的智能化医疗设备和监护传感系统终端、医用机器人、应急救援医疗设备、生物 3D 打印技术和可穿戴设备等将会不断地安装和使用。为了满足智慧化后勤保障管理的需求，需要安装各种水电气的探测传感器和智能化安防系统等。因此医疗建筑装饰必须使用 BIM 技术进行设计、施工管理并有前瞻性地为智能化物联网设备预留充足的安装空间。

4) 医疗建筑电力安全建设的改变

随着5G移动通信技术和医院智慧化建设的不断推进，医院的所有诊疗业务都已经离不开信息系统和智能化设备，一旦医院停电，护士不能量血压，医生不能开处方，检查设备无法运行，药房无法发药，静脉配液中心无法运行，毫无疑问，医院将会陷入瘫痪状态。因此医院进入"万物互联的智能化" 5G时代，医疗建筑需要加强电力安全建设，提供更安全可靠的电力供应保障。目前传统的医院供电保障模式基本上均为"两路市政供电+一级负荷部门应急供电"，即应急供电发电机功率仅覆盖手术室、抢救室、重症监护室、消防、信息机房、电梯和消防系统等常见需应急供电的一级负荷部门。但是，现代化医院每一个部门都已经高度信息化、智能化，包括后勤保障部门等，都已经离不开电力，如果出现停电，不仅医院门诊服务无法开展，就连医院出入口、食堂都会陷入无法正常服务状态，对医院医疗、生产和安全各方面都造成影响。因此，在5G时代，现代化医院应急供电系统供电功率负荷应满足覆盖全院业务用电负荷的要求。并且，在5G时代，各种智能化设备将会不断地涌现，对于现代化大型医院，由于大量医疗设备和自动化、智能化系统的使用，大大增加了医院的用电负荷，因此，医院建设项目的供电负荷设计应考虑足够的前瞻性冗余，为一定时期内医院发展所需增加的用电负荷提供冗余安全保障。《全国民用建筑工程设计技术措施》电气部分中指出了医院的用电负荷指标40~70W/㎡，变压器装置指标60~100W/㎡，但是该用电负荷指标已经不能满足现代化医院的发展需求，应考虑增加足够冗余指标空间。对于现代化大型医院急诊部、监护病房、手术部、分娩室、婴儿室、血液病房的净化室、血液透析室、CT扫描室、区域用中心血库、高压氧舱、加速器机房和治疗室、配血室和信息机房等特别重要的供电负荷部门，应采取双路低压供电，并适当配置在线式不间断电源，以保障电力安全稳定供应。此外，随着5G移动通信和更多相应的智能穿戴设备的发展和推广应用，无论是医院的门诊还是住院病区的装饰，都需要为员工和就诊者提供更为便捷、安全的充电设施。

6.2.4 小结

随着人类科技的快速发展，为了满足新时代人民群众日益增长的医疗卫生健康需求，国家推进实施"健康中国"战略，先后发布《"健康中国2030"规划纲要》和《关于促进"互联网+医疗健康"发展的意见》等文件，不断促进"互联网+医疗健康"发展，提升医疗卫生现代化管理水平，优化资源配置，创新服务模式，提高服务效率，降低服务成本。医疗保健机构必将很快进入"万物互联"的智能化5G时代，医疗保健机构的建设理应顺应时代发展的需求，积极建设适应"互联网+医疗健康"的智能化服务体系，推进"互联网+人工智能"医疗保健服务能力建设，提高医疗服务效率、质量和体验。为此，医疗保健机构建设应该根据5G时代医疗保健服务需求和服务模式的变化趋势，从医疗工艺流程、空间布局和建筑装饰等多方面大胆采取具有前瞻性的改变，并且完善电力安全、信息互通、信息安全等支撑保障体系的建设，为人民群众提供更加安全、高效、公平的智能化医疗保健服务。

6.3 "AI+5G"时代医院智慧化建设规划思路

笔者十余年前开始参与医院信息化建设，纵观十余年来信息科技日新月异，最先进的信息技术总会很快应用于医疗卫生服务和医疗保健机构，医院信息化建设由数字化医院和医院建筑智能化迈向当前的智慧医院建设，可以预见，当前及未来数年"AI+5G"技术的快速发展和推广应用，必将快速推动医院智慧化建设迈上新的台阶。

6.3.1 "AI+5G"技术在医疗健康界的发展情况

人工智能（AI）中的模式识别技术在医疗健康界将可用于自助智能问诊、自助智能体格检查及各种可穿戴传感器监护设备、医疗检查设备、3D打印人工器官等。自动工程技术在医疗健康界的应用包括智能手术机器人、智能物流、导诊机器人、人工智能护理服务等。知识工程在医疗健康界的应用包括人工智能辅助诊疗系统（包括影像诊断、病理诊断、诊疗决策）、智能健康管理系统等。值得一提的是，世界著名的医学科研期刊《自然医学》（*Nature Medicine*）2019年2月在线刊登了广州市妇女儿童医疗中心夏慧敏教授团队撰写的题为《使用人工智能评估和准确诊断儿科疾病》的文章。这是全球首次在顶级医学杂志发表有关自然语言处理（NLP）技术基于中文文本型电子病历（EMR）做临床智能诊断的研究成果，AI不仅能够识别语音、"看图"识别影像、"识字"读懂病历，还逐步具备了一定的病情分析推理能力，它标志着AI模拟人类医生进行疾病诊断时代的到来。

2019年2月25日，北京移动携手华为完成了中日友好医院5G室内数字化系统部署，为移动查房、移动护理、移动检测、移动会诊等应用提供了网络环境，为后期院方进行远程医疗新模式的探索与实践也打下了基础。由于5G具有更高的速率、更高的可靠性、更低的时延，因此能够满足远程会诊、远程手术操作等特定医疗需求。

如果没有5G，AI有可能对我们来说还有点遥不可及，但有了5G，就可以把AI带到我们的身边，让我们能触及并可以使用。利用5G通信技术网络数据传输高速、高效和低时延的优势，开启万物互联时代，可实现人工智能、云计算、大数据、物联网在医疗健康服务中的应用，将为健康界带来巨大的影响和改变。

6.3.2 "AI+5G"时代使用者对医院智慧化需求的剖析

任何事物只有迎合使用者的需求，才能有更大的发展空间，才能得到更快速地发展，医院智慧化建设同样也需要围绕使用者的需求开展规划建设。医院智慧化建设面对的使用者主要包括三大群体：患者及其陪人访客等、医院员工（包括医务人员及后勤人员等）、医院管理者和上级及外部相关部门。尽管这三大用户群体的需求有差异，但其需求的共同点都是通过医院智慧化建设带来更快捷、更便利、更高效的服务。

对于大多数普通人来说，生病后首先要解决的问题是了解自己可能得了什么病，哪些医院治疗这个病最好，乃至于哪个医生看这个病最好，如何才能挂到号等。看到医生后，期望能尽快把病看好。看完医生后，希望能尽快康复并得到能够保持健康等的后续服务。

对于医院员工来说，希望能简便、快捷、安全地完成所负责的事情，有舒适便捷的工作环境快速提升自己的能力。具体到医生，其需求是能简便快捷地完成问诊体检及书写病历，尽快得到更全面、准确的辅助检查结果，通过大数据循证依据、智能分析及远程会诊等协助做出准确的诊断和最佳的诊疗方案，快速有效地治愈患者。

对医院管理者和上级及外部相关部门，要求及时快捷地获得精确的数据信息及分析结果以辅助决策，提升医院的医疗质量和经济社会效益。

6.3.3 "AI+5G"时代满足使用者需求的医院智慧化建设思路

1）帮助患者解决生病后正确选择去哪里看病的需求

这需要使用"AI+5G"技术逐步构建区域乃至全国统一的网上人工智能医疗服务平台。平台功能主要包括网上 AI 问诊、预诊，权威机构发布的医院及专科排行榜及医生口碑评价排行榜数据库，实时预约挂号平台等。患者可以通过 5G 手机连接网上 AI 问诊、预诊系统，用语音识别智能问诊系统自助采集病史，并能通过摄像头及智能图像识别系统和智能穿戴设备传感器等采集体重、呼吸率、心率、血压、体表体征、血氧饱和度和既往病史、检验检查结果等信息，AI 问诊、预诊系统（机器人）通过分析采集到的信息并与医疗大数据云平台和 AI 辅助诊疗系统匹配，分析计算给出各种诊断的可能性概率，并连接权威的医院、专科乃至于医生排行榜及口碑评价数据库，以及实时预约挂号云平台，协助患者做出正确的就医选择，并完成预约挂号。目前这些功能模块都已经初现端倪，例如 AI 问诊、预诊系统方面有支付宝智能预诊系统，实时预约挂号云平台有深圳市就医健康 160 平台等（图 6-8）。深圳市就医健康 160 平台除了可以查询医生号源情况以外，还可以查询既往患者对该医生的口碑评价及评分。虽然目前这些功能模块系统没有集成在一个平台并互相关联，有待进一步完善功能、提升使用体验，但未来在"AI+5G"技术加持下，以及群众的需求驱动下，必将逐渐实现全区域及至全国的全网对接。因此医院智慧化建设需要积极做好与区域乃至全国统一的网上人工智能医疗服务门户平台的对接准备。

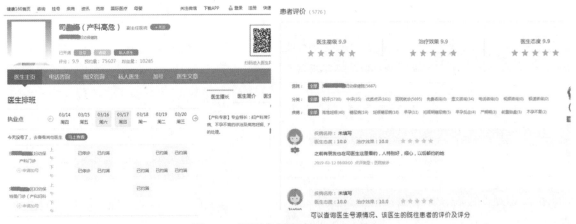

图 6-8 深圳市就医健康 160 平台

2）帮助患者快捷就诊

大多数病人都有迫切就诊的心理需求。但传统的医疗工艺流程设计确实是要经过患者到医院排队停车、排队挂号或取号、排队候诊漫长的流程才能看到医生，而且期间还存在很多不确定的因素，加重了患者迫切看到医生的焦急心理，严重影响了患者就医体验，也间接影响了医患关系的和谐。根据《中共深圳市委卫生工作委员会关于 2018 年第二季度我市医疗行业服务公众满意度调查监测结果的通报》（深卫党〔2018〕28 号），市民就医不满意的原因分析显示：从全深圳市来看，患者对医院交通与停车最不满意，其余依次为排队时间、环境与设施、医务人员服务态度、医生护士技术水平、隐私保护、医院信息公开、投诉处理，患者对就医体验最不满意的前 2 项均为阻碍患者快捷就诊的因素。医院智慧化建设需要在"AI+5G"技术加持下积极帮助患者快捷就诊。其一是使用信息技术对传统的医疗工艺流程进行改造，实现精准预约挂号，即患者预约挂号后即可明确精准的就诊时间（至少精准到一刻钟以内）、准确的就诊诊室位置，以及接诊的医生姓名。其二是实现线上支付，消除排队缴费挂号取号、排队候诊等流程。其三是预约挂号系统可以与停车场管理系统、医院内智能化导视系统等连接，可以指引患者以最快捷的方式和最快捷的路线到达就诊诊室或护士站的位置，甚至提供预约停车位及智能引导停车的服务。

3）帮助医生提高诊疗效率和能力水平

如何帮助医生提高诊疗效率和能力水平，是医院智慧化建设需要重点考虑的问题。智慧诊疗系统需要与网上人工智能医疗服务门户平台对接，将 AI 问诊、预诊系统的患者主诉及问诊病史等信息导入诊疗病历系统，并可以通过健康档案共享平台获得既往病历信息，患者到医生诊室就诊前可以在护士站通过物联网设备自助完成身高、体重、体温、呼吸、脉搏、血压等体征信息并自动录入病历系统，可减少医生问诊、书写病历、录入信息等的时间，医生也可以运用语音识别、图像识别等技术修改完善病历，可以使用物联网智能查体设备采集查体信息，提高医生接诊效率。对于疑难病例，可以通过医疗文献大数据云平台查询相关诊疗知识和治疗方案，可通过 AI 辅助诊疗系统提高诊断速度和准确性，可以使用远程会诊系统寻求专家会诊，帮助医生做出更准确的诊断，得出最佳的诊疗方案，提升诊治能力水平。

4）给患者更加高效、优质、周到的医疗健康服务

可通过构建智能物流系统实现门诊一站式诊疗（跑一次）服务。患者可以在专科护士站完成检验标本采集（标本通过智能物流运送到实验室）、除大型医疗检查设备以外的检查（心电图、超声等检查可由护士操作，由医生远程审核签发报告）、缴费、取药（药物可由智能发药机发药并通过智能物流运送到护士站，药师远程视频指导用药）等服务，使用智能物流和网络信息流的运送替代患者来回奔波，真正实现以患者为中心的服务。可建立预约检查治疗平台给患者提供准确预约各项检查、治疗时间、办理住院等服务。可建立远程会诊系统提供远程专家会诊，建立远程手术系统和手术机器人提供专家远程手术。可通过建立可穿戴智能监护系统实现提早出院、日间手术、日间病房等高效优质的服务。可通过建立智能后勤管理系统和物联网智能病房提供更人性化、周到、舒适、安全、便捷的服务环境。可通过可穿戴智能监护系统、远程诊疗系统进行后续治疗指导、随访，可通过网络查询健康档案信息。可通过建立智能健康管理平台和网上人工智能医院提供全生命周期的健康指导和健康咨询服务。可通过建立智能客服系统收集服务体验反馈意见，持续改善服务质量。

5）实现医院后勤保障智能化服务

现代化医疗健康服务机构高效安全运营有赖于科学严谨的后勤运维保障管理体系。可以利用物联网和人工智能技术建设智能化物联网后勤管理一体化平台，提升医院后勤运维保障的效率，降低人力成本，为医院员工和患者提供更加安全舒适的环境，提供更加高效便捷的后勤服务。可利用无线射频识别、二维码识别等物联网技术和人工智能技术，构建智能仓库自动化物资分发供

应系统和智能化物流系统，实现药物、静脉输液配置、耗材、洁净物品、布草及营养膳食等物资的智能化管理和自动化分发操作配送。可利用各类传感器物联网技术和人工智能技术实现对水电气及暖通、照明等各类设备的智能化远程管理。通过智能停车场管理系统、智能标识导诊系统等提供预约停车位和便捷周到的院内导引咨询等服务。通过智能安保消防监控系统和人脸识别、指纹识别、声音识别等物联网技术营造更加安全舒适的服务及工作环境。

  6）实现智能化医院管理

  目前的信息化医院管理基本实现了临床运营管理、人力资源管理、经济运营管理和科研后勤管理的数字化管理，可以产生各种数据报表。AI 时代，可使用人工智能学习和运算技术，对医院各种运营数据进行实时的智能化监测和深度挖掘分析，让管理者可以及时快捷地获得精确的数据信息及科学的智能分析报告，以辅助管理决策，全面提升医院的医疗质量和经济社会效益。

6.3.4 "AI+5G" 时代智慧医院建设规划架构

  根据以上分析，"AI+5G" 时代智慧医院建设规划架构如图 6-9 所示，包括一个智慧医院集成平台（AI核心平台）、智慧医院门户、智慧医疗系统、智慧后勤（物联网）和智慧管理五个模块。

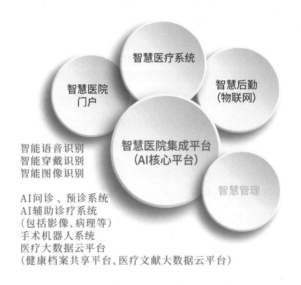

图 6-9 智慧时代医院建设规划架构

  智慧医院集成平台（AI 核心平台）具备人工智能的自动学习和运算分析功能，包括 AI 问诊、预诊系统，AI 辅助诊疗系统（包括智能影像诊断、智能病理诊断等），手术机器人系统，医疗大数据云平台（健康档案共享平台、医疗文献大数据云平台）等人工智能系统和数据库，以及为各个模块提供智能语音识别、智能穿戴识别、智能图像识别等智能应用技术功能的运算处理核心。

  智慧医院门户是群众寻求获得医疗服务的门户平台，主要接入 AI 问诊、预诊系统，应用智能语音识别功能、智能穿戴识别功能、智能图像识别功能等技术实现智能问诊、预诊，以及接入实时预约挂号云平台、检查治疗预约平台、远程医疗服务平台、智能健康管理平台、智能客服系统及智能标识导诊系统等提供相应的医疗健康服务平台。智慧医院门户的入口可以设置在微信、支付宝、网站等各种常用应用载体上，为群众提供便捷的登录服务。

  智慧医疗系统主要是在数字化医疗信息系统的基础上，共享 AI 问诊、预诊系统的信息，使用智能语音识别、智能穿戴识别、智能图像识别技术和物联网医疗检查检验设备等人机对话物联网技术提升医务人员的工作效率，接入 AI 辅助诊疗系统、医疗大数据云平台、物联网医疗设备、智能监护系统、远程会诊系统和远程手术系统及手术机器人等提升医务人员的诊疗水平、提供远程诊疗服务。

智能后勤管理系统，包括：智能停车场管理系统、智能标识导诊系统、智能物流系统、自动化智能仓库、自动化智能发药系统、智能物资供应系统、智能营养膳食系统、智能安保消防监控系统、水电气及设备智能管理系统和科研教学办公系统等，提供高效优质的自动化智能服务，提高医院运营效率和生产安全水平，降低医院人力成本。

智慧管理主要包括医院运行数据智能监测系统、智能辅助决策系统、智能绩效管理系统、智能人事管理系统等，用人工智能技术，对智慧医院门户、智慧医疗系统、智慧后勤的医院运营情况数据进行智能化监测和智能化深度挖掘分析，给管理者提供科学准确的智能分析报告，辅助医院管理决策。

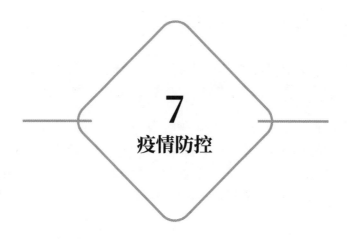

7
疫情防控

    在新冠肺炎疫情的防控工作中，暴露出医院普遍存在感染疾病控制（以下简称感控）和防疫能力缺陷问题，包括预诊分诊控制能力不足、医院建筑医疗工艺流程设计感控防疫思维不足、医院建筑装修设计和选材达不到感控防疫要求等。针对上述问题，笔者提出了医院建设创新对策：加速医院互联网服务平台建设，以感控防疫思维改进医院建筑医疗工艺流程设计、优化医院建筑装修设计及选材、推进医院智慧化建设，以应急防疫思维做好"战时"医院建设，全面提升医院感控防疫能力。

7.1 由新冠肺炎疫情反思医院感控防疫能力缺陷及创新对策

对 2003 年抗击"非典"疫情之后的反思，推动我国公共卫生政策的一系列改革，全面推进各级疾病控制机构、传染病专科医院和医院发热门诊等感染疾病控制和防疫设施的建设，并且推动全国各地医疗机构的发展建设。十余年来，全国新建、改扩建医院项目数以千计，但在新冠肺炎疫情防控过程中，依然暴露出诸多缺陷，医院建设普遍存在医院内感控和防疫能力缺陷，导致大量医护人员和群众在医院内发生感染[1]，以及大部分医院需要关闭普通门诊服务等严重问题，值得反思、讨论并在未来医院建设中积极改进。

7.1.1 新冠肺炎疫情暴露的医院感控防疫能力缺陷问题

1) 日常预诊分诊控制能力不足

预诊分诊是医院对来诊的患者预先进行有关疾病方面的甄别、检查与分流，将疑似感染患者和非感染患者分隔，并指引其到合适的科室就诊，是医院控制人流聚集，减少感染患者和非感染患者及其他医院内人群的密切接触，防止医院内交叉感染、有效控制传染病疫情的重要预防措施和重要关口防线。新冠肺炎疫情防控中暴露出了医院普遍存在日常预诊分诊及人员分流控制能力不足的问题。

武汉坐拥两所"双一流"大学附属多家实力强悍全国排名靠前的大型综合医院和一系列省属、市属、区属和军属医院，医疗资源可谓十分雄厚，在全国各大城市排名也不遑多让，但却没有能够在早期把新冠肺炎疫情有效控制住[2]。其中原因是非常复杂的，但其中有一点重要原因是医院日常预诊分诊控制能力不足。从新闻媒体报道中可以看到，在疫情发生的早期，有很多疑似病人潮涌到各大医院的发热门诊和呼吸专科门诊等，其中有很多陪诊人员，部分候诊区和走廊都到了人挤人的程度，这无疑会造成大量的医院内交叉感染，成为疫情加重的原因之一。在疫情防控过程中，很多医院需要临时紧急建设预诊分诊设施，进一步说明了确实存在医院日常预诊分诊控制能力不足的问题，需要进行反思和改进。

2) 医院建筑医疗工艺流程设计感控防疫思维不足

传统的医院建筑医疗工艺流程设计感控防疫思维存在不足，没有将感染性专科和非感染性专科严格分区建设，使感染患者和非感染患者的就诊流线彻底分开，感染性患者和非感染性患者及其他人群共用出入口、通道、挂号发药服务大厅、电梯、等候区等，感染患者和非感染患、陪诊者、医院员工等不同人群之间在医院内到处可以密切接触，导致医院成为疫情传播的高危公共场所（图 7-1）。无论是"非典"疫情还是当前新冠肺炎疫情，医院均成了疫情传播的主要场所之一，很多患者在医院交叉感染，并导致大批的医务人员感染，甚至多名医务人员为此献出了宝贵的生命[3]，付出了惨痛的代价。传统的医院建筑医疗工艺流程设计普遍存在感控防疫思维不足，还导致部分医院建筑不能满足疫情防控的要求，部分医院普通门诊服务在疫情防控中被迫关闭，严重影响医疗服务的正常开展，严重影响部分非传染病患者的及时诊疗。

此外，传统医院医疗工艺流程设计，很少考虑到存在传染病潜伏期或无症状隐形传染源的情况，没有在医疗工艺流程设计上尽可能减少患者与患者、患者与陪诊者、患者与医院员工等不同人群之间的密切接触机会。因此在未来新建及改扩建医院项目中，必须加强防疫思维，改进医院医疗工艺流程设计，不但要尽可能地隔离感染患者和非感染患者，还要尽可能减少医院内人与人之间密切接触的机会，减少医院内感染，避免疫情在医院内传播。

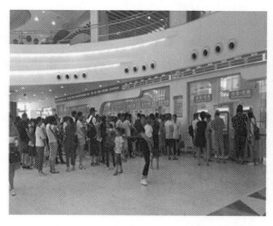 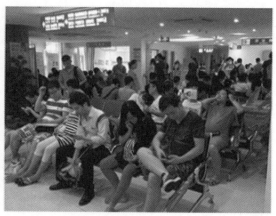

图 7-1 传统医院共用门诊挂号收费大厅、门诊候诊大厅

3）医院建筑装修设计和选材不能满足感控防疫的要求

在新冠肺炎疫情防控过程中可以发现，部分医院建筑装修设计和选材不能满足感控防疫的要求。由于门诊、病房等装修设计中感控防疫要求考虑不周，部分感控防疫设施配套不足或功能缺陷，例如医患共用通道电梯、诊室装修布局缺陷、空调通风系统选型及安装缺陷等，不能有效防止医院内交叉感染。有的医院装修材料选材不当，不能满足疫情防控清洁消毒的要求。

传统医院卫生间设计普遍缺乏院感控制理念。近年来部分医院厕所的"脏乱臭"一直是群众对医院服务环境不满意的焦点之一，也是令医院管理者头疼的问题之一。部分医院公共卫生间没有规范的消毒设施，医院公共卫生间的厕位隔板基本上都是上不封到顶，下不封到地，而且卫生间的通风系统缺乏新风系统，排风系统大部分是上排风，有的医院还配置地面吹风机，易造成飞沫传播，引发交叉感染。部分医院公共卫生间通道由于面积限制没有采用迷路设计而是采用手推门遮挡设计，每个人进出都要接触门把，洗手盆往往设计在手推门遮挡之内，上完厕所净手后又接触门把，容易造成院内交叉感染[4]。当疫情发生时，"脏乱臭"的医院厕所更有可能会成为空气及飞沫传播、体表接触传播、粪口传播的场所，这需要进行反思和改进。

7.1.2 加强医院感控防疫能力建设的创新对策

由新冠肺炎疫情防控中暴露出来的医院感控防疫能力缺陷问题，需要进行全面反思，深入研究解决问题的创新对策，并努力应用到医院建设中，提升医院感控防疫能力。

1）加速医院互联网服务平台建设

新冠肺炎疫情防控中暴露出医院普遍存在日常预诊分诊控制能力不足的问题，这需要推进全面分级诊疗制度[5]和医院互联网服务平台建设。本节仅对属于医院建设范畴的医院互联网服务平台建设进行讨论。医院互联网服务平台主要包括网络预约服务平台、网络智能预诊咨询服务平台和互联网医院服务平台及配套客服平台等。

① 加强网络预约服务平台建设。医院建设完善的实时精准网络预约服务系统，将所有门诊号源和大型设备检查号源及每个号源就诊准确时间、接诊医生及介绍、诊室位置等实时发布在网络系统上，并且各个医院的预约服务系统可以集成到所在城市统一的就医网络预约服务平台，城市

内所有医疗机构（包括公立、民营各等级的医院以及诊所、门诊部等）的门诊号源都实时发布在就医网络预约服务平台上，一方面可以通过预约平台将部分病人从人多拥挤的医院分流到人少的医院，减少部分医疗资源空置的浪费，全面提升医生资源的整体平均效率；另一方面可以用精准预约引导患者按预约时间分流就诊，解决患者长时间排队候诊的状况，降低医院的人流拥挤程度，减少病毒在医院内患者之间交叉感染的概率。

② 网络智能预诊咨询服务平台建设。网络智能预诊咨询服务平台的建设可以通过人工智能提供简单的医疗咨询和预诊分诊，帮助患者准确地选择专科和医生，并可以结合医院智能导引系统将患者准确导航到目标诊室，减少不同专科患者在医院的交叉接触，尤其是减少感染性疾病患者和非感染性疾病患者的交叉接触，降低院内交叉感染的风险。

③ 互联网医院服务平台及配套客服平台建设。互联网医院服务平台方兴未艾，在新冠肺炎疫情防控中，部分医院提供了互联网医院服务，包括轻症患者的居家隔离消毒指引、体温测试、用药指导、心理咨询疏导等诸多互联网远程服务，已经发挥了较大作用。未来互联网医院服务还将包括线上诊疗、远程家庭病床、血压、心电和胎心等远程监护服务，还可以预约家庭诊疗及家庭护理服务[6]。配套客服平台可以提供远程线上查询检验检查报告、获取电子病历、线上付费、药物物流配送和健康教育咨询等一系列配套服务。可以减少患者来医院的人数和次数，降低院内感染的风险。

2）以感控防疫思维推进医院智慧化建设

在新冠肺炎疫情防控中，部分医院智能化技术发挥了积极的作用，需要不断地总结经验，以感控防疫思维加快推进医院智慧化建设，让智能化技术在未来医院的感控防疫工作中发挥更大的作用。

（1）推进智能化预检技术的建设

为了加强医院疫情防控，需要对到医院就诊的人群进行预检分诊，将有发热或流行病学史的患者与普通患者分离，并指引其到发热门诊或感染门诊就诊，可以降低院内感染及疫情传播的风险。可以用于智能预检分诊的智能化技术包括智能化体温测量和智能化数据信息共享等。

① 智能化体温测量系统。发热是诸多传染病感染后的主要症状之一，测量体温是进行预检分诊的重要措施。但是传统的人工测量体温工作量大，容易引起拥堵排队，并且测量体温工作会与大量的人员近距离接触，容易引起交叉感染。因此部分医院安装了智能红外线体温测量设备，用非接触、可靠、高效且无感知的方式进行测量，对体温超出一定阈值的流动人员，系统会发出异常预警，可以大幅度减少工作人员与患者的接触，减少人流排队，降低病毒传播感染风险。随着人工智能技术和物联网技术的快速发展，未来的智能化体温快速检测解决方案将会更加完善成熟，能解决当前体温检测准确性偏低、测量效率低、预警响应慢、系统分析弱、全局掌控难等弊端，并且利用 AI 人脸图像识别技术和红外热成像技术，不但可以在一定面积范围内对人流区域多人的额头温度进行快速筛选及预警，方便人流聚集处的快速筛选，还可以将体温信息和患者就诊信息匹配，自动将体温信息采集到门诊病历信息中，可以对医院感控防疫起到重要作用。因此，新建及改扩建医院建设项目应该将智能化体温测量系统的常规化纳入医院入口预检分诊和门急诊、住院病区预检分诊的建设内容。

② 智能化数据信息共享。新冠肺炎疫情防控的新闻报道多次提到，多起因其他疾病就诊患者隐瞒疫区旅居流行病学史确诊新冠肺炎后导致整个病区或整个医院封闭的案例。因此，目前部分

医院通过与通信、公安等系统的数据信息共享查询，在预检分诊处可以筛查患者是否有疫区旅居流行病学史，以提供准确的分诊，降低医院内病毒的传播感染风险。为了增强医院的防护能力，医院需要加强与通信、公安等系统的智能化数据信息共享对接建设，以便在疫情防控时期，通过通信、公安等系统的共享数据信息，实现智能化的疫情防控预检分诊。

（2）智能化物联网技术的应用建设

随着物联网技术的快速发展，目前部分智慧医院已经实现患者在护士站通过物联网设备自助完成身高、体重、体温、呼吸、脉搏、血压等体征信息并自动录入病历系统。未来医生也可以使用物联网智能查体设备采集查体信息，可以通过操作远程手术系统和手术机器人提供远程手术[7]。患者可通过穿戴智能监护系统享受家庭病房等远程诊疗服务。可利用各类传感器物联网技术和人工智能技术建立物联网智能病房，实现对医院病房水电气及暖通、照明等各类设备的智能化远程管理，提供更人性化、周到、舒适、安全、便捷的服务环境。可利用无线射频识别、二维码识别等物联网技术和人工智能技术，构建智能仓库自动化物资分发供应系统和智能化物流系统，实现药物、静脉输液配置、耗材、洁净物品、布草及营养膳食等物资的智能化管理和自动化分发操作配送。通过智能停车场管理系统、智能标识导诊系统可以提供预约停车位和便捷周到的院内导引咨询等服务。通过智能安防系统和人脸识别、声音识别等物联网技术打造非接触性的门禁控制，实现医院清洁区和污染区更加有效的隔离控制。这些智能化物联网技术的应用建设，将可以减少医院医护及后勤工作人员的工作量，减少与患者的密切接触，降低院感发生的风险，在疫情控制中发挥重要的作用。

（3）智能化物流系统建设和机器人的应用

当前智能化物流系统已经成为医院建设项目不可或缺的内容，而智能化物流系统的建设，可以替代医院后勤工作人员的物资、标本和垃圾运送等工作，减少医院后勤工作人员与患者的密切接触机会，减少与检验标本、医疗垃圾等的接触机会，从而降低发生医院内感染的风险。但是需要加强对智能化物流系统的配套消毒设施的建设，防止病原体通过物流系统及其井道、管道、轨道、货箱等传播。

武汉火神山医院等疫情防控定点医院已经使用智能机器人从事进入病房发药、派送食物等物流工作，随着机器人物流技术的发展，智能机器人还可以代替医院医护人员和后勤人员进入传染病污染区承担污衣及垃圾收集、传染病污染区清洁消毒等工作，不仅节约了人力成本，提高了工作效率，也在很大程度上降低了工作人员在病区的工作时长，助力病区医护人员和后勤人员减少职业暴露和交叉感染的风险，提升传染病病区隔离管控水平，为防控疫情发挥了重要的作用。此外，智能机器人还可以应用在医院导诊咨询、防疫知识宣教等方面，减少医院工作人员与患者密切接触的机会，从而降低发生医院内感染的风险。

（4）智能化远程会诊系统的建设

在医院的诊疗工作，经常需要进行各种会诊[8]，在传染病的治疗中，由于传染病患者病情的复杂性和未知性，需要更多的会诊及研究分析，但是战斗在诊疗第一线的医务人员不可避免地存在被感染的风险，有可能成为潜在的感染源，传统的诸多医生专家聚集在一起开会会诊的方式有可能会导致疫情的传播。因此，运用5G等信息传输技术推进远程会诊平台建设，包括院际会诊、院内科际会诊和科内会诊等模块，实现非接触式的视频会诊，还可通过远程视频连线的方式，邀请外地的优秀医疗专家，与疫区医院一线医务人员一起进行远程会诊与指导，这将进一步提高病例诊断、救治的效率与效果，提升诊疗水平，同时也可减少外地医疗专家前往疫区医院的风险，为防控疫情发挥重要的作用。

3）以感控防疫思维改进医院建筑医疗工艺流程设计

由于传统的医院建筑医疗工艺流程设计不能满足疫情防控的要求，必须以防疫思维优化医院医疗工艺流程设计，目标是将感染患者与非感染患者流线分隔，并尽可能减少医院内不同人群之间的密切接触机会，以控制医院内感染和疫情传播（图7-2）。

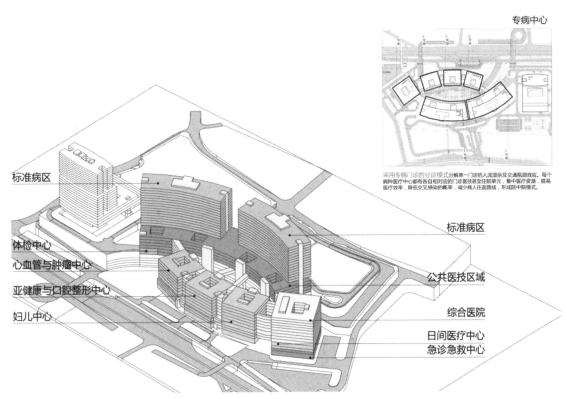

图 7-2 大型医院建筑按专病中心规划设计，降低交叉感染风险

这些改进的措施包括以下几个方面：

（1）医院建筑按疾病病种的病源传播性强度不同分区建设

传统医院建筑医疗工艺流程规划设计往往是按门急诊—医技—住院分区建设，虽然也会把发热门诊等高传染危险性诊疗区域单独分区设计，但是没有能够把感染患者和非感染患者的就诊流线彻底地分开，导致感染患者和非感染患者在医院内到处可以密切接触[9]，尤其是共用电梯、共用检查设备、共用收费发药窗口及等候区等，导致医院成为疫情传播的高危场所。因此，医院建筑的规划设计，需要用感控防疫的思维对医疗工艺流程进行优化，把传染性疾病诊疗区（含门诊和住院）、其他感染性疾病诊疗区和非感染性疾病诊疗区尽可能地分隔规划设计，除了一些大型昂贵的医疗设备共用外，应在信息化技术和物流技术的加持下尽可能地分设出入口、分设电梯、检查设备、收费发药窗口及等候；尤其是大型医院的建筑规划设计，尽量把传染性疾病门诊和住院诊疗区、其他感染性疾病门诊和住院诊疗区与非感染性疾病门诊和住院诊疗区规划在不同的建筑物内，并且按照所在地主风向由非感染到感染进行布局排列，把感染患者以及非感染患者的

就诊流线彻底地分开。以便保障在传染病疫情发生后不会影响到非感染性疾病诊疗区的运行甚至是停止其他基础疾病的诊疗，因为一旦这些科室停止运行，其造成的死亡案例可能比因为传染病而导致的人数更多。

（2）医院不同人群出入口通道分设

传统医院出入口通道设计，除了医院设计规范要求的污物出口、急救入口外，大多数就医人群往往共用一个出入口或一个出口、一个入口，成为感染患者和非感染患者及其他人群密切接触的区域，是导致医院内感染及疫情传播的高风险区域，并且也会导致医院高峰期拥堵等各种弊端问题。因此，医院建筑设计最好能够按照院内感染和疫情防控的要求，为医院不同的人群分开设计出入口通道，把急救患者、病源传播性风险较强的感染患者、普通感染疾病患者、非感染患者和医院员工的出入口通道分开设计，甚至可以用不同的颜色区分，例如：大型医院可以把急救患者出入口设计为绿色通道，病源传播性风险强的发热门诊及肠道病门诊出入口设计为红色通道，普通感染疾病患者出入口设计为黄色通道、非感染患者出入口设计为蓝色通道，员工出入口设计为白色通道等。通过网络智能预诊咨询服务平台和网络预约服务平台结合医院智能导引系统将病源传播性风险程度不同的就医人群引导至不同的出入山，不但可以降低感染患者和非感染患者及其他人群密切接触的机会，还可以疏解医院出入口的高峰期交通拥堵问题。

（3）改变医院建筑公用大堂设计模式

传统医院建筑公共空间往往按照酒店大堂的模式进行设计，几乎所有的患者（及陪诊者）都进入同一个大堂，在同一个挂号大厅排队挂号缴费，在同一个药房大厅排队取药，经过不同的公共通道和公用电梯去往不同的诊疗功能区。每一个诊疗功能区，又是一个个共用大厅，在同一个输液大厅注射，在同一个医技检查等候厅排队等候检查。住院大楼同样也是共用一个大堂，所有住院患者（及其陪护探视者）混在一起，然后在同一个电梯厅等候，混用同一部电梯。每一个公共空间大厅、通道和电梯都成为不同病种的感染患者和非感染患者及其他人群密切接触的区域，并且这些大厅的空调通风系统，有可能会为病源的扩散提供助力，增加了医院内感染及疫情传播的风险。目前一部分医院已经通过智慧医院建设，通过网络预约、线上缴费等成功实现取消挂号缴费窗口，随着智慧医院建设的推进，在5G、物联网、智能物流等技术的加持下，未来的医院建筑设计将会改变传统的医院建筑公共空间设计模式，逐渐减少公共大厅的设计，降低感染患者和非感染患者及其他人群密切接触的机会。

（4）改变门诊药房窗口集中模式

诚如上面提到的，传统医院建筑设计基本上是所有门诊药房窗口都集中在门诊大厅或药房大厅，感染患者和非感染患者都在同一个大厅等候取药，必然成为医院内感染及疫情传播的高风险区域。因此这种门诊药房窗口集中的设计模式必然需要改变。其一可以结合上面提到的医院建筑按疾病病种的病源传播性强度不同分区建设，在传染性疾病诊疗区、其他感染性疾病诊疗区和非感染性疾病诊疗区分设不同的药房。其二可以通过智慧医院建设，将医生的处方信息远程传递到门诊药库的智能发药机，将智能发药机发出的药物通过智能物流系统输送到各个专科门诊的护士站，派送给患者，使患者不需要到门诊药房窗口取药。其三以快递等物流配送方式将药物配送到患者家里，尤其是中药可以代煎后通过物流配送到患者家里。以上不同模式还可以叠加配合，达到取消公共取药窗口大厅，降低感染患者和非感染患者及其他人群密切接触机会的目的，还可以进一步改善医疗服务，提升患者满意度。

（5）改变医技检查集中布局模式

传统医院建筑设计往往将医技检查科室集中布置在一起，包括检验科、放射科、超声影像科、心电检查等都集中布局。需要做医技检查的所有门诊、住院的患者都需要到医技集中区域检查或采集标本，甚至共用检查床、检查设备，不可避免地会提高医院内感染及疫情传播的风险。近年来，医技检查集中布局模式由于需要患者自行到各个检查科室检查，楼上楼下来回跑，并且反复排队，严重影响患者对医疗服务的满意度和就医体验。因此，一些新建及改扩建医院项目设计逐渐取消检验科集中采集标本的窗口，将采集工作分散在各个门诊科室护士站，通过物流系统将标本运送到中央实验室，减少患者在院内走动的次数和路程，进一步改善医疗服务体验。随着 5G、物联网等信息传输和远程操控科技的快速发展，以及医疗检查设备的国产化和智能化发展，设备价格不断降低，操作越来越简单，未来新建及改扩建医院项目可以把普适性医技检查治疗设备分散配置到各个专科诊疗区，一些大型的医院甚至可以把一些大型诊疗设备分区分散布局，例如在发热门诊等感染性疾病门诊区域配置独立的大型检查设备如 CT、MR 等，让患者可以在一个诊疗区内完成所需要的基本医技检查服务，让不同疾病的患者减少接触，降低感染患者和非感染患者及其他人群密切接触机会。分区分散布局医疗检查设备可以根据患者病源传播性风险程度的不同采取不一样的消毒措施，降低院内感染的风险。

（6）推进门诊一站式服务布局模式

传统的医院门诊医疗流程是患者到门诊大厅挂号，到专科门诊区就诊，到医技区检查检验，到专科门诊区诊断开处方，到大厅取药，医院建筑医疗工艺流程设计也是按照这种传统的门诊医疗流程进行规划布局的。但是，随着医院信息化、物联网、智慧物流、无现金支付和人工智能等科技在医院中的推广应用，医院将朝着智慧化发展，医院建筑门诊医疗工艺流程设计需要有前瞻性地按照智慧医院服务流程模式进行规划布局。上面已经提到，随着门诊精准预约和无现金支付的推行，将不再需要规划设计挂号收费大厅，随着智能化发药机、物流系统的使用，门诊药房集中发药窗口也将会逐渐退出历史舞台，随着 5G、物联网等信息传输和远程操控科技的快速发展，将可以逐渐把医技检查治疗设备分散配置到各个专科诊疗区，实现门诊一站式高效诊疗服务布局的新模式。新的门诊一站式服务布局模式，专科门诊诊疗区的基本单元包括一次候诊区、护士站（包括物流站、标本采集）、二次候诊区、诊室、专科检查设备、专科治疗室等，这种新的门诊布局模式可以让患者在该诊疗区完成除了大型设备检查和治疗外的所有普通专科诊疗服务，让患者不用在医院内到处奔波、反复排队。例如，心悸患者可以通过网络预诊分诊平台指引到心内科专科门诊就诊，可以通过预约挂号平台精准预约心内科门诊号并缴费，按预约时间就诊，再根据导引系统到心内科专科诊区候诊就诊。患者可以在心内科门诊护士站完成抽血检验和心电图、心脏超声等检查，标本可以通过智能物流系统传输到实验室。医生开处方后，药物可以通过智能物流系统运送到心内科门诊护士站发给患者，有用药咨询需求的患者可以在护士站通过视频系统咨询药师，实现让患者在一个诊区内即可完成一站式诊疗服务[10]，减少患者与其他专科患者的接触，降低院内感染的风险。

（7）优化住院病区医疗工艺流程设计

中国疾病预防控制中心新冠肺炎应急响应机制流行病学组于 2020 年 2 月 18 日发表的文章指出："在为新冠肺炎患者提供诊治服务的 422 家医疗机构中，共有 3019 名医务人员感染了新型冠状病毒（1716 名确诊病例），其中 5 人死亡。"[1] 虽然其中部分可能不是在医院中感染的，并且有部分可能是医务人员防护不到位感染的，但是不排除一部分是因为医院住院病区规划布局不合理造成的感染。目前医院住院病区的规划布局，除了部分传染病住院病区采取比较严格的医院内感染防控规划设计外，大部分普通住院病区无法满足疫情防控的要求，当疫情发生后，传染病人快速增多，需要部分普通住院病区收治传染病人时，或者是普通住院病区的病人中有人感染了传染病时，由于普通住院病区规划设计无法满足医院内感染防控的要求，将会导致医护人员及其他医院工作人员感染风险的提升。因此，新建及改扩建医院项目需要以防疫思维和平战结合的思维改进医院住院病区的医疗工艺流程设计，当疫情暴发时，可以快速改造为符合规范的传染病住院病区，减少医院工作人员医院内的感染及疫情传播。包括：

① 规划医护人员及其他工作人员专用电梯和通道。

② 医护人员工作清洁区和病房污染区相对隔离，预留缓冲区空间。

③ 医护工作区应该设计配备更衣淋浴消毒房。

④ 将医护人员工作区规划布局在主季风气流上游方向，在自然通风状态下让新风气流从清洁区到污染区流动。

⑤ 进行病房小型化设计，尽可能减少 3 张及以上床位病房的数量，增加单张床病房的数量。

⑥ 每个病房使用单体式空调终端，防止病毒细菌从空调系统传播。

⑦ 每个住院病区应规划少量规范的感染隔离病房，以便隔离疑似感染的病人。

⑧ 部分普通病区病房预留安装负压通风设备的接口条件。

4）以感控防疫思维优化医院建筑装修设计及选材

传染病的主要传播途径包括空气及飞沫传播、体表接触传播、饮食粪口传播、血液体液及母婴传播等。在医院建筑装修设计中，需要遵循感控防疫思维，选择有助于阻止这些传播途径的设计方案和设备材料。

（1）推进门诊二次候诊和医患双通道设计方案

目前传统医院门诊诊疗区的装修设计一般是一次集中候诊和医患共用通道，这种设计模式毫无疑问会存在患者和患者、患者和医护人员、患者和陪诊人群的密切接触，存在交叉感染的风险。目前个别医院建设项目已经开始采用门诊二次候诊和医患双通道装修设计模式。这种设计模式通常为一次候诊区和护士站在前面，需要通过闸门才能进入患者通道，患者通道内每个诊室门口设二次候诊区，医生的诊室后面有医护专用通道。一次候诊区为部分提早到的患者和陪诊者等候区，按预约时间提前 10~20 分钟到达的患者可以通过刷预约挂号凭证二维码或就诊卡或人脸识别通过闸门进入患者通道，在诊室前二次候诊区等候，除了儿童、老人和行动不便或沟通不便的患者允许一名陪诊者进入患者通道之外，一般不允许陪诊者进入患者通道，医护人员通过员工通道进入诊室。门诊二次候诊和医患双通道设计模式可以减少患者与患者之间、患者与陪诊者、患者与医院员工之间的密切接触机会，减少医院内感染及疫情的传播。

（2）优化门诊诊室装修设计方案

在新冠肺炎疫情防控中，一部分医务人员是在门诊诊室接诊中被感染的，有必要以感控防疫思维对传统的门诊诊室装修布局设计方案进行优化改进。门诊诊室布局设计模式，应该以医护通道一侧作为相对洁净的区域，以患者通道一侧作为相对污染的区域，利用诊桌将医患相对分开，拉开医患的距离，把医生洗手盆等布置在医护通道一侧，把医生的活动范围尽量控制在相对洁净的区域，把体检床布置在患者通道一侧，把患者活动的范围尽量控制在相对污染的一侧；在体检床上进行体格检查时医生头部往往在患者上方，因此体检床区域应采用上进风、下排风的模式，控制气流从上到下，减少医生接触患者的呼吸飞沫，减少医务人员被感染的风险。

（3）推进医院住院病区会客室的设计

传统医院住院病区的设计往往缺乏会客室，患者住院期间如果有访客探视，会直接到病房病床前探视，并且病房多为2~3张及以上病床的房间，房间内有其他患者，来来往往的访客会与其他患者密切接触，增加院内感染的风险，也会干扰患者的休息。因此在医院住院病区内设计会客室，减少访客进入住院病房，可以提升人文关怀的服务环境，也可以降低院内感染的风险。

（4）优化医院暖通的设计及选型

"非典"和新冠肺炎两次疫情主要的传播途径都是空气及飞沫传播，国内外都有通过空调、通风系统传播的医院内感染案例，因此以感控防疫思维主导医院暖通的设计及选型尤其重要[11]。良好充足的自然通风可以降低空气中的飞沫数量及病毒浓度，是有效防止院内感染的方式，医院通风设计一定要善于利用自然风进行通风换气，最好能够通过装修设计控制自然风从相对清洁区吹向相对污染区，至少要防止自然风从相对污染区吹向相对清洁区。现代医院还必须加强机械通风的设计，做到清洁区、污染区分区通风，尽量做到或预留每个病房单独通风的条件。并且尽量采用上进风下排风的通风气流模式，代替传统的上进风上排风模式，通风管道和终端进风口、排风口需要加强过滤消毒设计，通风管道需要做好能够定期进行清洁消毒的设计，阻止空气飞沫中病原体通过通风系统传播（图7-3）。医院建筑的空调有多种特殊要求，包括手术室等净化层流空调、机房使用的精密空调和普通中央空调等。在新冠肺炎疫情中，诸多医院由于空调选型不当，被迫关闭中央空调。因此，医院的空调选型应尽量选择可以分区、分房间独立控制的空调系统，每个空调终端风机盘管具备独立的进排风并具备净化过滤功能，并且应该与新风排风系统独立。空调终端风机盘管安装设计需要便于清洁消毒，病房的空调终端风机盘管不能设计安装在病床床头上方，尽量控制出风方向从医护操作位置到患者的方向，其他地方的空调终端风机盘管的出风方向应从相对洁净区到相对污染区。

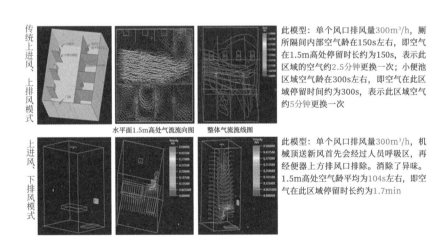

图7-3 厕所上进风、下排风模式与传统上进风、上排风模式电脑模拟研究结果

（5）医院装修材料的选择

医院是为各种患者包括感染性疾病患者提供诊疗服务的场所，同时也是老弱病残孕妇儿童等

易感染人群最集中的公共场所，因此医院建筑装修材料选择上，应符合《医院洁净手术部建筑技术规范》（GB 50333—2013）、《医院消毒规范》（GB 15982）等院内感染控制相关规范的要求，要尽可能地满足医院院内感染控制所需的物表消毒需求，有效遏制细菌和病毒的传播，减少患者体表接触传播、粪口传播等交叉感染的风险，保证医疗环境的安全、整洁和健康。

地面、墙壁的材料应该能够耐受消毒剂反复喷洒、擦抹、清洗，地脚线应尽量选用圆弧造型材料及工艺以有利于清洁消毒，减少藏污纳垢的缝隙等。尤其是南方沿海湿度较大可能存在"回南天"的地区，地面、天花墙壁和家具等尽量选择防潮、防霉的材料。相当一部分医院室内装饰材料选择为腻子乳胶漆墙面和纸面石膏板天花吊顶。由于国内市场乳胶漆的质量鱼龙混杂，施工质量难以得到保证，在南方气候湿度比较大的地区，腻子乳胶漆墙面和纸面石膏板天花吊顶比较容易受潮、发霉。并且腻子乳胶漆墙面和纸面石膏板天花吊顶难以擦洗，不利于清洁卫生，比较容易破损、污损，进一步加重藏污纳垢和发霉的程度。尽管有些文献证据显示，墙面和天花不是病毒的主要传染源，但是污损发霉的墙面和天花，肯定会增加院内感染的风险，不适于医院感控防疫的要求，并且会给患者非常不良的观感和糟糕的使用体验。因此，医院普通墙面覆盖物装修材料，要尽可能选择使用易于清洁卫生、耐擦洗的装饰材料，或者选择适当的墙面密封胶，防止发霉并防止霉菌扩散至院感高危区域。特别是实验室、手术室等血液或体液流体物质接触的区域，在密封此类高危区域的墙面时，需考虑使用金属或其他耐擦洗板材并对缝隙进行填塞，或者用环氧树脂涂料涂刷等形成连续无缝墙面，防止发霉及缝隙藏污纳垢。天花吊顶的装饰材料，应尽量选择不吸水、抗霉菌的金属材料或玻璃纤维材料。

医院装修设计中配套设施材料的选型同样需要考虑感控防疫的要求。例如，洗手设施的选型，由于肢体接触传播是医院感染最主要的途径之一，洗手是控制医院感染的重要措施，医院常用的是浅柱盆，但根据实际使用反馈，洗手时会有水珠溅出来，溅到衣服或地面，为了不影响洗手依从性和效果，需要尽量选择深度较大的洗手盆。另外，为了方便拖地，应尽量选用架空安装设计的洗手盆。

（6）优化医院卫生间设计

传统医院卫生间设计普遍缺乏院感控制理念，当疫情发生时，"脏乱臭"的医院厕所更有可能会成为传染病原体空气及飞沫传播、体表接触传播、粪口传播的场所，需要优化医院卫生间设计。

① 医院卫生间设计需要注重感控防疫的设计理念[12]，执行院内感染防控相关规范，强化院内感染控制的设计理念，针对上述院内感染传播方式采取有效控制的设计方案。针对接触性传播，除了规范要求安装非接触性控制水龙头开关等之外，应尽量设计减少共同接触的物品，例如采用迷路遮挡或感应电动门代替平推遮挡门；必须共同接触的物品尽量采用表面光滑、耐受消毒液反复擦抹的材料，便于清洁消毒；提供触手可及的洗手液、擦手纸等。针对飞沫传播和空气传播，建议将公共卫生间的厕位间隔板上封到顶下封到地，每个厕位间形成相对封闭独立的空间，并做好合理通风换气的设计，采取上进风、下排风的方式；加强公共卫生间保洁工具洗涤消毒设施的配套设计，加强拖把和抹布等保洁工具的洗涤消毒；还可以考虑安装空气循环消毒机等设施。另外还需要考虑防止保洁人员感染，配套设计保洁员工作间并安装保洁人员防护用品存放柜，提供保洁个人防护用品，包含工作帽、口罩、工作服、长筒橡胶手套、长筒胶鞋、防水围裙等。

② 医院卫生间设计可采用新技术、新材料提升感控防疫效果。如厕所洁具物理负压除臭技术——在卫生间排水管道系统使用物理技术产生负压抽吸，配套相应的卫生间洁具，使洁具内部

保持负压，人在方便的时候，大小便飞沫就被吸收到管道，从源头去除臭味并减少飞沫的产生，使之不能扩散到卫生间内，降低飞沫传播病原体的风险。卫生间无缝墙面地板材料——传统医院卫生间墙面地面采用瓷砖铺设，瓷砖缝隙填充物长时间使用后会脱落，形成黑色污迹填塞在瓷砖缝中，很难清洁，容易藏污纳垢。卫生间墙面、地面采用 PVC 等材料，形成整体无缝的卫生间墙面、地面，并且地面往墙面翻折阴角可填塞处理为圆弧，方便保洁员清洁地面，可取得良好效果（图 7-4）。

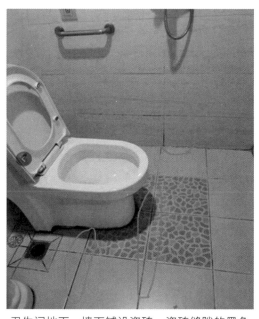 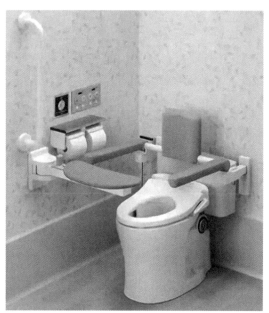

卫生间地面、墙面铺设瓷砖，瓷砖缝隙的黑色污迹很难清洁，会成为厕所异味来源，患者使用体验欠佳。

部分医院卫生间地面墙面使用 PVC 材料铺设，形成整体无缝的卫生间，阴角作圆弧处理，容易清洁。

图 7-4　医院卫生间地面墙面装修材料选材瓷砖与 PVC 对比

③ 电解次氯酸水消毒卫生间消毒技术。次氯酸水是高效、安全及环境友好型消毒剂，可以在卫生间安装次氯酸水制造机，生产一定浓度的次氯酸水，用于拖把抹布等保洁工具和冲厕水箱等的消毒，可用于冲洗小便斗、蹲坑及坐便器等洁具及地面的冲洗消毒，并能够减少氨气和硫化氢等臭味气体的产生。

④ 物联网卫生间智慧管理系统。物联网卫生间智慧管理系统包括使用物联网和人工智能等技术，实现医院厕位使用情况指引，可以实时显示各个区域公共卫生间厕位的占用情况，把如厕者导引到空闲的卫生间厕位，减少寻找厕位的时间和排队的时间，提升卫生间的使用效率；可以监测卫生间的氨气和硫化氢等臭味气体的浓度和 PM2.5 等空气环境质量及温湿度、监测擦手纸和洗手液等的空缺情况，一旦出现异常可以通知保洁员及时进行保洁和增补，提升使用满意度；可以智能统计用电量、用水量、人流量及男女比例、厕位使用频率、平均使用时间等数据，为医院公共卫生间的规划建设和日常维保管理提供大数据分析依据，提升管理水平。

5）以应急防疫思维做好"战时"医院建设

在对新冠肺炎疫情医疗防控工作的反思中可以发现，武汉市新冠肺炎疫情暴发早期，由于患者数量迅速超过了传染病床收治的能力，很多患者不能及时得到收治并规范隔离，不能有效隔离传染源导致病毒不断扩散传播。因此，为了满足未来疫情防控的需求，要求每一个城市都要有快速增加传染病隔离住院病床资源的能力。"非典"疫情过后，大部分城市建设了专门的传染病专科医院，例如武汉市金银潭医院，是湖北省、武汉市突发公共卫生事件医疗救治定点医院，是湖北省肝病、结核病、艾滋病、血吸虫病、手足口病、人感染 H7N9 禽流感等定点收治医院。但在武汉市新冠肺炎疫情发生后，患者很快超过了武汉市金银潭医院的收治隔离能力，被迫紧急建设火神山医院和雷神山医院。但是，又不可能在每个城市都建设一个空置的传染病医院以预备疫情的发生，这将会导致资源的浪费。

因此，我们应当以应急防疫思维做好"战时"医院设计，达到既可以满足"战时"救护的要求，又能够应急用于疫情防控传染病隔离诊疗的要求。根据人防相关要求，大型综合医院建设项目往往需要配套规划地下人民防空医疗救护"战时"医院。以应急防疫、平战结合思维将防空"战时"医院和应急传染病隔离病区合二为一设计，在流线设计、洁污分离、医患分离、负压通风等方面设计达到"战时"救护医院标准的同时，符合传染病隔离病区的标准，或者预留使之能快速改造成为符合传染病隔离病房规范的条件，并预留与感染门诊或发热门诊的备用通道，实现平战结合，将传染病隔离治疗资源储存在各综合医院。在"战时"可以用于"战时"救护，一旦暴发疫情等大规模公共卫生事件，可以迅速从容地将"战时"医院改造为传染病隔离住院病区，不再需要临时抱佛脚地建设板房医院，满足疫情暴发后快速增加传染病隔离住院病床资源的需求。

7.1.3　讨论

瘟疫是人类发展历程中始终不可回避的挑战，每一次疫情都需要不断反思防控过程的不足，发现存在的问题并改进，才能更好地应对并战胜新的疫情。在新冠肺炎疫情防控过程中，暴露出医院建设普遍存在医院内感染控制和防疫能力不足的问题，除了上述医院预诊分诊控制能力不足、医院建筑医疗工艺流程设计感控防疫思维不足、医院建筑装修设计和选材不能满足感控防疫要求等问题之外，肯定还存在其他更多的问题。这些问题需要包括医院建设者在内的社会各界认真反思，坚持把人民群众生命安全和身体健康放在第一位，深入研究解决问题的创新对策，努力应用到医院建设中，加快利用 5G、物联网和人工智能等最新科学技术，加速医院互联网服务平台建设，推进医院智慧化建设，以感控防疫思维改进医院建筑医疗工艺流程和装修设计，以"平战结合"将防空战时医院同时设计成为应急传染病隔离病区，或预留可快速改造为应急传染病隔离病区的条件，全面加强每一家医院的感控防疫能力建设，进而提升整个行政区域的疫情防控能力，保护人民群众的生命安全。

本节参考文献：

[1] 中国疾病预防控制中心新型冠状病毒肺炎应急响应机制流行病学组，张彦平 . 新型冠状病毒肺炎流行病学特征分析 [J]. 中华流行病学杂志，2020 年，41（2）：145-147.

[2] 国新办 . 国新办就新型冠状病毒感染的肺炎疫情联防联控工作有关情况举行发布会 . 北京：中国网 . [2020-01-26].http://www.china.com.cn/zhibo/content_75649024.htm.

[3] 国家卫生健康委 . 关于做好新冠肺炎疫情防控牺牲医务人员和防疫工作者烈士褒扬有关工作的通知（国卫人函〔2020〕67 号）. 北京：中国政府网 .[2020-02-18]. http://www.nhc.gov.cn/renshi/s7771/202002/f37c1c3f7d16409ea318257340554943.shtml.

[4] 徐廉政 . 探析医院厕所革命 [J]. 中国卫生产业，2019，16（5）:128-129.

[5] 新华社 . 我国将推动分级诊疗制度建设改革医保支付制度 . 北京：中国政府网 . [2014-06-13]. http://www.gov.cn/xinwen/2014-06/13/content_2700526.htm.

[6] 孙志秋，姚黎英，张永利，等 . "互联网＋医患园"一站式医疗服务模式的构建设想 [J]. 牡丹江医学院学报，2019,4.169-170.

[7] 陈婉莹，苏义，刘玉秀，等 . 我国手术机器人的管理现状与展望 [J]. 解放军医院管理杂志，2017，24（12）:1153-1155.

[8] 彭芳，张梅奎，张晓旭，等 . 远程会诊流程再造 [J]. 中国数字医学，2018,8：25-27.

[9] 中国科学院学部 . 加强新发和突发传染病的基础研究全面提升我国传染病的防控能力与防治水平 [J]. 中国科学院院刊，2009，024（001）:74-76.

[10] 王敏 . 医院一站式服务后勤管理模式刍议 [J]. 中国卫生产业，2019，（21）：41-42.

[11] 李安静 . 医院呼吸科病房通风空调系统设计分析 [J]. 建筑技术开发，2018，045（17）:34-35.

[12] 宋天骏，冯毅，王荣申，等 . 医院厕所卫生现状分析与对策研究 [J]. 江苏卫生事业管理，2018，29（12）:107-110.

7.2 新时代医院建设新装备

2019年底爆发的新型冠状病毒肺炎疫情，给各国带来了巨大损失和影响。一则新冠病毒确诊患者的粪便中检测出新型冠状病毒（2019—nCov）核酸阳性的消息更是引起了社会的关注，钟南山院士提醒要警惕新冠肺炎病毒粪口传播。面对这些情况，生态环境部印发《关于做好新型冠状病毒感染的肺炎疫情医疗污水和城镇污水监管工作的通知》和《新型冠状病毒污染的医疗污水应急处理技术方案》，实现了在疫情期间医疗废物、医疗废水100%的收集转运应急处理与处置。

现阶段，我国医院的废水处理工艺一般采用一级强化或者二级生物处理。一级强化处理主要适用于处理出水最终进入二级处理城市污水处理厂的综合医院（不带传染病房）。常见的典型工艺流程是"预处理→一级强化处理→消毒"，如图7-5所示。二级生物处理主要适用于传染病医院（包括带传染病房的综合医院）和出水排入自然水体的综合医院。二级处理的典型工艺流程为"调节池→生物氧化→接触消毒"，如图7-6所示。此外，医疗污水中作为一种含有病原体（寄生虫卵、病原菌、病毒等）、有机物、抗生素等污染物的特殊废水，必须通过消毒工艺将病原微生物处理达标后才能排放。

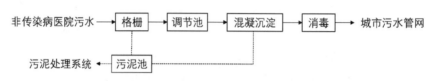

图7-5 非传染病医院污水一级强化处理工艺流程

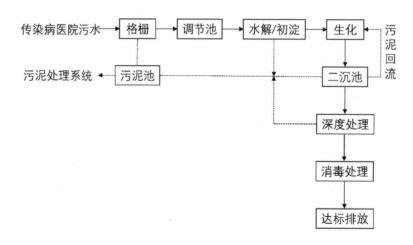

图7-6 传染病医院污水二级处理工艺流程

目前国内通常使用化学法进行消毒，常用的化学消毒剂包括含氯类消毒剂和氧化类消毒剂。含氯类消毒剂主要有液氯、次氯酸钠、漂白粉等，这类消毒剂价格低廉、使用广泛，不足之处就是对水体中某些病毒、孢子和孢囊的杀灭效率不够高，而且容易受到如温度、酸碱度等环境条件的影响，消毒过程中会形成三卤甲烷（THMs）、卤乙酸（HAAs）等消毒副产物。

电离辐射作为一项以电子束和 γ 射线辐照为主的高级氧化技术，与传统医疗污水处理方法相比有着巨大的优势和潜力。电离辐射消毒与常规消毒方法的对比如表7-1所示。

表 7-1　电离辐射与常规消毒工艺对比

消毒工艺	紫外线	液氯	二氧化氯	臭氧	电离辐射
处理接触时间	短	10~30min	略短于液氯	5~10min	最短
运行成本	一般	较低	较高	高	一般
设备成本	高于臭氧	最低	略高于液氯	较高	高
消灭细菌作用	有	有	有	有	有
消灭病毒作用	少许	少许	少许	有	效果最好
副产物	无	三氯甲烷、氯仿	氯酸盐	醛类	无
消毒快慢	较快	慢	较快	慢	快
土建要求	无	存储面积大	低	低	屏蔽防护
控制要求	自动化	自动化	较高	较高	自动化
储存要求	无	防止泄露	现场制备	现场制备	无

辐照（γ射线或电子束）处理污水（污泥）的主要原理是：一方面直接与水中微生物的 DNA 分子或细胞组织发生作用，通过碱基对损伤、单链损伤、双链损伤、分子内交联和分子间交联这五种方式对微生物造成不可逆的损害，如图 7-7 所示。另一方面与水分子作用产生羟基自由基 ·OH、水合电子 e_{aq}^- 和氢原子 ·H 等活性粒子，这些活性自由基也会通过上述方式破坏微生物的活性，如图 7-8 所示。同时，这些活性粒子还会与医疗污水（污泥）中的污染物发生加成、取代、电子转移和断键等一系列氧化还原反应，致使这些有害污染物降解成为低毒或无毒、易生物降解物质，甚至彻底分解为 CO_2 和 H_2O。

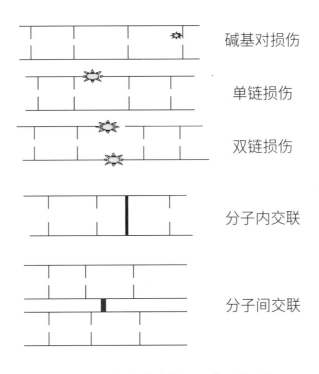

图 7-7　辐射损伤微生物 DNA 的可能途径

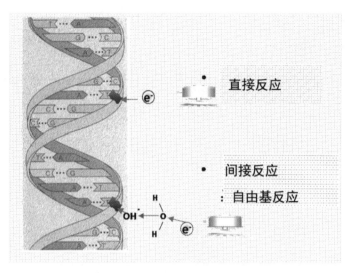

图 7-8　辐射损伤微生物 DNA 示意

　　湖北省十堰市西苑医院是十堰市新冠肺炎疫情防控指挥部指定的救治医院。西苑医院原有的污水处理工艺为一级强化处理，疫情期间医院产生的废水量达到 200 t/d，使得该处理工艺无法满足疫情的防护要求。

　　2020 年 3 月 19 日，中国广核达胜科技有限公司援建西苑医院的医疗污水处理设备，包括电子加速器及水处理束下反应器等系统抵达十堰市，加速器现场吊装，如图 7-9 所示。2020 年 5 月中旬项目建成投产，日均处理污水能力为 200 t，如图 7-10 所示。2020 年 9 月完成工艺调试整体稳定运行。2021 年 5 月，顺利通过专家验收。

　　湖北省十堰市西苑医院电子束处理医疗废水示范工程使用的电子加速器为 DDL1.5-60 的自屏蔽电子加速器，设计处理量是 400 t/d，实际来水为 200 t/d。单套装置建设用地 800 m²，其中电子加速器厂房占地 200 m²，生化及物化处理系统占地 500 m²。

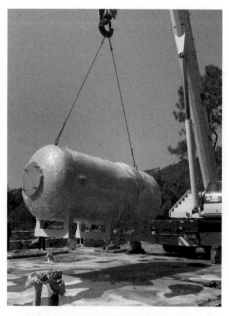

图 7-9　电子束辐照处理医疗废水项目加速器吊装

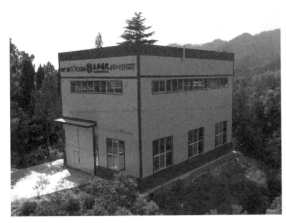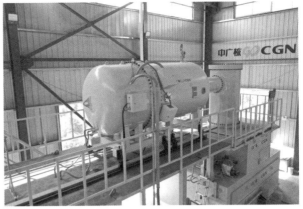

图 7-10　电子束辐照处理医疗废水车间

　　该污水处理设备是在西苑医院现有处理设施基础上进行改建完善的。改造后整体工艺如图 7-11 所示，电子束可以对污水进行消毒预处理，一方面可以在生化工艺前直接将细菌、病毒等病原微生物杀死，避免其附着在曝气所产生的气溶胶上进行传播；另一方面还能有效降解医疗污水中的药物残留及其他有机污染物，提高生化工艺的处理效率，使出水达到排放标准，避免消毒副产物的产生。调节池、生化处理池、接触消毒池的污泥及栅渣等污水处理站内产生的垃圾集中消毒外运焚烧。

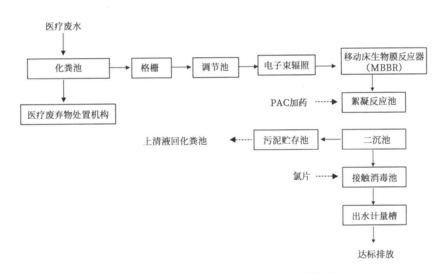

图 7-11　电子束处理医疗废水工艺流程

　　电子束处理出水中的粪大肠菌群数由大于 $2.4×10^7$MPN/L 降至 100 MPN/L 以下，去除率大于 99.99%，沙门氏菌和志贺氏菌未检出；化学需氧量（COD）稳定在 60mg/L 以下，平均去除率达 60% 以上，如图 7-12 所示；氨氮保持在 8mg/L 以下，平均去除率达 81% 左右，如图 7-13 所示。满足《医疗机构水污染物排放标准》（GB 18466）。

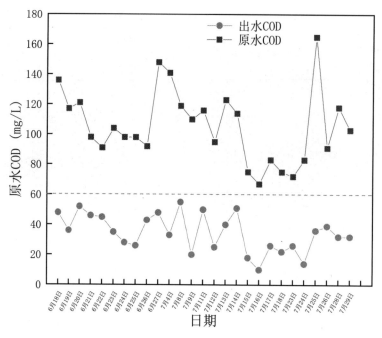

图 7-12 连续运行中进出水 COD 的变化

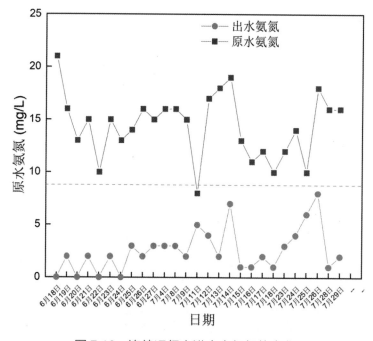

图 7-13 连续运行中进出水氨氮的变化

通过对西苑医院污水电子束处理前后常见 5 种病毒 [肠道病毒（Entericvirus, EV）、甲型肝炎病毒（Hepatitis A virus, HAV）、星状病毒（Astrovirus, ASV）、诺瓦克病毒（Norwalk-like virus genogroup, NVL）、轮状病毒（Rotavirus, RV）] 的检测分析，发现在未经处理的污水中，5 种病毒均可检出，不同种类病毒的浓度差异较大，且在不同介质中也有较大差别，沉淀物中的病毒浓度较上清液更高，如图 7-14 所示。经电子束处理后 HAV 和 ASV 无法检出，其去除效率为 100%。如表 7-2 所示。

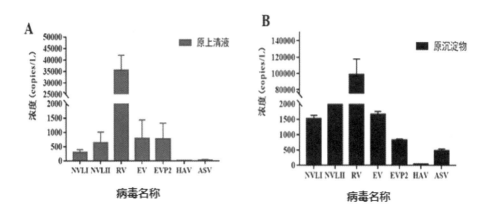

图 7-14 西苑医院废水中各病毒浓度

表 7-2 水中沉淀或上清液中病毒的去除率

样品名称	病毒名称						
	NVLI	NVLII	RV	EV	EVP2	HAV	ASV
EB 处理后上清液	62.13%±20%	74.48%±76%	99.72%±0.02%	100.00%	38.89%±8%	100.00%	100.00%
EB 处理后沉淀物	77.17%±4%	83.06%±2%	98.67%±0.15%	75.20%±11%	0%	100.00%	100.00%

现阶段，针对国内疫情已经得到有效控制的情况，对现场工艺进行整体优化，如图 7-15 所示。将电子束辐照放在生化处理后端，不仅可进一步去除水中的有机污染物，保证在消毒灭菌的同时，停止消毒药剂的使用，同时也可以优化加速器的运行参数，降低运行处理的经济成本。

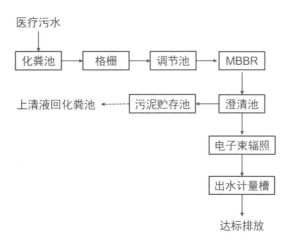

图 7-15 现阶段现场运行工艺流程

湖北十堰西苑医院电子束处理医疗废水项目运行结果表明，电子束辐照作为一项清洁、高效、环保、安全的环境治理高新技术，不仅能有效降解水中有机污染物、残留抗生素等有毒物质，还能有效杀灭污水中的各种细菌、病毒，防止新冠病毒通过污水传播扩散。该项目将成为我国电子束辐照技术处理医疗废水废物领域的标杆，为我国医疗废水的综合治理提供一个全新途径。

7.3 疫情期间医院给排水运维要点小结

新型冠状病毒主要的传播途径是呼吸道飞沫传播、直接传播、接触传播、气溶胶传播等（图7-16）。勤洗手是预防新型冠状病毒院内感染、防止新冠肺炎疫情传播的重要措施。因此做好疫情期间的医院给排水运维，提供良好的洗手设施，具有重要的意义。国家相关部门及各级政府相关部门先后下发了关于加强医院给排水及污水处理系统管理及消杀的文件和指南，并且环保部门、卫生监督部门等不断加强执法监督检查，防止病毒通过给排水及污水系统传播。

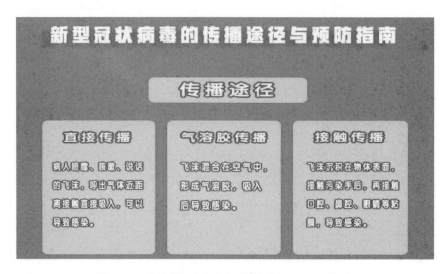

图 7-16 新型冠状病毒的传播途径与预防指南
（图片来源：中国疾病预防控制中心宣传资料）

7.3.1 疫情防控医院后勤部门给排水运维管理要点

在疫情防控工作中，医院后勤部门开展医院给排水运维管理工作，总结起来主要有3个方面的基本工作：完善制度指引、强化培训、监督落实。而每一个基本工作都是围绕着3个要点开展工作，这3个要点是：防止疫情传播、保障生产安全、保障员工安全。

① 完善制度指引。新冠肺炎疫情来得很突然，发展迅速，有别于既往如禽流感等传染病疫情，因此很多制度和操作指引需要做相应有针对性的更新修订。在疫情发生之后，笔者所在的深圳市某妇幼保健院医院总务科根据上级文件和医院防疫工作的需要，针对医院给排水和污水处理的管理编制或修订了近10项制度和指引。例如，按相关文件要求在疫情期间需要对污水处理站房进行消杀，因此制定了《疫情期间污水处理站房环境消杀制度和指引》。首先围绕着"防止疫情传播"的要点，为了防止病毒通过污水站房空间内气溶胶传播，通过制度保障定时进行消杀，指引规范消杀以达到消杀效果。其次是消杀要保障生产安全，需要考虑消杀不能引起电气短路等影响设备的正常运行，要做好消杀用品的存放及使用安全等。最后要重点保障员工安全，消杀的员工要做好个人防护才能进行消杀，包括劳保防护和病毒感染防护。比较容易疏忽的是，由于污水处理站房普遍属于有限空间，要严格遵守有限空间安全操作相关制度，禁止个人单独进入操作，现场必须有两个及以上的工作人员才能进行相关操作，防止一旦出现中毒等意外无法及时施救。

② 强化培训。医院后勤工作人员往往文化水平比较低，院感防控意识较差，为了做好医院给

-272-

排水和污水处理系统的相关疫情防控工作，需要全面强化培训。疫情刚开始时，医院总务科联合医院感染控制科对医院后勤人员开展了3次疫情防控知识系统培训。此外，根据上级文件和医院防疫工作的需要编制或修订相关制度和指引后，每次均进行分散培训及现场手把手地操作全流程培训，并进行严格考核，确保人人知晓制度，人人操作符合感控防疫规范要求。在培训中除了重点培训消毒操作指引以确保消杀等达到防止疫情传播的目的以外，更强调污水处理相关工作人员要做好自身的安全防护，因为一旦有工作人员感染，将会导致整个后勤工作人员团队隔离的风险，甚至导致整个医院关闭隔离。由于疫情防控期间处于战时状态，工作任务较平时更加繁重，培训也需要强调生产安全，做好劳动安全防护，尤其是防止含氯消杀物品中毒及其他损害和酒精等易燃易爆物品使用不慎引起的火灾等危险。

③ 监督落实。有些人员在接受新的操作指引培训后，虽然通过了考核，但在操作中由于习惯思维所致，往往操作不到位或习惯按旧的流程操作，因此为了确保疫情防控相关制度和指引能够落实到位，需要加强对后勤工作人员的跟进监督。监督的目的不在于处罚，而是为了确保消杀等防疫措施能够落实到位，达到防止疫情传播、保障生产安全、保障员工安全的目标。

7.3.2　医院疫情期间给排水和污水处理各个环节运维工作要点

医院给排水和污水处理运维各个重要环节如图7-17所示，下文将对各环节的运维要点进行介绍。

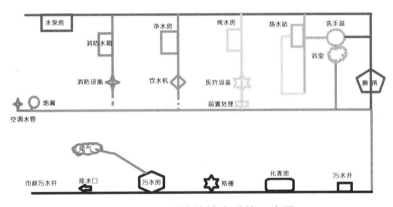

图 7-17　医院给排水系统示意图

1）水泵房及给水系统运维

为防止疫情传播，医院要求运维工作人员进行流行病学史的申报和体温检测，凡是有发热或疫情中高风险地区近期旅居史的，不能进入医院开展给排水系统的运维工作。在保障生产安全方面，要求运维工作人员需要定期检查水泵房电气和水压等情况，保障医院供水正常、平稳，并对水质进行抽检。在保障用水安全，保障员工安全方面，由于水泵房属于有限空间，要求运维人员严格遵守有限空间作业安全相关要求，进入水泵房运维检查需要两个人及以上结伴进入，保障安全（图7-18）。

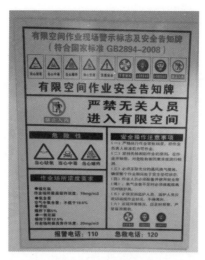

图 7-18　有限空间作业现场
警示标志及安全告知牌

2）消防系统的运维

由于疫情期间正常工作状态被打乱，容易产生消防安全隐患，因此需要加强消防安全巡查。医院按照安全生产相关法规构建完善的安全生产责任管理体系，聘请专业的消防安全维修保养机构开展消防系统运维，另外聘请专业安全生产机构定期开展安全大排查。专业的事情交给专业的机构和人员去做，对排查出的问题及时进行整改，保障消防系统的正常运行。

3）反渗透直饮水系统运维

医院安装反渗透直饮水系统，通过管道对全院供应直饮水。在疫情期间加强反渗透直饮水系统的维保工作，凡是有发热或疫情中高风险地区近期旅居史的，不能进入医院开展反渗透直饮水系统的运维工作。并加强对终端出水的水质监测，加强对饮水机器的消杀，防止病毒通过饮水系统传播，保障饮水安全。此外，由于疫情期间部分业务科室停止开展业务，为了消除饮水机无人看管可能导致的安全隐患，对暂停业务的区域的饮水机进行临时拆除停用（图 7-19）。

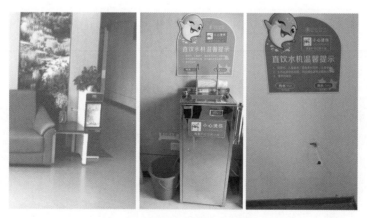

图 7-19　反渗透直饮水系统：
加强维保、监测水质、消杀、临时拆除停用

4）纯水系统运维

疫情期间，实验室是抗疫工作的重要部门，做好实验室的后勤保障工作十分重要。需要加强对实验室纯水系统的运维管理，增加巡查，保障实验室不间断用水供应。此外，需要加强对实验室污水的收集和消杀，消杀后才排入污水处理系统，每天定时对实验室排水管道使用含氯消毒液进行冲洗消杀。对实验室的排水系统进行全面的检修，对所有管道接口缝隙进行密封处理，防止气溶胶散发。

5）热水系统运维

医院感染最主要的途径是经手接触传播，洗手是控制医院感染的重要措施（图 7-20）。疫情期间加强热水系统运维，保障平稳的热水供应，可以促进洗手依从性，防止疫情传播。因此，加强热水系统的巡查，加强对热水系统水温的监控，尽量保障水温稳定在 60℃左右，可以防止病毒细菌在热水管道内繁殖。

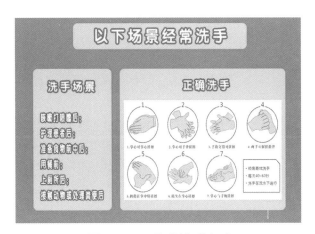

图 7-20　正确的洗手方式

6）做好洗手盆设计选材和保洁消毒

疫情期间，搭建临时发热门诊，需要配设洗手盆设施。按照感控的要求，洗手盆水龙头需要安装感应非接触式开关阀，安装非手动式洗手液，并供应温水。对洗手盆的排水管接口进行密封处理。此外，既往医院常用的洗手盆是浅柱盆，目前一些新建医院为了方便地面清洁，进行架空安装设计，但根据实际使用发现，使用浅洗手盆洗手时会有水珠溅出到衣服或地面上，影响洗手依从性和效果，需要尽量选择深度较大的洗手盆，防止洗手时水珠溅出，降低院内感染的风险（图 7-21）。在疫情期间，需加强对洗手盆等设施的消毒，一般用含氯消毒液进行喷洒和擦洗，尤其是要加强对接缝拐角处的保洁消杀。

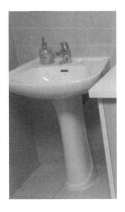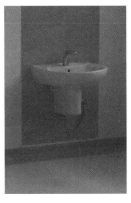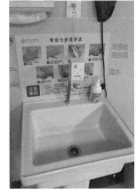

图 7-21　洗手盆

7）加强对卫生间的消杀

根据报道，新冠肺炎患者尿液和粪便均可分离出病毒，因此不排除病毒可以通过气溶胶传播、粪口传播、接触传播等方式进行传播。国家和各级政府相关部门下发了很多文件和指引要求加强对卫生间的消毒，除了对便器进行消杀外，还需要对卫生间地面（图7-22）、墙面、隔板、洗手设施、门把以及空气等进行消杀，并提高消杀的频率，切断病毒传播的途径，消除院感安全隐患。

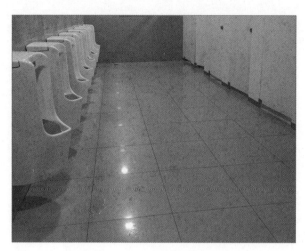

图 7-22　卫生间地面

8）加强污水井和化粪池的消杀

为了防止病毒传播，政府相关部门发文要求加强对化粪池等污水处理设施的消毒（图7-23），要求按污水量相应的比例向化粪池投放消毒剂。此外，为了防止病毒通过污水管道系统传播，需要对污水排污管道进行巡查，对有渗漏的管道进行及时消杀处理和补漏处理，对污水井的井盖进行密封，防止病毒扩散（图7-24）。在按上级政府文件执行对化粪池的消杀时，在发热门诊的卫生间和洗手盆等部位投放含氯消毒剂，可以达到对污水管道、污水井和化粪池进行全面消杀的目的。

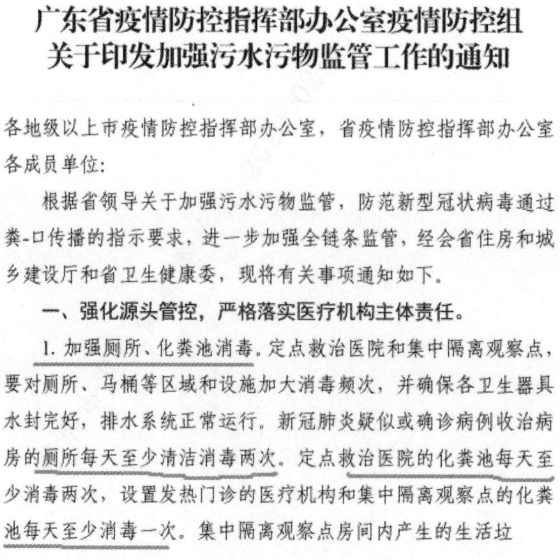

广东省疫情防控指挥部办公室疫情防控组
关于印发加强污水污物监管工作的通知

各地级以上市疫情防控指挥部办公室，省疫情防控指挥部办公室各成员单位：

根据省领导关于加强污水污物监管，防范新型冠状病毒通过粪-口传播的指示要求，进一步加强全链条监管，经会省住房和城乡建设厅和省卫生健康委，现将有关事项通知如下。

一、强化源头管控，严格落实医疗机构主体责任。

1. 加强厕所、化粪池消毒。定点救治医院和集中隔离观察点，要对厕所、马桶等区域和设施加大消毒频次，并确保各卫生器具水封完好，排水系统正常运行。新冠肺炎疑似或确诊病例收治病房的厕所每天至少清洁消毒两次。定点救治医院的化粪池每天至少消毒两次，设置发热门诊的医疗机构和集中隔离观察点的化粪池每天至少消毒一次。集中隔离观察点房间内产生的生活垃

图 7-23　关于对污水污物监管的要求

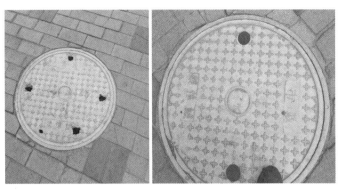

图 7-24　需要对污水井盖的漏洞进行密封，防止病毒扩散

9）加强污水房设施的运维和消杀

污水处理站设施是医院污水处理系统的核心。疫情期间需要加强对污水处理设施的运维，保障污水设施的正常运行，保障污水处理后排水的水质达到环保标准。为了防止病毒传播，疫情期间需要按要求加大消毒强度，使用含氯消毒剂消毒的污水处理系统排水余氯提升到 6.5~10mg/L（图 7-25）。需要对格栅、污水房空间等进行定时消杀，防止病毒传播，保障运维人员的安全。加强对污水废气的除臭、杀毒处理，保障尾气处理系统的正常运行（图 7-26）。

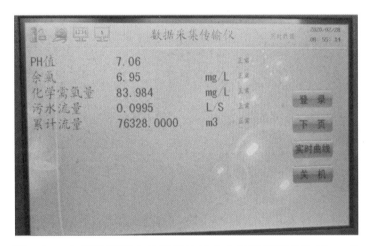

图 7-25　在线监测污水处理系统排水余氯提升到 6.5~10mg/L

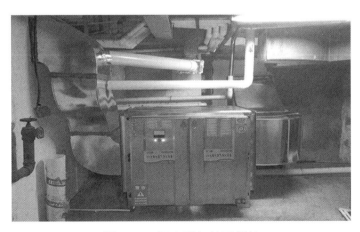

图 7-26　污水尾气处理设施

特别需要提出的是，在污水处理系统建设时需要加强冗余思维，污水处理的自动加药控制系统、水泵系统、尾气处理系统等都需要有备份系统。既往绝大多数医院建设项目都会依照《医院污水处理设计规范》和《医院污水处理工程技术规范》等相关规范进行污水系统设计建设，但大都是按照规范的最低标准进行建设，只求能通过相关部门的达标验收，获得排污许可证，医院能够开始运营就可以了，很少考虑医院长期发展的需求，更不考虑保障持续合法排污所需的应急冗余设计。绝大多数医院的污水处理系统都是单系统设计及运行，最多配套设计应急池作为应急设施，一旦医院的污水处理系统超负荷或出现故障，往往就是违法超标排放或偷排。但随着国家对医院污水处理排放的监管及执法越来越严格，尤其是规定要求安装污水排放实时在线联网自动监测系统后，违法超标排放或偷排将面临越来越严重的法律、行政惩罚的风险及代价，甚至严重影响医院业务的发展和正常运行。尤其是疫情期间，如果污水处理系统发生故障而且没有备份系统，将有可能是面临巨大的风险。

10）容易疏漏的地方

在疫情防控中给排水的运维最容易疏漏的地方是地漏的运维消杀（图7-27）。由于疫情防控，部分业务科室暂停业务，部分区域地漏存水弯的水封可能蒸发消失，导致病毒由地漏返流随气溶胶扩散。在"非典"疫情期间，香港某住宅楼就是病毒通过地漏传播导致数百人感染。因此疫情防控期间需要安排保洁员定时使用含氯消毒溶液给存水弯补水并进行消杀，防止病毒传播。

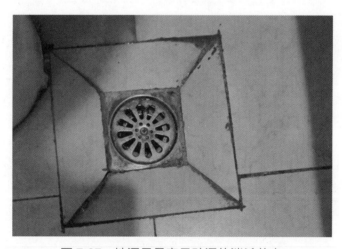

图 7-27　地漏是最容易疏漏的消杀节点

此外，发热门诊等岗位由于医护人员穿着防护服，比较闷热，有可能会打开分体空调。根据研究，病毒可以通过空调排水管流动，如果空调排水接口不密闭，有可能会产生病毒扩散。因此如果使用空调，需要加强定时对空调的出入风口、滤网和排水管的消毒，加强对空调排水管的检修，对水管接口进行密封处理，防止病毒传播。